Dr. 平澤俊明の

白熱講義
実況中継

胃 SEL/SMT の診断と治療

[著]
平澤 俊明
がん研究会有明病院 上部消化管内科 胃担当部長

[病理監修]
高松 学
がん研究会がん研究所 病理部 主任研究員

医学書院

平澤 俊明（ひらさわ としあき）

1973 年	新潟県長岡市 生まれ
1999 年	高知医科大学医学部医学科卒業
1999 年	聖路加国際病院 臨床研修医
2002 年	千葉大学医学部附属病院 第一内科 研究生
2003 年	君津中央病院 消化器内科 医員
2004 年	東葛辻仲病院 消化器内科 医員
2006 年	公益財団法人がん研究会有明病院（がん研有明病院）消化器内科 シニアレジデント
2010 年	がん研有明病院 消化器内科 医員
2021 年	がん研有明病院 上部消化管内科 胃担当部長
現在に至る	

専門：上部消化管内視鏡の診断と治療

高松 学（たかまつ まなぶ）

1983 年	長野県南佐久郡臼田町（現 佐久市）佐久総合病院 生まれ
2008 年	岐阜大学医学部卒業，初期臨床研修（岐阜市民病院）
2010 年	岐阜大学大学院医学系研究科腫瘍病理学分野 院生
2014 年	公益財団法人がん研究会がん研究所 病理部
現在に至る	

専門：消化管病理，肝胆膵病理，デジタル病理（AI 開発）

Dr. 平澤俊明の白熱講義実況中継
胃 SEL/SMT の診断と治療

発　行　2024 年 11 月 1 日　第 1 版第 1 刷©
著　者　平澤俊明
病理監修　高松　学
発行者　株式会社　医学書院
　　　　代表取締役　金原　俊
　　　　〒113-8719　東京都文京区本郷 1-28-23
　　　　電話　03-3817-5600（社内案内）
印刷・製本　真興社

本書の複製権・翻訳権・上映権・譲渡権・貸与権・公衆送信権（送信可能化権
を含む）は株式会社医学書院が保有します．

ISBN978-4-260-05732-5

本書を無断で複製する行為（複写，スキャン，デジタルデータ化など）は，「私
的使用のための複製」など著作権法上の限られた例外を除き禁じられています．
大学，病院，診療所，企業などにおいて，業務上使用する目的（診療，研究活
動を含む）で上記の行為を行うことは，その使用範囲が内部的であっても，私的
使用には該当せず，違法です．また私的使用に該当する場合であっても，代行
業者等の第三者に依頼して上記の行為を行うことは違法となります．

JCOPY 〈出版者著作権管理機構　委託出版物〉
本書の無断複製は著作権法上での例外を除き禁じられています．
複製される場合は，そのつど事前に，出版者著作権管理機構
（電話 03-5244-5088，FAX 03-5244-5089，info@jcopy.or.jp）の
許諾を得てください．

推薦の言葉

　本書は著者である平澤俊明先生の18年間にわたる多くの経験と実践してきた治療への深い考察のうえに執筆されたものである．平澤先生はもちろんがん研有明病院上部消化管チームの仲間であり，長らく臨床をともにしている．内視鏡治療全盛の時代であるなかで，一貫して診断に対する厳格な姿勢を崩さずに治療をされている．それもそのはずで，消化管の治療は外科治療だけでなく内視鏡治療も診断があって初めて適切になされるものだからである．通常の胃癌は組織の多様性はあるが，深達度や範囲診断が主に問題になる．一方今回取り上げられた胃 SEL/SMT は診断そのものが難しいのである．疾患も多岐にわたり GIST だけにとどまらない．そこで平澤先生が丁寧に培ってきた診断力が力を発するのである．

　「はじめに」の著者の言葉にもあるように実践に即し本領域を網羅した成書はなかなか見当たらない．また，通り一遍の解説書では体系的に学ぶことができない．総論から各論へ，多くの内視鏡写真とイラストを駆使して展開される本書は本当に数少ない名著となるであろう．「実況中継」として予備校有名講師の講義を彷彿とさせる本書は初学者を対象としたように思われるかもしれないが，病理学的な側面を高松学先生がしっかり監修されているのでベテランが手に取っても知識の整理に大いに役立ち，新たな発見が生まれるであろう．

　本書を手に取れば，軽快な語り口とわかりやすい内容にあっという間に読み進めてしまう．その間にどんどんと頭の中が体系化されていく，そんな経験を味わっていただきたいと思う．

　　　　　　　がん研究会有明病院（がん研有明病院）　胃外科部長　布部創也

はじめに　　―がん研の経験を届けたい―

　レフリーのホイッスルが灼熱のサッカーグラウンドに響き渡り，試合終了を告げた．0-1の惜敗であった．滴る汗が乾いたグラウンドに吸い込まれていく．1992年夏，私の高校生活のほとんどを占めたサッカーが終わったあの日は，今でも鮮明に思い出される．

　さて，気持ちを切り替え，受験勉強に本腰を入れなくてはいけない．しかし，予備校の夏期講習はすでに始まっており，今更入れるところもない．私の通っていた県立高校は，大学受験に関しては放任主義．高校生活を3年間満喫して，1年浪人して大学に入るのが定番コースだ．

　受験勉強の仕方もわからぬまま書店で参考書を立ち読みしていると，「有名予備校講師の実況中継」というような本が目に飛び込んできた．何気なくページをめくると，まるで有名講師が教えてくれているかのような，生き生きとした授業が文字になっていた．

　「これはわかりやすい！　高校の先生もこの本を読んで，教え方勉強しろよ……」――高校の先生に失礼ではあるが，実際に私が抱いた感想である．

　そして，『実況中継』シリーズ（語学春秋社）を購入して，擦り切れるまで読み返した．教える人がうまいと，こんなにも勉強が楽しくなるのかと実感した．『実況中継』シリーズのおかげで，翌春には高知医科大学（現 高知大学医学部）に入学することができた．

　時は流れ，30年後の現在，私はがん研有明病院（がん研）で内視鏡医として働いている．当院で開発された胃上皮下病変（subepithelial lesion；SEL）への新治療法であるLECS（laparoscopy and endoscopy cooperative surgery）は全国的に認知されており，さまざまな病態のSELの患者さんが紹介されてくる．SELの診断と治療は時として困難であり，個々の症例に対する適切な対応が求められる．私にとって，この難題に立ち向かうことは大きなやりがいとなった．臨床研究にも力を注ぎ，特に神経内分泌腫瘍（neuroendocrine tumor；NET）の診断と治療，そしてLECSについては多くの学会発表を行い，論文にまとめてきた．がん研での18年間の経験を通じて，SELの診断と治療に自信を深めることができた．

　当院には，後期研修を終えた医師たちが，がん診療を学ぶために毎年入局してくる．若手医師たちの指導を行うなかで，多くの医師がSELに関する経験や知識が不足していることに気付いた．後輩たちからは「SELに関するおすすめの本はありませんか？」とよく尋ねられるが，SELを体系的に，かつわかりやすく解説した良書は少ない．

それなら，「自分で書いてみよう！」と決心した．高校時代に影響を受けた
あの『実況中継』シリーズのスタイルを取り入れ，よりわかりやすく，実践
的な医学書を執筆することにした．過去に多くの胃 SEL に関する講演を
行っていたため，その経験を生かして書籍を構想した．読者が自然と内容に
引き込まれるような語り口の文体で，理解を助けるために豊富な内視鏡画像
とシェーマを用意した．さらに，単なる事実の羅列にとどまらず，その疾患
の病態の背景や，なぜ特定の EUS 画像が重要なのかについても深く迫った．
その結果，読者が情報をただ受け取るだけでなく，理解し，納得し，自らの
知識として定着させることを目指した．この執筆には 3 年の歳月を費やし，
ついに本書を完成させた．

このように胃 SEL の豊富な症例と明解な解説を兼ね備えた書籍は他に類
をみない．私が高校時代に読んだ『実況中継』シリーズのように，多くの読
者に「目から鱗が落ちる」ような体験を提供したいと願っている．

私のがん研の 18 年間の経験と学びから生まれた本書が，医療現場で実際
に役立ち，患者さんの命や生活の質の向上に貢献すること――これが，私が
この書籍を通じて成し遂げたい最終目標である．

2024 年 9 月

がん研有明病院 上部消化管内科 胃担当部長　平澤俊明

目 次

第1章 SEL/SMT について 1

1 | SEL/SMT の違い 2
①SEL とは？ 2
②粘膜下腫瘍（SMT）と上皮下病変（SEL）の違い 2
③粘膜と上皮の違い 3
④胃の上皮と粘膜の関係 4
⑤胃の SMT と SEL の比較 5
⑥胃 SEL の問題点 6

第2章 胃 SEL の診断と治療（総論） 7

1 | 胃 SEL 診断の基礎知識 8
①胃 SEL の主な疾患 8
②胃 SEL の頻度 9
③胃 SEL の発育形式 13
④胃 SEL 診断のストラテジー 15

2 | 通常内視鏡 16
①胃 SEL の通常内視鏡所見 16
②胃 SEL の通常内視鏡で観察すべき所見 19
③占居部位（鑑別に役立つ好発部位） 19
④多発病変 20
⑤色調 20
⑥粘膜表面の性状（びらん，潰瘍，陥凹） 22
⑦立ち上がり（急峻，なだらか） 22
⑧硬さ，可動性 23
⑨胃 SEL の生検は必須なのか？ 25

3 | EUS 27
①超音波の原理 27
②周波数による特徴 29
③EUS 機器の使い分け 30
④きれいな画像を出すコツ！ 31
⑤正常な胃壁の EUS 所見 37

vii

⑥超音波画像の表現（エコーレベル） 38

  Q&A 高エコー，低エコー，無エコーの違いは？ 39

  Q&A 細径プローブの画像が暗くてみえません……．どうすればいいですか？ 40

⑦胃 SEL の EUS 診断で観察すべき所見 41

⑧EUS による胃 SEL の鑑別 42

⑨EUS の読影 43

4｜CT   50

①胃 SEL の CT 診断で観察すべき所見 50

5｜組織診断   51

①組織診断 51

②ボーリング生検 51

③EUS-FNA 52

④粘膜切開生検 53

⑤EUS-FNA vs 粘膜切開生検 55

⑥がん研の粘膜切開生検の適応 56

  Q&A 粘膜切開生検の適切な検体数は？ 56

6｜胃 SEL の治療方針   57

①胃 SEL の治療方針 57

  Q&A 悪性所見がよくわかりません……． 58

②内視鏡検査における悪性所見 59

③EUS の悪性所見 61

④CT の悪性所見 62

⑤悪性所見の非典型例 63

  Note 内視鏡検査で初回指摘された胃 SEL のストラテジー 65

第3章　胃 SEL の診断と治療（各論）〈腫瘍性〉   67

1｜胃 SEL の主な疾患（腫瘍性）   68

2｜消化管間葉系腫瘍（GIST，平滑筋腫，神経鞘腫）—GIMT   68

①間葉系とは？ 69

②消化管間葉系腫瘍（GIMT） 69

③カハールの介在細胞 70

④カハールとは？ 71
⑤GIMT の病理組織像 71
⑥紡錘とは？ 72
⑦GIMT の病理診断 72

3 | GIST 74

①GIST とは？ 74
②GIST の画像診断 76
③GIST の治療 76
④症例提示（GIST）.. 77
⑤胃 GIST 術後のリスク分類 80
    Note 顕微鏡的 GIST 82

4 | 平滑筋腫 84

①平滑筋腫とは？ 84
②症例提示（平滑筋腫）.. 85

5 | 神経鞘腫（schwannoma） 86

①神経鞘腫（schwannoma）とは？ 86
②症例提示（神経鞘腫）.. 88

6 | SEL の形態を示す胃癌 90

①SEL の形態を示す胃癌とは？ 90
    Note 一般型胃癌と特殊型胃癌 91
②SEL の形態を示す胃癌の内視鏡像 92
③症例提示（SEL の形態を示す胃癌：一般型胃癌）................................... 93
④特殊型胃癌（リンパ球浸潤癌）... 96
⑤リンパ球浸潤癌の内視鏡像 97
⑥症例提示（特殊型胃癌：リンパ球浸潤癌）... 97
⑦特殊型胃癌（胃底腺型腺癌）.. 105
    Note 胃底腺と胃底腺型癌の関係 106
⑧胃底腺型腺癌の内視鏡像 108
⑨症例提示（特殊型胃癌：胃底腺型腺癌）... 108

7 | 悪性リンパ腫 117

①悪性リンパ腫とは？ 117
②正常なリンパ球 117

| | **Note** 粘膜関連リンパ組織（MALT）とは？ | 119 |

Note 粘膜関連リンパ組織（MALT）とは？ 119
③B 細胞の分化と B 細胞型リンパ腫の対応 120
④胃悪性リンパ腫における組織型の頻度と予後 121
⑤胃悪性リンパ腫の内視鏡像 122
⑥胃悪性リンパ腫の EUS 像 123
⑦症例提示（悪性リンパ腫：EUS 像）.. 123

8 | MALT リンパ腫　　　　　　125

①胃 MALT リンパ腫とは？ 125
②胃 MALT リンパ腫の内視鏡像の分類 128
③胃 MALT リンパ腫の EUS 像 128
④胃 MALT リンパ腫の予後 129
    Note 最近，ピロリ菌未感染の MALT リンパ腫が増えている？ 130
⑤症例提示（胃 MALT リンパ腫）... 131
    コラム 用語の落とし穴：「MALT リンパ腫」と「MAlT」の違いを正しく理解しよう！
    131
⑥解説と経過 132
    Note LEL —— MALT リンパ腫の特徴的な病理組織所見 135

9 | 神経内分泌腫瘍（NET）　　　136

①神経内分泌腫瘍（NET）とは？ 136
②NET の概念の変遷 136
③胃の内分泌細胞の分布 139
④NET の発生 139
⑤Rindi 分類 140
⑥Rindi 分類における診断のストラテジー 141
⑦ガストリンと胃 NET Type 1，Type 2 の関係 142
⑧胃 NET Type 1 の発生機序 143
    Note 自己免疫性胃炎 144
⑨胃 NET Type 2 の発生機序 146
⑩胃 NET Type 3 の発生機序 147
⑪胃 NET 内視鏡像の特徴 147
⑫症例提示（胃 NET）... 148
⑬胃 NET の治療（症例検討）.. 157
⑭ガイドライン別にみる胃 NET の治療方針 159
⑮症例の経過 161

さらに掘り下げ！ なぜ幽門洞切除術で残胃の NET が消失するのか？ 163

⑯胃 NET Type 3 の治療（症例提示）..................... 164

⑰胃 NET Type 3 の多施設共同研究 166

⑱胃 NET Type 3 の全国多施設共同研究の論文 167

⑲新しいタイプの胃 NET：壁細胞機能不全症（症例提示）.................... 174

⑳壁細胞機能不全症 177

　　Note プロトンポンプ（H^+/K^+-ATPase）とは？ 178

㉑症例の経過 178

さらに掘り下げ！ ## NEC について   182

①NEC とは？ 182

②NET が NEC に変わるのか？ 183

③NEC の内視鏡像 184

④症例提示（NEC）......................... 184

　　Note NET，胃底腺型腺癌，MALT リンパ腫は内視鏡像が似ている？ 188

10 | グロムス腫瘍   190

①グロムス腫瘍とは？ 190

②症例提示（グロムス腫瘍）......................... 191

11 | 転移性腫瘍   199

①転移性腫瘍とは？ 199

②症例提示（転移性腫瘍）......................... 199

12 | 脂肪腫   205

①脂肪腫とは？ 205

②症例提示（脂肪腫）......................... 206

第4章　胃 SEL の診断と治療（各論）〈非腫瘍性〉   213

1 | 胃 SEL の主な疾患（非腫瘍性）   214

2 | 異所性膵   214

①異所性膵とは？ 215

②症例提示（異所性膵）......................... 216

③異所性膵は癌化するのか？ 222

3 | 炎症性類線維ポリープ 224

①炎症性類線維ポリープとは？ 224
②症例提示（炎症性類線維ポリープ；IFP） 227

4 | 粘膜下異所性胃腺 232

①粘膜下異所性胃腺とは？ 232
②症例提示（粘膜下異所性胃腺） 233

5 | 嚢胞 237

①嚢胞とは？ 237
②前腸由来の嚢胞 238
③症例提示（前腸由来の嚢胞） 240

6 | hamartomatous inverted polyp 247

①hamartomatous inverted polyp とは？ 247
②症例提示（HIP） 248

7 | アニサキスなどの異物による肉芽腫 260

①アニサキスによる肉芽腫とは？ 260
　　Note　アニサキスアレルギー 261
　　さらに掘り下げ！ アニサキスの成虫をみたことがありますか？ 263
②胃アニサキス症の内視鏡像 265
③症例提示（アニサキスによる肉芽腫） 266
　　Note　アニサキスについてのよくある疑問点 279

8 | 壁外圧排 281

①壁外圧排とは？ 281
②症例提示（壁外圧排） 282
③壁外圧排を診断するちょっとしたコツ 286
　　さらに掘り下げ！ 脾動脈瘤について 289

第5章　胃SEL治療の実際　293

1｜胃SELの治療方針　294

2｜広義のLECS　296

①Classical LECS 296
②Inverted LECS 297
③CLEAN-NET 297
④NEWS 298
⑤各LECSの特徴 299

3｜胃SELに対するLECS　300

①噴門部の管内発育型SEL 300
②噴門部のLECS 301
③噴門部のLECSの限界 303
④EFTR 304

欧文索引 309
和文索引 311

Dr. 平澤俊明の

白熱講義
実況中継

第1章

SEL/SMTに
ついて

1 | SEL/SMT の違い

①SEL とは？

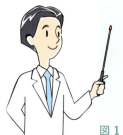

上皮下病変
Subepithelial lesion
SEL

図1　SEL とは？

「上皮下病変」という言葉は，少し耳慣れないかもしれません．英語で「subepithelial lesion (SEL)」と表現されるこの病変は，本邦では一般に「粘膜下腫瘍 (submucosal tumor；SMT)」と呼ばれています (図1)．

②粘膜下腫瘍 (SMT) と上皮下病変 (SEL) の違い

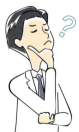

 一般的に SMT と言われている病変は……

- 上皮よりも深部に腫瘍の主座を有する病変
- 病理学的診断名ではない
- 臨床的診断名 (所見的，記載的用語)
- 非腫瘍性病変 (嚢胞，異所性膵) や上皮性腫瘍 (神経内分泌腫瘍など) も対象

非腫瘍性病変，上皮性腫瘍が含まれる点に注意

粘膜下腫瘍 (submucosal tumor；SMT) ？？

表層が正常上皮に覆われている隆起性病変

上皮下病変
(subepithelial lesion；SEL)

図2　本邦における SMT と SEL の違い．

では，SMTとSELの違い(図2)は何でしょうか？ SMTと呼ばれる病変は，主に上皮よりも深部に存在し，表層には病変が露出していません．つまり，周囲と同様の上皮で覆われています．この用語は病理学的な診断名ではなく，むしろ臨床的な診断名であり，内視鏡観察に基づく所見用語として使用されます．

実際には，非腫瘍性の病変(例えば嚢胞や異所性膵)や上皮性腫瘍(例えば神経内分泌腫瘍，胃底腺型腺癌)もSMTの範疇に含まれることがあります．しかしこれは，非腫瘍性の病変や上皮性腫瘍が含まれているにもかかわらず，粘膜下腫瘍という用語が使われるという点に矛盾があります．これらの病変は，表面が正常な上皮に覆われた隆起性病変であるため，SELという用語がより適切です．

本邦では長らくSMTという用語が一般的でしたが，国際的にはSELという表現が広く使われています．特に英語の学術論文では，SMTという用語の使用は少なく，SELが主に用いられています．近年，本邦でもこの用語の変化がみられ，SMTからSELへの用語の移行が進んでいる傾向があります[1]．

③粘膜と上皮の違い

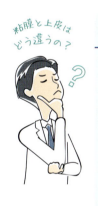
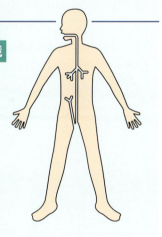

上皮とは……

上皮は体の表面，管腔や体腔の壁を覆う組織

- 体の表面を覆っている細胞
- 食道，胃，腸などの管腔を覆っている細胞
- 乳腺，肝臓，膵臓，膀胱，子宮など腺管を通して外界につながっている細胞

図3 上皮とは？

それでは，基本的なことですが，**粘膜**と**上皮**はどう違うのでしょうか？ 上皮とは，体の表面，管腔や体腔の壁を覆う組織です(図3)．体の表面を覆っている細胞(表皮)，食道，胃，腸などの管腔を覆っている細胞，乳腺，肝臓，膵臓，膀胱，子宮などの腺管を通して外界につながっている細胞などを指します．

④胃の上皮と粘膜の関係

　胃の上皮と粘膜の関係をみていきましょう．粘膜の最も表層が粘膜上皮であり，粘膜上皮，粘膜固有層，粘膜筋板を合わせたものが粘膜です．胃の粘膜上皮は単層円柱上皮で構成されており，上皮の下には結合組織である粘膜固有層が存在します（図4）．

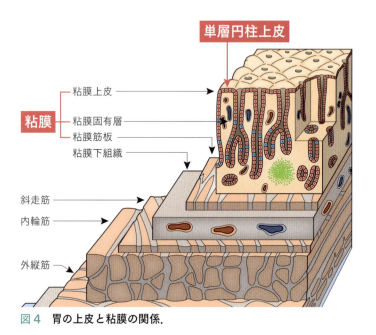

図4　胃の上皮と粘膜の関係．

　上皮と粘膜の関係は，おわかりいただけましたでしょうか．
　次に，実際の胃の組織像でも確認してみましょう（図5）．

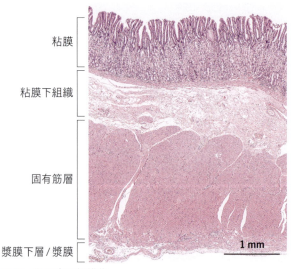

図5　胃の病理組織像．

粘膜を拡大すると，図6の赤矢印の部分が単層円柱上皮（粘膜上皮）です．

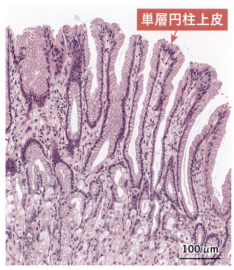

図6　胃の上皮の病理組織像．

⑤胃のSMTとSELの比較

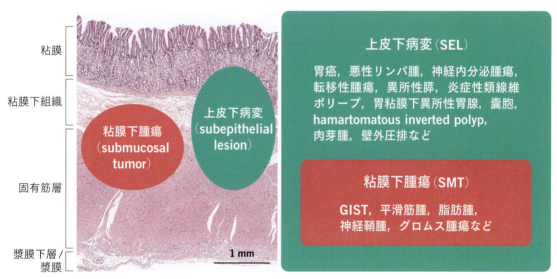

図7　胃のSMTとSELの比較．

　図7のように，SMTは，粘膜の下の層に位置する腫瘍です．一方，SELは，上皮の下に存在する病変の総称となります．SELが存在する部位は，粘膜内から固有筋層までさまざまです．つまり，SELの一部がSMTということになります．
　内視鏡検査の所見だけでは，病変が真のSMTかどうかを判断するのは困難です．このため，SMTよりも，SELのほうがより適切な用語といえます．

通常内視鏡所見では
真の SMT かは不明

⬇

SMT よりも SEL が正確

⑥胃 SEL の問題点

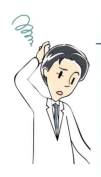

SEL の問題点は？

- 小さく無症状で発見される病変が多い
- 良性から悪性まで多様な疾患
- 大きさの評価が主観的
- 組織診断が困難
- 治療方針に迷う（切除？ 経過観察？ 検査間隔？）

　　　　　　　日常診療の厄介者

　胃 SEL は，小さく無症状で発見される病変が多く，診断から治療まで悩むことがよくあります．
　以下のような問題点が挙げられます．

1. **病変の多様性**：SEL は良性から悪性まで，鑑別すべき幅広い疾患を含みます．
2. **画像診断の困難さ**：通常内視鏡，EUS，CT などの画像診断でも，SEL を診断するための特異的な所見がないことが多々あります．
3. **組織診断の困難さ**：多くの SEL は表面に病変が露出していないため，組織診断が容易ではありません．
4. **治療方針の選択**：治療方針についても，病変を摘出すべきか，経過観察すべきかの判断が難しいことがよくあります．経過観察を選択した場合には，次回検査のタイミング（半年後，1 年後など）についても迷いが生じることがあります．

　このようなことから，胃 SEL は日常診療における厄介者とみなされることがあります．

文献

1) 入口陽介．壁内局在からみた胃上皮下腫瘍の鑑別診断．胃と腸 58：599-600，2023

Dr. 平澤俊明の

白熱講義
実況中継

第2章

胃SELの診断と治療
（総論）

1 | 胃 SEL 診断の基礎知識

①胃 SEL の主な疾患

腫瘍性	● 消化管間葉系腫瘍 (GIST, 平滑筋腫, 神経鞘腫) ● SEL 形態を示す胃癌 ● 悪性リンパ腫 ● 神経内分泌腫瘍 (NET) ● グロムス腫瘍 ● 転移性腫瘍 ● 脂肪腫
非腫瘍性	● 異所性膵 ● 炎症性類線維ポリープ (inflammatory fibroid polyp；IFP) ● 粘膜下異所性胃腺 ● 囊胞 ● hamartomatous inverted polyp (HIP) ● アニサキスなどの異物による肉芽腫 ● 壁外圧排

図 1　**胃 SEL の主な疾患.**

　胃 SEL は,大きく 2 つのカテゴリーに分けられます. 腫瘍性と非腫瘍性です (図 1).

　腫瘍性の主な疾患には,消化管間葉系腫瘍〔消化管間質腫瘍 (gastrointestinal stromal tumor；GIST), 平滑筋腫, 神経鞘腫〕, SEL 形態を示す胃癌, 悪性リンパ腫, 神経内分泌腫瘍 (neuroendocrine tumor；NET), グロムス腫瘍, 転移性腫瘍, 脂肪腫などがあります.

　一方,非腫瘍性では,異所性膵, 炎症性類線維ポリープ (inflammatory fibroid polyp；IFP), 粘膜下異所性胃腺, 囊胞, hamartomatous inverted polyp (HIP), アニサキスなどの異物による肉芽腫, 壁外圧排などが挙げられます.

　胃 SEL の診断時には,これらの疾患を鑑別する必要があります. それぞれの疾患は独自の特徴をもっており, 診断と治療において異なるアプローチが求められます. 臨床経過や検査結果を総合的に分析して, これらの可能性を検討し, 適切な診断と治療計画を立てなければなりません.

②胃 SEL の頻度

- 検診センター（健康成人）　約 0.3%
- 消化器症状の精査・大学病院など　約 3%

 検診などで発見される，無症状で小さな SEL が多い！

図2　胃 SEL の頻度[1-4].

　内視鏡検査でみつかる胃 SEL の頻度（図2）は，検査環境や患者さんの特性によって異なります[1-4].

　健康成人を対象とした検診センターでは，胃 SEL の発見率は約 0.3% と報告されています．これは一見すると低い数字ですが，大規模なスクリーニング検査を考慮に入れれば，その数は決して無視できないものです．

　一方で，消化器症状の詳細な精査を行う患者さんを対象とした大学病院などでは，胃 SEL の発見率は約 3% に上ります．これは検診センターのデータと比較すると，10 倍近い頻度です．

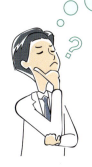

日常診療では小さい SEL が多いよね
- 胃 SEL の約 90% が 2 cm 以下

図3　日常診療では小さい SEL が多い[5].

　また，特に本邦では，無症状で発見される小さい SEL が多いという特徴があります．「日常診療でみられる胃 SEL の多くは小さい」ことを裏付けるデータとして，胃 SEL の約 90% が 2 cm 以下のサイズであるという報告があります（図3）[5].

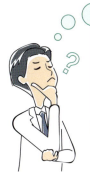

だいたい変化ないよね
- 2 cm 以下の SEL
- 5 年間で 5 mm 以上増大　➡ 4.5%

図4　変化しない SEL が多い[6].

　また，私たちが臨床現場で経験するように，胃 SEL は毎年みてもサイズが変わらないことが多いですが，これを裏付けるために行われた研究では，2 cm 以下の胃

SELを5年間経過観察したところ，5mm以上増大したSELはわずか4.5％に過ぎませんでした（図4）[6]．この研究は，胃SELの多くが時間の経過で大きな変化がないことを示しており，積極的な治療よりも定期的なサーベイランスが適切であることを示唆しています．ただし，急にサイズが増大することもありますので注意が必要です．

症例を提示します．

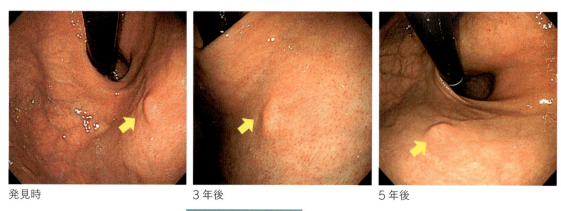

図5　変化がないSEL[6]．

図5の症例では，発見時は5mm程度のSELでした．その後，3年経っても，5年経っても大きな変化がありませんでした．このように時間が経ってもサイズが変わらないSELは全体の95.5％です[6]．つまり，多くの症例はこのように変化が少ない病変です．

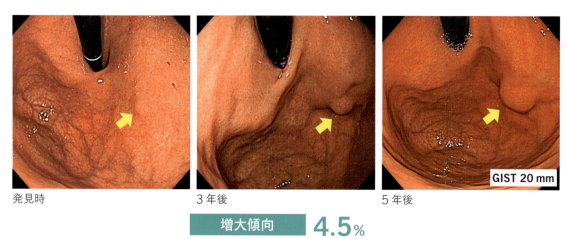

図6　徐々に増大するSEL[6]．

図6の病変は，発見時には5mm弱の大きさでした．3年が経過した時点で，病変は少し大きくなり，約1cm弱になりました．さらに2年後，つまり発見から5年後

10　第2章　胃SELの診断と治療（総論）

には，病変は約2cmまで増大していました．この病変は最終的にGISTと診断されました．このように5年間で5mm以上増大する胃SELはさほど多くなく，全体の4.5％程度に過ぎません[6]．

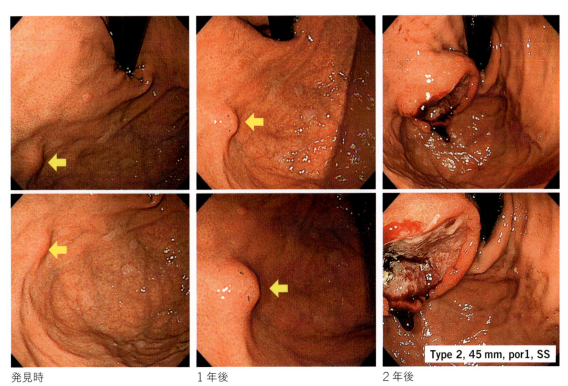

発見時　　　　　　　　　　1年後　　　　　　　　　　2年後
図7　急激に増大するSEL．

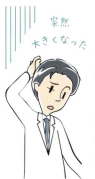

図7に示した症例は，胃SELの進行に関して非常に重要な1例です．

最初に発見された際，このSELのサイズは約5mmでした．1年後のフォローアップ時には，病変は1cm程度に大きくなりました．さらに驚くべきことに，その1年後には，4.5cmのType 2の形態を示し，深達度SSの進行胃癌と診断されました．

この症例は，SELの管理において大きな教訓を与えてくれます．非常にまれですが，急激に進行する病変が存在することを私たちは認識しておく必要があります．このような急速に増大するリスクを考慮し，SELは定期的なサーベイランスが重要です．

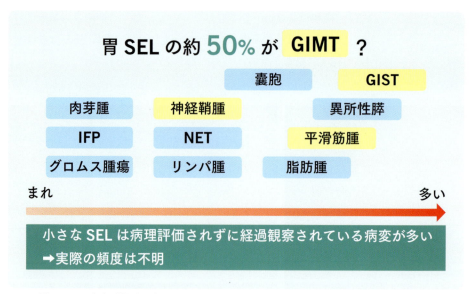

図8 胃のSEL疾患別頻度[2,7].

　胃のSELの疾患別頻度を図8に示します．この図は過去の報告[2,7]と私自身の臨床経験に基づいて作成したものです．胃SELにおいて最も頻度が高いのは，何といってもGISTです．続いて，異所性膵，平滑筋腫，脂肪腫，囊胞，神経鞘腫，NET，リンパ腫，肉芽腫，IFP，グロムス腫瘍などがあり，これらが胃SELにおける主な疾患となっています．

　特に注目していただきたいのが，GIST，平滑筋腫，神経鞘腫の3つを合わせた消化管間葉系腫瘍（gastrointestinal mesenchymal tumor；GIMT）が，胃SELの約半分を占めるということです．

　しかし，私たちが日常的に遭遇する小さくて増大傾向のないSEL，特に噴門部や穹窿部にみられるものについては，その多くが経過観察となっており，病理学的に評価されていないのが現実です．そのため，胃SELの正確な頻度については，まだ完全には明らかになっていないといえます．

③胃 SEL の発育形式

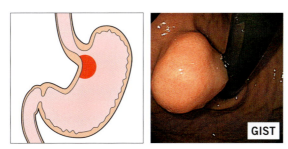

図 9　発育形式の 4 パターン．

　胃 SEL は非常に多彩な形態を示すことが知られています．胃 SEL はその発育形式に基づいて，主に 4 つのパターンに分けられます（図 9）．管内発育型，壁内発育型，管外発育型，そしてこれらの特徴を併せ持つ混合型です．各タイプは，その成長の方向性によって区別されます．

◎管内発育型

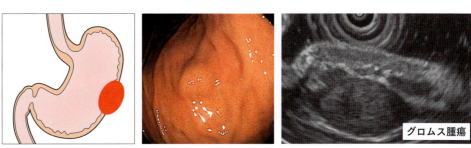

図 10　発育形式（管内発育型）．

　図 10 の管内発育型の SEL は，胃内腔に向かって腫瘍が成長する特徴をもっています．このタイプの SEL は，内視鏡検査において病変が認識しやすいです．これは GIST の症例です．

◎壁内発育型

図 11　発育形式（壁内発育型）．

　図 11 の壁内発育型の SEL は，その名の通り胃壁の中に腫瘍が成長していく特徴をもっています．内視鏡検査で胃の内腔からこのタイプの病変を観察すると，なだらか

な立ち上がりをみせることが多いです．症例は固有筋層内で紡錘状に発育したグロムス腫瘍です．

◎管外発育型

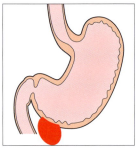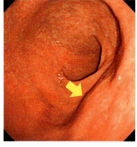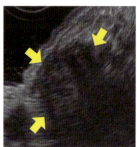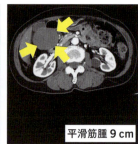

図12　発育形式（管外発育型）．

　図12の管外発育型のSELは，胃の壁外に向かって成長するため，内視鏡検査で胃の内腔から観察した際には，腫瘍自体がほとんど認識できないのが特徴です．例えば，この症例は9 cmの管外発育型のSEL（平滑筋腫）ですが，胃の内腔からみるとその存在を見つけるのが非常に難しい状況でした．

　このような症例は，胃の内腔からは「氷山の一角しかみえていない」という表現がぴったりです．実際の腫瘍は大きくても，その大部分が胃壁外に存在しているため，内視鏡検査では見落とされやすいのです．

◎混合型

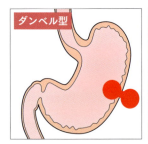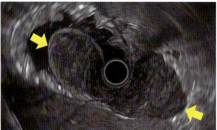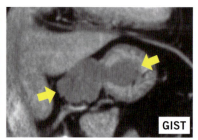

図13　発育形式（混合型）．

　図13の混合型のSELは，胃の内腔と壁外の両方に発育する特徴をもち，胃壁にくびれをつくりながら成長しダンベル状の形態を示すことがあります．内視鏡検査だけでは完全な評価が困難なことがあります．したがって，このタイプのSELを正確に診断するには，CT，EUSの検査を組み合わせることが重要です．これはGISTの症例でした．

④胃 SEL 診断のストラテジー

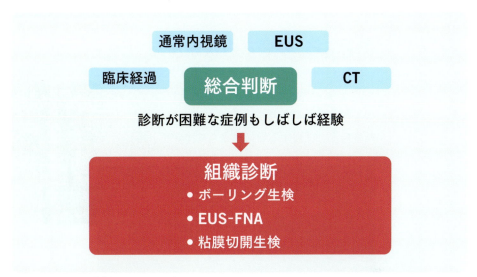

図 14　胃 SEL 診断のストラテジー．

　胃 SEL は診断に難渋することもあります．これは，組織診断が容易ではなく，多くの疾患を鑑別する必要があるためです．図 14 に胃 SEL の診断プロセスのストラテジーを示します．

　診断の第一歩として，臨床経過の詳細な評価が非常に重要です．病変がいつ発生したか，それが急に現れたのか，それとも長い期間存在していたのか，そして経過観察中にサイズの変化があったかどうかなどの情報が必要となります．前医からの情報を含め，可能な限り多くの臨床経過のデータを集めましょう．

　そして次に，画像診断が重要な役割を果たします．通常内視鏡，EUS，CT などの結果を総合的に評価し，診断に利用します．

　それでも診断に悩む場合は，必要に応じて組織診断を行うことになります．組織診断には，ボーリング生検，EUS-FNA（endoscopic ultrasound-guided fine needle aspiration），粘膜切開生検があります．

　これらのステップを通じて，胃 SEL の正確な診断を目指します．以下の項で，画像診断（通常内視鏡，EUS，CT）と組織診断について詳しく解説していきます．

2 通常内視鏡

①胃 SEL の通常内視鏡所見

　SEL の内視鏡所見の特徴は，まず隆起性の病変であることです．そして，注目すべき点は，その表面には病変が露出していないことです．つまり SEL の表面は周囲の粘膜と同様の性状を示すことが一般的です．この特徴は，SEL を他の上皮性の隆起性病変と区別するのに役立ちます．

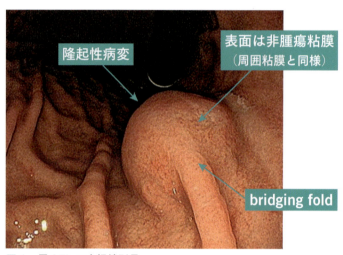

図1　胃 SEL の内視鏡所見．

　また，SEL には「bridging fold（架橋ひだ）」と呼ばれる所見を伴うことがあります（図1）．これは，隆起の周囲から隆起表面に向かって途絶えずなだらかに移行するひだを指し，粘膜下層以深に病変の主座を置く隆起にみられることがあります．bridging fold の所見がある場合，非上皮性腫瘍を第一に考え，粘膜下層以深に存在する病変を鑑別に挙げます．

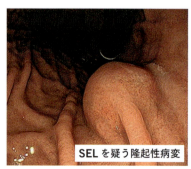

周囲と同様の粘膜に
被覆されているか確認
⬇
上皮性腫瘍でないことを判断

周囲と同様の粘膜でない SEL もある

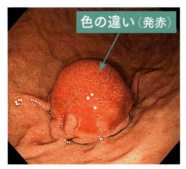

図2　周囲と同様の粘膜でない SEL（発赤した GIST）．

　一般的には，SEL は周囲の粘膜と同様の性状を示しますが，周囲と異なる性状を示す SEL も存在します．例えば，図2の GIST の症例では，病変の色が明らかに周囲の粘膜と異なっています．これは，腫瘍の増大によって引き起こされる粘膜の血流障害や，消化液（胃酸，ペプシン）や物理的刺激による炎症の影響と考えられます．

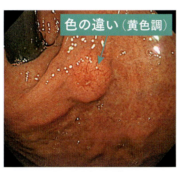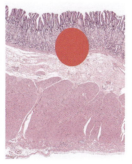

図3　周囲と同様の粘膜でない SEL（黄色調の NET）．

　図3では，NET の症例を示しています．この症例でも，SEL の色が周囲の粘膜とは異なり，やや黄色調を呈しています．NET のように，腫瘍が上皮直下に存在する場合では，腫瘍の色が透けて見えて黄色調になると推測されます．

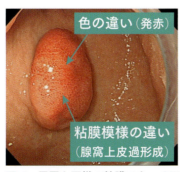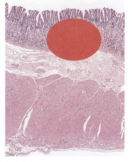

図4　周囲と同様の粘膜でない SEL（発赤調の IFP）．

図4はIFPの症例です．この病変も，周囲の粘膜とは異なる色を示し，発赤しています．また，粘膜模様も粗大化しており，これは表層の腺窩上皮の過形成によるものです．IFPのように，上皮直下に病変がある場合は，発赤調を呈したり，腺窩上皮が過形成を来すことがあります．

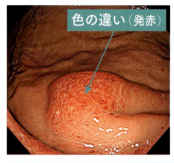
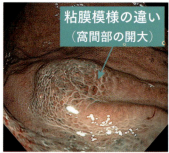
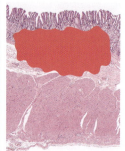

転移性腫瘍
- 上皮直下に病変がある ➡ 発赤調，窩間部開大

図5　周囲と同様の粘膜でないSEL（発赤調の転移性腫瘍）．

　図5は転移性腫瘍（食道癌の胃転移）の症例を示しています．背景の粘膜と比べて色が発赤調で，粘膜模様が粗大化し，窩間部が開大しています．これらの所見は，上皮直下に病変がある場合にみられます．
　このように，SELは必ずしも周囲と同様の粘膜の性状を示すわけではないことも覚えておきましょう．

周囲と同様の粘膜でないSELもある

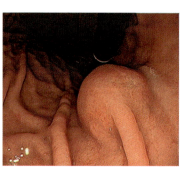
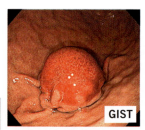
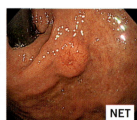
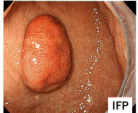
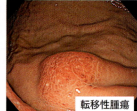

周囲と同様　　　　周囲と違う

18　第2章｜胃SELの診断と治療（総論）

②胃 SEL の通常内視鏡で観察すべき所見

通常内視鏡で観察すべき所見

- 占居部位（鑑別に役立つ好発部位）
- 多発 or 単発
- 色調
- 粘膜表面の性状（びらん，潰瘍，陥凹）
- 立ち上がり（急峻，緩やか）
- 硬さ，可動性（鉗子触診）

図6　通常内視鏡で観察すべき所見．

　通常内視鏡で注目すべき所見（図6）について説明します．正確な診断を行うためには，いくつかのポイントに注意を払う必要があります．

③占居部位（鑑別に役立つ好発部位）

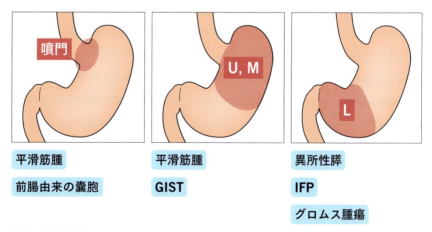

図7　好発部位．

　SEL には好発部位（図7）が存在し，これを知ることは診断を導くうえで重要な手がかりとなります．例えば，噴門周囲では平滑筋腫や前腸由来の嚢胞が多くみられる傾向があります．一方，U（上部），M（中部）領域では，平滑筋腫や GIST の頻度が高いです．そして，L（下部）領域では異所性膵，IFP，グロムス腫瘍がよくみられます．

もちろん，これらの部位に必ずその疾患が発生するわけではありませんが，胃のSELには好発部位が存在することを覚えておくことが重要です．この知識は，内視鏡検査において，病変の位置を観察する際に，どの疾患を鑑別診断に含めるべきかを判断する助けとなります．

④多発病変

多発 ➡ **NET，悪性リンパ腫，転移性腫瘍，粘膜下異所性胃腺**

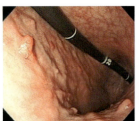
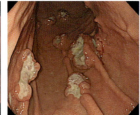
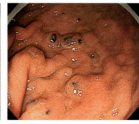
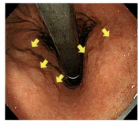

NET（Type 1）　　悪性リンパ腫（Burkittリンパ腫）　　転移性腫瘍（悪性黒色腫）　　粘膜下異所性胃腺（びまん性）

図8 多発するSEL．

　SELの観察ポイントの1つは，病変が単発なのか，それとも多発しているのかということです．多発病変が観察された場合，特定の疾患を疑う必要があります．これにはNET，悪性リンパ腫，転移性腫瘍，びまん性粘膜下異所性胃腺などが含まれます．多発病変を観察した際にはこれらの疾患を鑑別診断に挙げることが重要です（図8）．

⑤色調

　一般的に，SELは周囲の粘膜と同じ色調を示すことが多いです．しかし，周囲の粘膜と異なる色調を呈する場合もあります．このような色調の変化は，特定の疾患が存在する可能性があり，疾患の鑑別において重要な所見となります．

色調から診断

―黄色調から黄白色調―

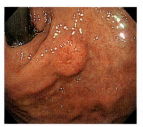
NET

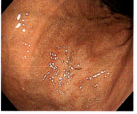
MALTリンパ腫

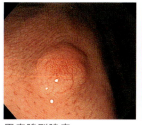
胃底腺型腺癌

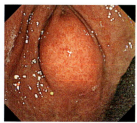
脂肪腫

粘膜内に病変が存在 / 粘膜下層に病変が存在※

※萎縮性胃炎で粘膜が菲薄化した場合に，より黄色調となる

図9 色調から診断するSEL.

まず，黄色調から黄白色調の病変には，NET，MALTリンパ腫，胃底腺型腺癌，脂肪腫などがあります(図9)．NET，MALTリンパ腫，胃底腺型腺癌は上皮直下の粘膜内に病変が存在するため，これが透けて黄白色調を示すと推察されます．一方で，脂肪腫は粘膜下層に病変が存在します．背景に萎縮性胃炎がある場合，粘膜が萎縮で菲薄化しており粘膜下層の脂肪腫の黄色が目立つようになります．しかし，粘膜萎縮がない場合は，この黄色はわかりにくいことがあります．

 物理的・化学的な影響で発赤？

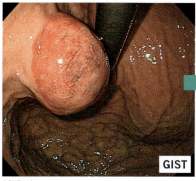
精査時

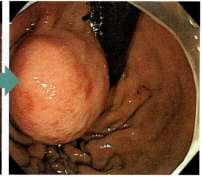
治療時(LECS)

図10 物理的・化学的な影響で発赤？したGISTの症例．

図10はGISTの症例です．精査時には赤い色調を示していました．しかし，LECS (laparoscopic and endoscopic cooperative surgery) の治療の際にはこの発赤が消失していました．これは物理的な刺激や胃酸などの化学的な影響による一時的な発赤であったと考えられます．

⑥粘膜表面の性状（びらん，潰瘍，陥凹）

次に粘膜表面の性状について詳しくみていきましょう．びらん，潰瘍，陥凹の所見は「上皮性変化」と呼ばれます．2cm以下の小さな病変でこれらの上皮性変化を伴う場合，上皮性腫瘍や悪性リンパ腫の可能性を考慮する必要があります[8]．粘膜内に腫瘍が存在するため，小さな病変であっても，粘膜の表面に上皮性変化が生じると考えられます．

Point!
2cm以下で上皮性変化（陥凹，びらん，潰瘍）
➡ 上皮性腫瘍，悪性リンパ腫を疑う

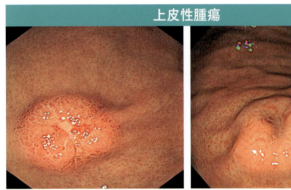
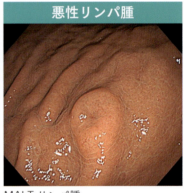

上皮性腫瘍 ／ 悪性リンパ腫

胃癌　　　　　NET　　　　　MALTリンパ腫

図11　粘膜表面の性状（びらん，潰瘍，陥凹）．

図11に示した症例では，2cm以下のSELに陥凹，びらん，潰瘍といった上皮性変化がみられました．これらの症例は，上皮性腫瘍である胃癌，NETと悪性リンパ腫であるMALTリンパ腫と診断されました．このように，サイズが小さいにもかかわらず，上皮性変化（陥凹，びらん，潰瘍）を伴うSELは，上皮性腫瘍や悪性リンパ腫を鑑別診断に含めることが重要です．

⑦立ち上がり（急峻，なだらか）

次に胃SELの「立ち上がり」，つまり病変の隆起辺縁の角度について考察しましょう．

まず，立ち上がりが急峻な病変についてです．このタイプのSELは，粘膜層（M）の深部や粘膜下層（SM）の浅部に病変の主座がある病変，または管内発育型の病変を考えます．一方で，立ち上がりがなだらかな病変は，固有筋層（MP）由来の病変や管外発育型の病変，または壁外圧排の可能性があります．また，異所性膵，粘膜下異所性胃腺，脂肪腫などの軟らかい病変は，立ち上がりがなだらかであり，隆起の高さも低いことが多いです．

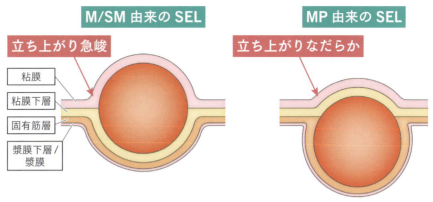

図12 SEL の立ち上がり．

これらの違いを図12のシェーマで視覚化してみました．粘膜や粘膜下層由来の SEL は急峻な立ち上がりを示し，固有筋層由来の SEL は立ち上がりがなだらかです．シェーマでみるとイメージがつきやすくなりますね．

 立ち上がりが急峻
➡ **主座が浅いことが多い**

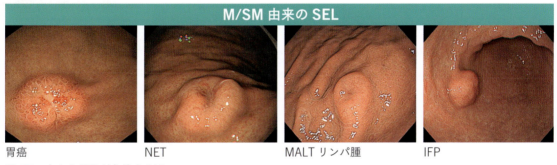

図13 立ち上がりが急峻な SEL．

図13に症例を提示します．胃癌，NET，MALT リンパ腫，IFP など，主座が粘膜や粘膜下層の浅い部分にある病変は，立ち上がりが急峻になる傾向があります．

⑧硬さ，可動性

SEL の鑑別診断において，その可動性と硬さの評価は非常に有用です．内視鏡検査時に鉗子を用いて直接触れて確認する方法を，鉗子触診と呼びます．

まず，SEL の可動性についてお話ししましょう．鉗子触診では，SEL がどの程度動くかを観察します．SEL が鉗子触診で容易に動く場合は「可動性がある」と表現され，動きが少ない場合は「可動性がない/乏しい」と表現されます．固有筋層由来の

SELは，病変が粘膜と接していないため通常可動性があります．しかし，固有筋層由来の病変であっても，大きさが1cm近くなると，そのボリュームのために可動性が低下する傾向にあります．一方，粘膜由来や粘膜下層の浅い層由来の病変は，粘膜と接しているため，鉗子触診では可動性が乏しいことが多いです．

　次に，硬さについて説明します．鉗子触診によって，病変が形を変える程度によって，「大きく変形する」「少し変形する」「全く変形しない」に分かれます．形が変形する場合，これを「cushion sign陽性」と呼び，病変が軟らかいことを示します．

　なぜ，このような硬さに違いがあるのでしょうか？　その原因は，SELを構成する成分が違うからです．脂肪組織，液体成分，炎症成分が多い病変は軟らかく，線維組織や筋組織，腫瘍細胞などが多くなると硬くなります．

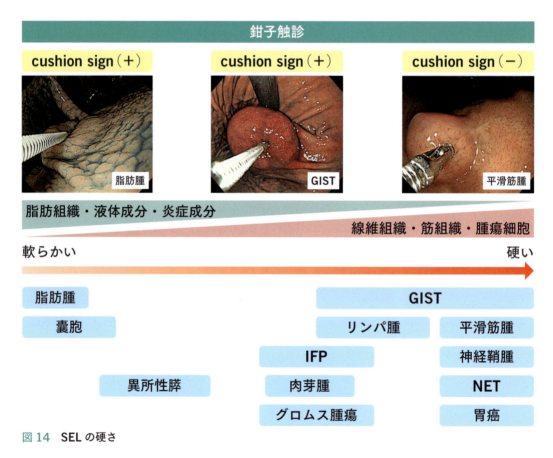

図14　SELの硬さ

　図14にSELの硬さを疾患別に示します．これは私の経験を基に作成しました．GIST，平滑筋腫，神経鞘腫，NET，胃癌などは硬いSELです．軟らかいものとしては，脂肪腫，囊胞があります．膵臓が比較的軟らかい組織ですので，異所性膵も軟らかいほうに入ります．IFPは炎症細胞と線維細胞が混在しているため，中間の硬さです．

注意が必要なのは GIST です．GIST は硬いと書かれている教科書もありますが，実は軟らかい GIST も存在します．

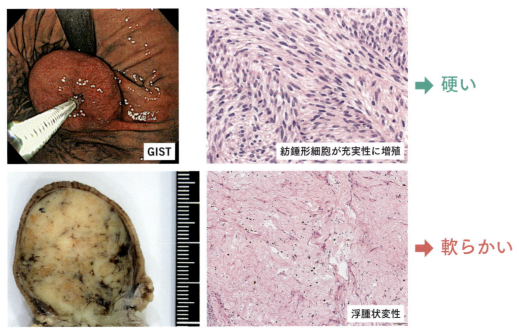

摘出標本ホルマリン固定後割面像
図 15 SEL の硬さ（GIST の症例）．
［平澤俊明，中野薫，河内洋，他．胃粘膜下腫瘍．臨消内科 34：1165-1170, 2019 の p1168 の摘出標本，a, b の画像を一部改変して転載］

　図 15 の GIST の病理組織像をみると，紡錘形細胞が充実性に増殖している部位と浮腫状の変性を来している部位があります[9]．同一の腫瘍内でも部位によって構成する成分が違っているのです．そして，細胞成分が充実性に増殖している部位は硬く，浮腫状変性・液状変性を来している部位は軟らかくなります．このように GIST は硬いものからやや軟らかいものまでさまざまです．

⑨胃 SEL の生検は必須なのか？

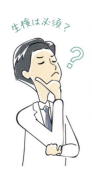

- 生検で診断できる SEL は少ない
- リンパ腫，NET，胃底腺型腺癌
   ➡ 生検で診断できることもある
- 『GIST 診療ガイドライン第 4 版』では生検は必須

胃 SEL の生検は必須でしょうか？　実際のところ，生検によって診断できる胃
SEL は多くありません．しかし，リンパ腫，NET，胃底腺型腺癌など，粘膜内に病
変がある場合には，生検で適切な深さの検体を採取することにより，診断が可能なこ
とが多いです．これらの病変は，粘膜の表層に近い部位に腫瘍が存在するため，生検
により組織を得やすいのです．

　『GIST 診療ガイドライン 第4版』によると，胃 SEL の診断において生検は必須と
されています[10]．これは，上皮性病変など他の可能性を除外するためです．しかし，
固有筋層に由来すると考えられる小さな SEL の場合，硬さや可動性のために，生検
を試みても病変が動いてしまい，鉗子で SEL の組織を採取することが困難です．こ
のような状況においては，生検の実施に疑問が生じます．私の見解としては，内視鏡
所見で上皮性変化がなく，小さく可動性のある胃 SEL は生検を行う必要性は低いと
考えています．

3 | EUS

次に，胃のSELの診断において必要不可欠なツールである超音波内視鏡検査（endoscopic ultrasonography；EUS）について詳しく解説していきます．

SELは粘膜表層に病変が露出していないため，通常の内視鏡検査では，得られる情報は限られています．しかし，EUSを使用することで，胃壁の各層構造を詳細に観察し，病変の正確な存在部位，内部のエコー性状，境界などを直接確認することが可能になり，SELの診断に大いに役立ちます．

ただし，EUSは専門的な知識と技術を要する検査です．適切な使用方法を理解し，習得することが重要であり，十分な訓練と実践経験がなければ，その真の価値を生かすことができません．実際，若手の医師を指導していると，過去の自分と同様に，EUSについての知識や経験が不足していることがわかります．

本項では，EUSについて理解を深めていきましょう．

①超音波の原理

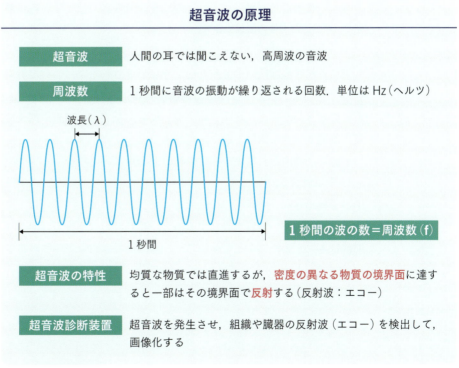

図1　超音波の原理．

まずは超音波の原理について説明します（図1）．超音波は，人間の耳では聞こえな

い高周波の音波です．周波数とは，1秒間に音波の振動が繰り返される回数（1秒間の波の数）を示し，その単位はHz（ヘルツ）です．超音波は，均一な物質を通過する際には直進しますが，密度[*1]の異なる物質の境界面に達すると一部はその境界面で反射します．この反射した音波を反射波（エコー）と呼びます．超音波診断装置（エコー装置）の役割は，この超音波を発生させて，組織や臓器の反射波（エコー）を検出して，これを画像化することです．

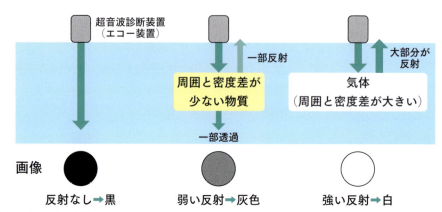

図2 超音波の画像の形成の原理．

次に，超音波画像の白黒がどのように形成されるかについて説明します（図2）．

エコー装置から発せられた超音波が物質に当たると，その物質の密度[*1]によって反射の度合いが異なります．超音波の反射が全くない場合，例えば超音波が異なる物質に遭遇せず通り抜ける場合，画像上では黒く表示されます．

一方で，周囲と密度差が少ない物質が途中にある場合，一部の超音波は反射し，残りはその物質を通過します．この反射した超音波（反射波，エコー）はエコー装置によって検出され，画像上では灰色として表示されます．さらに，気体のように周囲との密度差が大きい物質が存在する場合，超音波の大部分が反射されます．この強い反射波はエコー装置によって検出され，画像上では白く表示されます．

[*1] 正確には固有音響インピーダンス（媒質の密度×媒質中の音速）．固有音響インピーダンスは細胞や組織それぞれがもっている固有の値であり，超音波に対する「抵抗」として理解するとわかりやすい．

超音波の伝播と反射
● 気体は反射して伝わりにくい 　➡ 生体内では肺・消化管のガスによって妨害される ● 液体・固体はよく伝わる 　➡ 生体内では肝臓などの実質臓器，筋肉・脂肪などの 　　軟部組織はよく伝わる ● 生体内の物質の密度差により反射が生じる

図3　超音波の伝播と反射．

　つまり，EUS で使用する超音波は，気体では反射しやすく伝わりにくい性質をもっています（図3）．例えば，生体内では肺や消化管にガスが存在する場合，これらの領域から先へは超音波は通過しません．ほとんど反射するので，これらの領域はエコー装置の画面上で白く表示され，その先の構造を画像化することはできません．

　一方で，固体や液体では超音波はよく伝わります．肝臓，筋肉，脂肪などの実質臓器や軟部組織は超音波の伝播に適しています．そして，物質の密度の差がある部位で超音波の反射が生じ，反射の量によって画像上の白黒の濃淡が生じます．

②周波数による特徴

表1　周波数による特徴．

周波数	低い （5 MHz）	高い （12 MHz，20 MHz）
分解能	低い	高い ➡層構造など細かな観察が可能
深部観察	適	不適

　次に，超音波診断における周波数の特徴とその使い分けについて解説します（表1）．

　EUS において周波数の選択は，得られる画像の質に大きく影響します．しかし，実際の臨床現場では，この点を十分に理解せずに EUS を施行している医師も見受けられます．

　周波数が低い場合，例えば 5 MHz や 7.5 MHz では，分解能は低くなります．分解能が低いとは，画像が比較的粗いことを意味し，細かい構造を詳細にとらえることが難しくなります．低い周波数の超音波の利点としては，深部まで超音波が届きやすいため，深部構造の観察には適しています．

　一方で，周波数が高い場合，例えば 20 MHz などでは，分解能が高くなります．高い周波数の超音波は，より細かく構造を描出できるため，画像は鮮明になります．

これにより，胃壁の層構造などを詳細に観察することが可能になります．しかし，高い周波数の超音波は深部への到達が難しく，深部構造の観察には向いていません．

したがって，超音波診断においては，周波数の選択が重要です．表層の詳細な観察が必要な場合は高い周波数を，深部構造の観察が必要な場合は低い周波数を選択します．この理解をもとに適切な周波数の超音波を使用することで，質の高い画像を得ることができ，より精度の高い診断につながります．また，多くのEUS専用機では，周波数を変更することができます．周波数を変更しながら観察することで，どの周波数がその病変に適しているのか，実際に確認してみることが可能です．

高い周波数 ➡ 表面が詳細にみえる

低い周波数 ➡ 深部までみえる

③ EUS 機器の使い分け

EUS 機器の使い分け

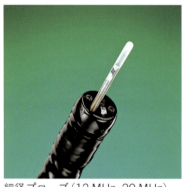

細径プローブ（12 MHz, 20 MHz）

- 病変を直視できる
- 空間分解能力が高い
- 深部が減衰する
- ドップラーの機能がない

適応
- 1.0 cm 未満の SEL
- 丈が低い

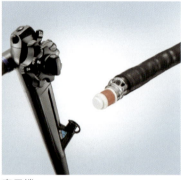

専用機

- 内視鏡が太い
- 病変を直視できない
- 周波数を変えて，深部まで観察できる（GF-UE290：5, 6, 7.5, 10, 12 MHz）

適応
- 1.5 cm 以上
- 丈が高い
- 壁外がメインの SEL

図4　EUS 機器の使い分け．（画像提供：オリンパス社）

EUSにおける機器の使い分けをみていきましょう (図4).
　EUS機器には，細径プローブと専用機の2種類があり，検査の目的に応じて機器を選択します.
　まず，細径プローブについてです．これは汎用内視鏡の鉗子口を通して使用でき，12 MHzや20 MHzといった高い周波数が使用できます．通常の直視鏡を使用するため，病変を直接視しながらの操作が可能です．高い周波数を使っているため解像力は高く，粘膜や粘膜下層の詳細な観察に適していますが，深部構造の観察には向いていません．また，ドップラー機能はありません.
　一方，専用機は通常の内視鏡に比べて太くなるため，検査中の患者さんの苦痛が増加してしまいます．また，多くが斜視鏡であるため，病変を直接視することが困難です．ただし，一部には直視鏡タイプの専用機も市場に出ています〔EG-580 UR（富士フイルム社）〕．専用機の大きな特徴の1つは，周波数の変更が可能であることです．5～12 MHzまでの範囲で周波数を変更できるため，深部がみえにくいときは5 MHzなどの低い周波数に変更すれば，より深い組織や，大きな病変の内部構造の観察に役立ちます．丈が高い病変，腫瘍径が大きい病変，壁外圧排を疑う病変の評価には，専用機が適しています.
　細径プローブと専用機の選択は，病変の大きさと丈の高さで決定します．細径プローブは，サイズが1.0 cm未満で丈が低い（約5 mm以下）病変に適しています．一方，専用機は深部まで詳細に観察できるため，1.5 cm以上の病変や丈が高い病変（約5 mm以上），壁外圧排を疑う病変に適しています．なお，病変サイズが1.0～1.5 cm未満の場合は，選択に迷うことが多いですが，丈が低ければ細径プローブ，丈が高い場合は専用機を用いるとよいでしょう.

④きれいな画像を出すコツ！

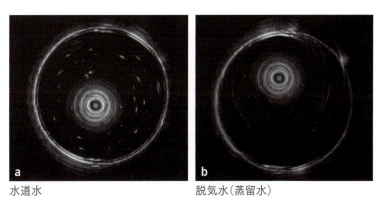

図5　水道水と脱気水（蒸留水）の違い．

　超音波は空気中では伝わりにくく，水のような液体では伝播しやすい特徴をもっています．そのため，EUSでは胃内に水を充填して超音波の伝播を助けます．しかし，水道

水を使用すると，その中に含まれる小さな気泡が問題となります．これらの気泡は EUS の画像上で白い点として映り，結果として画像の質を低下させることがあります（図 5a）．

この問題を解決するためには，水道水の中の空気を抜く必要があります．これを行う 1 つの方法は，水を一度沸騰させて脱気水をつくることです．沸騰させることで水中の空気が抜け，EUS の画像に白い点が現れるのを防ぐことができます．しかし，脱気水をつくるには時間と手間がかかるため，当院では市販の蒸留水を使用しています．蒸留水では，気泡はほとんど描出されません（図 5b）．

また，専用機ではスコープ先端部のバルーンを水で膨らませて，バルーンを胃壁に密着させながら観察することもできます．バルーンを膨らませる大きさは，スコープ先端が消化管壁に密着し，空気によるアーチファクトが消失する程度にします．バルーンを過度に膨らませる必要はなく，少量の注水によりバルーンが若干膨らむ程度で十分なことが多いです．

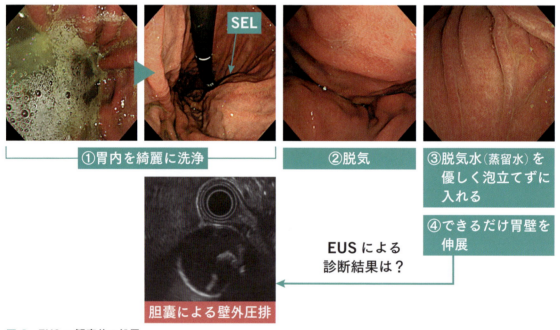

図 6　EUS の観察前の処置．

EUS できれいな画像を出すためには，超音波を当てる前の胃内の準備が重要です．なかでも，まずは胃の内部を徹底的に洗浄することが最も重要です（図 6）．胃内に泡や粘液が残っていると，それらが EUS の画像に影響を与え，画像が荒くなってしまいます．検査前には胃の内部を丁寧に洗浄し，そして，可能な限り胃内の空気を抜きます．その後，脱気水または蒸留水を胃内に注入します．この際，水を優しくゆっくりと注入することに注意してください．水を勢いよく注入すると泡が発生してしまい，泡が EUS の画像に白い点として映り，画質を損なう原因となります．「ビールを泡立てない」イメージで優しく水を注ぎましょう．さらに，胃壁をできるだけ伸ば

して観察することも大切です．胃壁を伸ばすことで，病変の観察が容易になります．
　図6の症例は，EUSで胆嚢による壁外圧排と診断できました．また，胆嚢内には胆石を認めました．

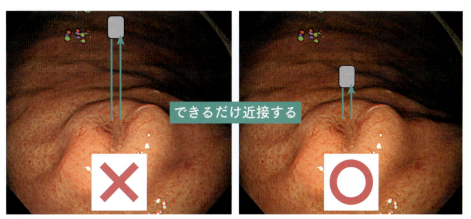

図7　近接して超音波を当てる．

　EUSで質のよい画像を得るためには，エコー装置と病変の位置関係が重要です．エコー装置が病変から遠い場合，画像の質が低下します．これは，超音波の伝播距離が長くなるほど，信号の減衰や散乱が生じやすくなるためです．そのため，きれいな画像を出すためには，エコー装置をできるだけ病変に近い位置で使用することが推奨されます(図7)．

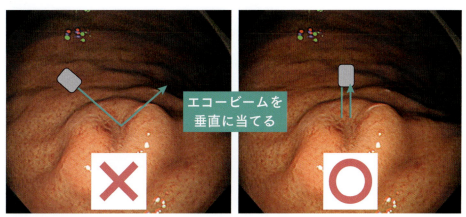

図8　超音波を垂直に当てる．

　超音波を当てる角度も重要です．超音波を斜めに当てると，詳細な画像が得られないことがあります(図8)．可能な限り超音波を垂直に当てるようにしましょう．

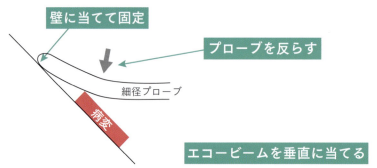

図9 細径プローブを垂直に当てる.

しかし，病変に対して超音波を完全に垂直に当てることが困難な場合もあります．そのような場合は，細径プローブを病変の近くの胃壁に固定し，支点として使用しながら，プローブを反らせて超音波をできるだけ垂直方向に当てるように調整します(図9).

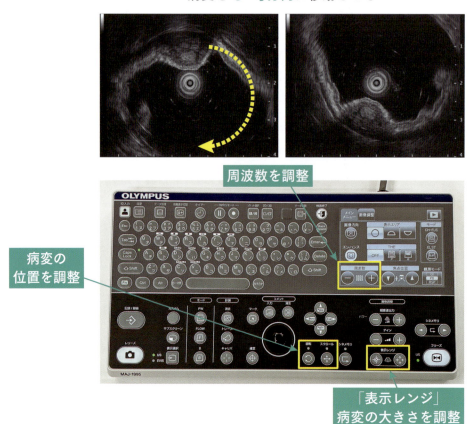

図10 EUSキーボード．〔EU-ME2 PREMIER PULS（オリンパス）〕

モニター上での画像の調整も必要です．病変が画面の真下以外に位置する場合，病変をモニターの下方，つまり6時方向に移動させることで，病変がより観察しやすくなります（図10）．

この調整は，機器のキーボードを操作して行います．このような病変の位置調整は，EUSにおける一種の「お作法」として一般的に行われています．この症例は，第2層と第3層内の境界がやや不明瞭な低エコー腫瘤であり，内部に高エコーの存在も認めます．粘膜切開生検により，アニサキスによる肉芽腫と診断されました．

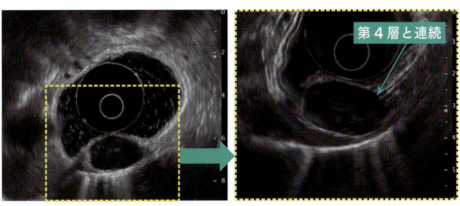

図11　拡大して観察する．

病変を観察する際には，まずは病変の周囲を含めて広い範囲で観察します．その後，キーボードの「表示レンジ」（図10）を操作して対象病変を中心として適切な大きさに拡大していきます（図11）．

この拡大操作により，病変の詳細な特徴がより明確になります．この症例では，拡大することにより層構造が明確になり，第4層（固有筋層）と連続していることがわかりました．第4層と連続する辺縁がやや不整な低エコー腫瘤であり，内部には高エコーの混在も認め，内部エコーは不均一と読影できます．最終的にこの症例はGISTと診断されました．

このプロセスは通常内視鏡における遠景観察と近接観察の違いに似ています．近接観察は病変の詳細をより精密に観察することを可能にします．EUSにおけるこのような拡大観察は，病変の正確な評価と診断において有効です．「みたいところを拡大する」という習慣を身につけましょう．

3 | EUS　35

エコー装置（プローブ）を粘膜から離す

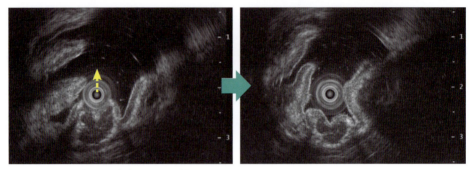

図12　エコー装置を病変から少し離す．

　エコー装置が病変に近接しすぎていると，画像上で第1層と第2層が正確に観察できないことがあります．このような状況では，エコー装置を病変から少し離すことが有効です．この操作により，第1層と第2層がより詳細に描出されます（図12）．提示の症例はエコー装置を病変から少し離すことで病変が第2層と第3層に存在する均一な低エコー腫瘤であると判断できました．最終診断はMALTリンパ腫でした．

層の連続性を確認（どの層とつながっているか）

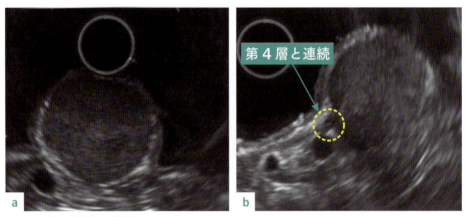

図13　層の連続性を確認する．

　EUS診断において重要なのは，正常な胃壁の層と病変の連続性を評価することです．例えば，図13aでは，病変の全体像は把握できても，その病変が胃壁のどの層と連続しているかを特定するのは難しいです．

　病変がどの層に由来しているかを正確に把握するためには，まず病変外の正常な胃壁の層構造を確認し，その後，どの層と病変が連続しているかを評価します．つまり，病変の辺縁に注目して観察することがこのプロセスの鍵です．

　このアプローチにより，図13bで示されるように，病変が第4層，すなわち固有筋層に由来することが明らかになりますので，この症例は第4層と連続する低エコー腫瘤であり，内部エコーはやや不均一と読影できます．最終診断はGISTでした．

⑤ 正常な胃壁の EUS 所見

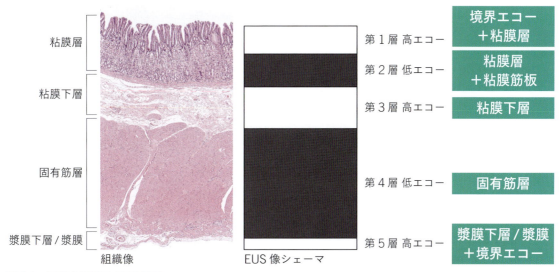

図 14　正常な胃壁の EUS 所見.

　EUS における正常な胃壁の超音波所見について解説します．胃壁は超音波の画像上で 5 つの層構造を呈し，これらの層を識別することが，胃 SEL の病変を評価するうえで重要です．正常な胃壁は図 14 のように構成されています．

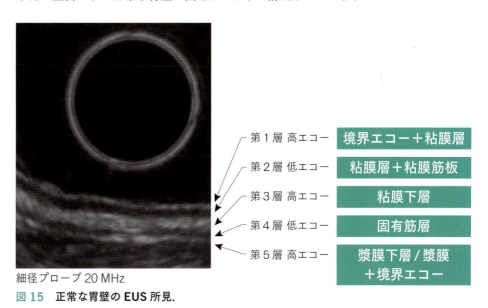

図 15　正常な胃壁の EUS 所見.

　実際の超音波画像を図 15 に示します．

⑥超音波画像の表現（エコーレベル）

エコーレベルは，超音波画像の明るさの程度を示し，画像の所見を表現する際に使用します．このエコーレベルは，"高エコー"，"低エコー"，"無エコー"という用語で表現されます．

1. **高エコー**（hyperechoic）：高エコーは，超音波が多く反射される領域を指します．超音波画像上では，この領域は周囲に比べて明るく（白っぽく）表示されます．高エコー領域は，脂肪組織や石灰化した組織などでよくみられます．

2. **低エコー**（hypoechoic）：低エコーは，超音波が周囲の組織に比べて少なく反射される領域を指します．画像上では，これらの領域は暗く（黒っぽく）表示されます．低エコー領域は，筋層や腫瘍，線維化した組織などでみられます．

3. **無エコー**（anechoic）：無エコーは，超音波が全く反射されない領域を指し，画像上では完全に黒く表示されます．無エコー領域は，液体を含む空間や非常に密度の低い組織でみられます．囊胞性の腫瘍や単純囊胞が代表的な例です．ただし，囊胞性病変でも液体内に壊死物質，粘液，出血などを含む場合は，無エコーの中に高エコーの成分が混じることがあります．

Q&A

高エコー，低エコー，無エコーの違いは？

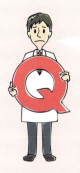

エコーレベルの表現に迷うことがあります．特に，「無エコー」と「低エコー」の区別は難しいです．

- 第3層（粘膜下層）と同程度：高エコー
- 第4層（固有筋層）と同程度：低エコー
- 脱気水と同程度：無エコー

図16　高エコー，低エコー，無エコーの区別.

　胃のEUSにおいて，第3層（粘膜下層）と同程度のエコーレベルをもつものは「高エコー」とされ，第4層（固有筋層）と同程度のエコーレベルをもつものは「低エコー」とされます（図16）．そして，脱気水と同程度のエコーレベルをもつものは「無エコー」です．さらに，肝臓や脾臓と同程度のエコーレベルをもつものは「等エコー」と呼ばれます．しかし，実際には肝臓や脾臓をスキャンすることは難しい場合が多いので，高エコーと低エコーの間のエコーレベルをもつものは「等エコー」と考えることができます．しかし，「等エコー」という用語は何と同じなのかがわかりにくいため，臨床現場ではあまり使用されていません．「比較的低エコー」「やや低エコー」「やや高エコー」と，日本語あるあるの，微妙な表現が使われていることが多いです．

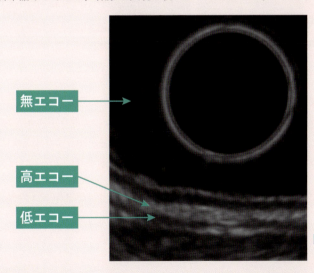

図17　高エコー，低エコー，無エコーのEUS像．

　実際のEUS画像を例に説明します（図17）．まず，脱気水の部分は画像上で「無エコー」として観察されます．これは，超音波がほとんど反射されない液体領域を示しています．続いて，第3層，すなわち粘膜下層は「高エコー」として表示されます．これは，該当領域が超音波を多く反射するために明るく表示されることを意味します．最後に，固有筋層は「低エコー」として表れます．ここでは，超音波が少なく反射されるために比較的暗い表示となります．これらの正常なエコーレベルを参考にして，病変のエコーレベルを表現します．

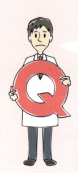

Q&A
細径プローブの画像が暗くてみえません…….どうすればいいですか？

細径プローブで暗い画像が出る場合，プローブ内の気泡が原因の可能性があります．解決策として次の手順を試してみてください．

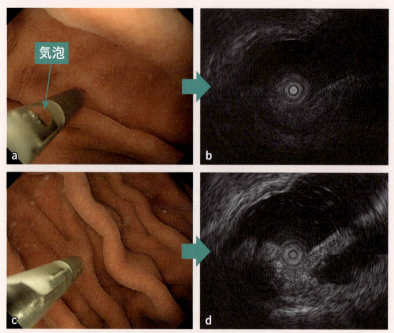

図18 細径プローブ内の気泡と気泡を除去する方法．（画像提供：吉永繁高先生）

細径プローブの内部には水が充填されていますが，時々，超音波振動子の周辺に小さな気泡が発生することがあります．この気泡の存在のため，画像が暗くなり画質が低下します．この問題を解決するには，プローブ内の気泡を先端から移動させなくてはいけません．プローブの先端から5cmの位置を下のイラストのように保持し，先端に人差し指を当ててプローブを振ります．最初は弱めに振り，気泡が残るようであれば，少し強めに振るようにします．この方法により，気泡が先端から除去され，EUSの画質が改善します．（図18，動画1）．

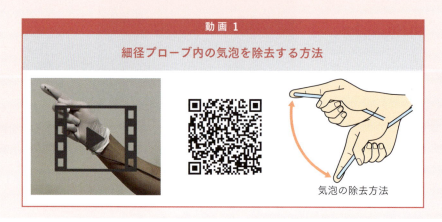

⑦胃 SEL の EUS 診断で観察すべき所見

EUS 診断で観察すべき所見

- 病変の主座の層
- 内部エコー（均一，不均一）
- 境界（明瞭，不明瞭）
- 辺縁（整，不整）
- 腫瘍径

図 19　EUS 診断で観察すべき所見.

EUS で確認すべき所見を図 19 に示します.

EUS において最初に行うべきは，病変の主座の層の確認です（図 20）. この情報は，鑑別診断を行ううえで非常に役立ちます. 病変が第 2 層から第 3 層に位置している場合，NET，胃癌，悪性リンパ腫，IFP などを考慮に入れます. 第 3 層を主座とする病変は，脂肪腫や囊胞といった疾患を示唆します. 第 3 層から第 4 層にかけての病変では，異所性膵を考えます. そして，病変が第 4 層を主座とする場合は，GIST，平滑筋腫，神経鞘腫などを疑います.

病変の主座の層の確認

- 第 2〜3 層：NET，胃癌，悪性リンパ腫，IFP
- 第 3 層：脂肪腫，囊胞
- 第 3〜4 層：異所性膵
- 第 4 層：GIST，平滑筋腫，神経鞘腫

図 20　病変の主座の層の確認.

病変の主座の層を確認後，病変のエコーレベル（高エコー，低エコー，無エコー）を確認します（図 19）. 病変内のエコーの均一性も重要な情報であり，病変の性質や悪性度を示唆します. 続いて，病変の境界の特徴，すなわち境界が明瞭か不明瞭か，そして辺縁が整っているか不整かに注目します. また，腫瘍径も重要な所見の 1 つです.

【EUS の悪性所見】
内部エコー不均一，辺縁不整

EUS による悪性所見の指標として，内部エコーの不均一性と辺縁の不整さが挙げられます. これらの特徴は，GIST などの悪性病変である可能性を示唆しています.

EUS はこの 2 つに注目！

1. 主座（どの層に由来するか）
2. 内部エコーの性状（高エコー，低エコー，均一，不均一）

　胃 SEL の EUS 診断において特に注目すべきポイントは 2 つあります．それは，病変の主座と内部エコーの性状です．これらのポイントを正しく評価することで，SEL の鑑別につながります．

⑧EUS による胃 SEL の鑑別

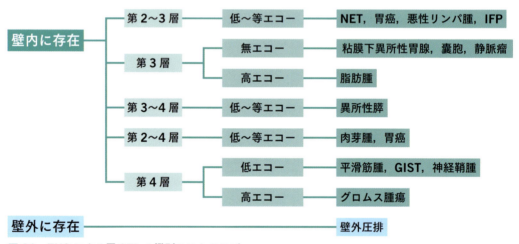

図 21　EUS による胃 SEL の鑑別のストラテジー．

　EUS を用いた胃 SEL の鑑別診断について詳しくみていきましょう（図 21）．
　SEL の鑑別診断において，まず重要なのは病変が胃壁内に存在するか，壁外に存在するかを確認することです．壁外に存在する場合は，壁外圧排と考えられます．壁内に存在し，第 2 層から第 3 層に低エコーまたは等エコーの病変がある場合，NET，胃癌，悪性リンパ腫，IFP などを鑑別に入れます．第 3 層で無エコーの所見は，粘膜下異所性胃腺，囊胞，静脈瘤といった疾患を示唆します．第 3 層に高エコーの病変がある場合，脂肪腫の可能性が高いです．第 3 層から第 4 層に位置し，低エコーまたは等エコーの病変は，異所性膵を疑います．第 2 層から第 4 層にわたり低エコーまたは等エコーの病変は，肉芽腫，胃癌を考慮します．第 4 層に低エコーの病変がある場合は，平滑筋腫，GIST，神経鞘腫を鑑別に入れます．また，第 4 層で高エコーの病変は，グロムス腫瘍の可能性があります．

⑨ EUS の読影

それでは，EUS の読影をしてみましょう．

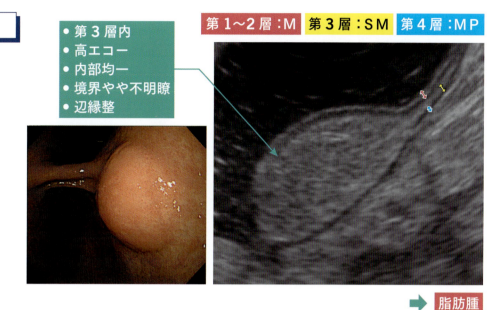

図22 ［症例1］脂肪腫．

症例1（図22）を用いて，EUS による診断プロセスを詳しくみていきます．まず，正常な胃壁の5層構造を確認します．赤矢印で示された第1層の高エコーと第2層の低エコーは粘膜層（M）を示しています．黄色矢印で示された第3層の高エコーは粘膜下層（SM）を表し，青矢印で示された第4層の低エコーは固有筋層（MP）です．第5層の漿膜下層/漿膜は通常高エコーとなりますが，この画像でははっきりと描出されていません．この病変の診断において，まず重要なのは主座が第3層内にあることを確認することです．病変の内部エコーの性状は，均一な高エコーです．正常な粘膜下層とエコーレベルが同様であるため，病変と粘膜下層との境界ははっきりしませんが，辺縁が整っており，楕円形の形態を示しています．

これらの特徴に基づき，この病変は脂肪腫であると診断されます．病変が第3層内に位置し，均一な高エコーを示す特性は，脂肪腫の典型的な EUS 所見です．このように，EUS における病変の層の評価と内部エコーの性状の解釈は，正確な診断に至るための重要なステップです．

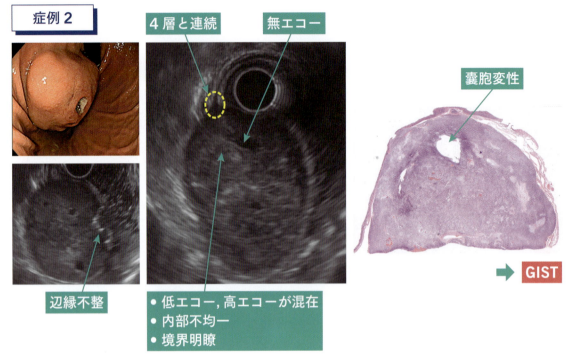

図23 ［症例2］GIST.

　症例2（図23）を詳しく分析してみましょう．この症例において最初に注目すべき点は，病変の連続性です．病変は第4層，つまり固有筋層と連続していることから，固有筋層由来の病変と考えられます．内部エコーの観察においては，低エコーと高エコーが混在し，内部は不均一な様子がみられます．また，散在する無エコー領域も見受けられます．病変の境界は明瞭であるものの，辺縁は凸凹して不整な形状を示しています．これらの特徴，すなわち内部エコーの不均一性と辺縁の不整さは，悪性所見として評価されます．この症例は最終的にGISTと診断されました．病理組織学的検査により，無エコーの領域は嚢胞変性を起こした部位であることが確認されました．

症例3

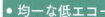
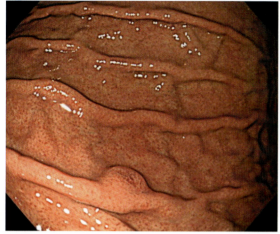
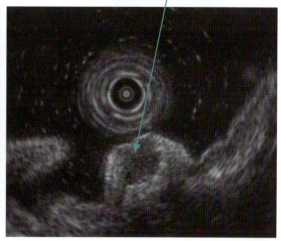

図24 ［症例3］NET．

　次に，症例3（図24）をみていきましょう．この症例では，第2層から第3層内に位置する均一な低エコーの腫瘤が特徴的です．この腫瘤は，その境界が明瞭であり，類円形の形状をしています．

　この症例は，最終的にNETと診断されました．第2層から第3層にかけての均一な低エコーで，境界が明瞭な類円形の腫瘤は，NETの典型的なEUS所見とされています．

症例 4

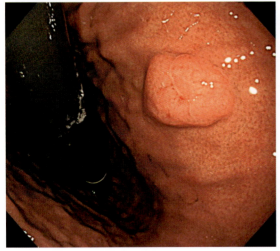
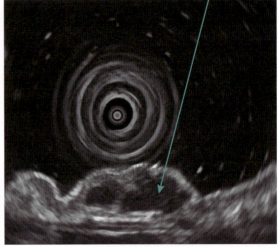

- 第2〜3層内
- 均一な低エコー

➡ 悪性リンパ腫(濾胞性リンパ腫)

図25 ［症例4］悪性リンパ腫.

　　　症例4(図25)のEUS所見について詳しく検討しましょう．この症例の主な特徴は，第2層から第3層内に位置する均一な低エコーの病変です．病変の境界は明瞭で，はっきりとしていますが，形態は分葉状でやや不整な様子を示しています．この症例は最終的に悪性リンパ腫(濾胞性リンパ腫)と診断されました．このように第2層から第3層にかけての均一な低エコーで，境界は明瞭であるが，形態が少し不整な病変は，悪性リンパ腫を鑑別に挙げます．

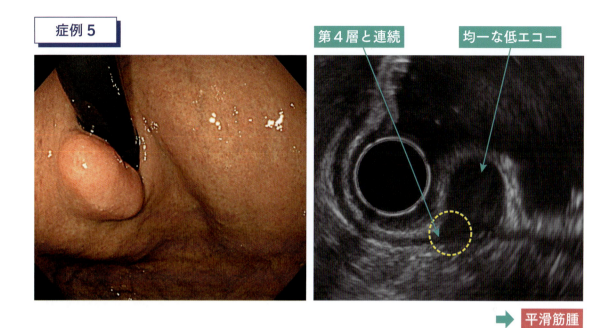

図26 ［症例5］平滑筋腫.

　症例5（図26）のEUS所見をみていきましょう．この症例では，均一な低エコーの腫瘤が特徴的です．重要な点は，この腫瘤が第4層，すなわち固有筋層と連続していることです．最終的に，この病変は平滑筋腫と診断されました．第4層と連続する均一な低エコー腫瘤は，平滑筋腫の典型的なEUS所見です．

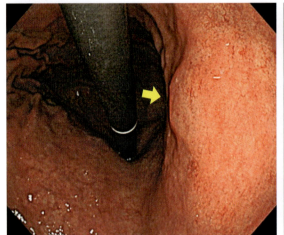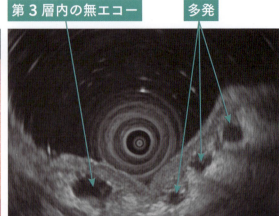

図27 ［症例6］びまん性粘膜下異所性胃腺.

　症例6（図27）についてのEUS所見を詳しくみていきましょう．この症例では，第3層，すなわち粘膜下層内に無エコー領域が多発しているのが特徴的です．低エコーと無エコーの区別は重要で，第4層と同じエコーレベルであれば低エコー，脱気水と同じエコーレベルであれば無エコーと判断します．この症例において，病変は脱気水と同じエコーレベルを示しているため，無エコーと判断されます．粘膜下層に多発する無エコー，つまり囊胞性の病変が多発していると診断します．

　この症例は，最終的にびまん性粘膜下異所性胃腺と診断されました．第3層内に無エコー領域が多発する所見は，びまん性粘膜下異所性胃腺の典型的なEUS所見です．

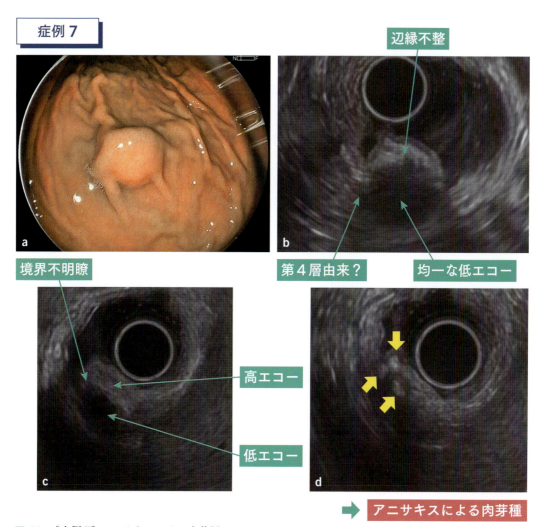

図28 ［症例7］アニサキスによる肉芽腫.

　症例7（図28）は教訓的な症例です．はじめはレジデントの先生がEUSを担当していました．レジデントの先生の診断は，図28bより第4層と連続する，均一な低エコー腫瘤であり，平滑筋腫でした．途中から私が検査に加わり，平滑筋腫にしては，辺縁が不整であるので，典型的ではないことを指摘し，病変全体をEUSで確認するよう指導しました．追加で描出した図28c, dをみていきます．図28cでは第2層と第3層の浅層は高エコー，第3層の深層から第4層は低エコーを示しており，境界がやや不明瞭です．境界が不明瞭なSELは異所性膵や炎症性の病変を考えます．さらに図28dでは第2層から第3層内に高エコーのスポットが3つあり（黄色矢印），周囲は低エコーになっています．この所見が恒常的に確認できたため，アニサキスによる肉芽腫と診断しました．このように，**EUSでは病変の端から端まで確認する**ことが重要であり，1枚のEUS所見から診断すると誤診する可能性があります．

4 CT

①胃SELのCT診断で観察すべき所見

CT診断で観察すべき所見

- 内部濃度の均一性
- 充実性・囊胞性成分の有無
- 造影効果（均一，不均一）
- 辺縁（整，不整）
- 腫瘍径

図1 CT診断で観察すべき所見．

次に，胃SELのCT診断で観察すべき所見（図1）を説明します．CT画像の評価において重要なのは，内部濃度の均一性，充実性および囊胞性成分の有無，造影効果，辺縁の整/不整，腫瘍の大きさです．CTでは1cm以下の小さな病変の描出やSELの層の由来を診断することは難しいことも覚えておきましょう．

【CTの悪性所見】
壊死，出血，内部不均一
辺縁不整，周囲リンパ節腫大

CTにおける悪性所見としては，壊死や出血，内部の不均一性，辺縁の不整，周囲リンパ節の腫大などが挙げられます．これらの所見が認められる場合は，「悪性所見あり」と判断されます．

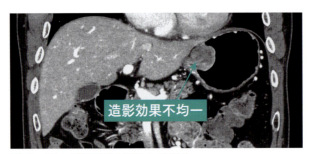

図2 CTの悪性所見を認める胃SEL．

図2の腹部CT像では，胃の穹窿部に3cmの腫瘤が確認されます．この腫瘤の特徴として，内部の造影効果の不均一性があります．この所見はCTにおける「悪性所見」として評価されます．この症例の最終診断はGISTでした．

5 │ 組織診断

①組織診断

ボーリング生検 　　EUS-FNA 　　粘膜切開生検

図1 組織診断.

　臨床経過と画像診断で胃 SEL の診断をある程度推測できますが，最終的な確定診断には至りません．確定診断のゴールデンスタンダードはあくまでも組織診断なのです．
　組織診断の手法としては，ボーリング生検，EUS-FNA，粘膜切開生検があります（図1）．

②ボーリング生検

胃 SEL に対するボーリング生検

- **組織採取率**
  - 潰瘍あり 40％，潰瘍なし 5％
- **盲目的**
  - 腫瘍本体に鉗子が当たっている保証がない
- **多くの生検が必要**
  - 10 個以上？
- **腫瘍の栄養血管から出血**
- **粘膜深層に病変が存在すると診断がつきやすい**
  - NET，MALT リンパ腫，胃底腺型腺癌

図2 胃 SEL に対するボーリング生検[11-14].

　まず，胃 SEL に対するボーリング生検について解説します（図2）．ボーリング生検の組織採取率は，潰瘍の有無によって大きく異なります．潰瘍が存在する場合，約40％の確率で有効な診断につながりますが，潰瘍がない場合は診断率が大幅に低下し，わずか5％となります．この方法の主な限界点は，生検が盲目的に行われるため，必ずしも鉗子が腫瘍本体に当たる保証がないことです．このため，診断には多数の生検サンプルが必要となることがあり，10 個以上の生検が必要な場合もあります．さらに，ボーリング生検は，腫瘍の栄養血管から大出血を引き起こすリスクもあります[11-14].

Facciorusso らによる報告では，消化管の SEL に対するボーリング生検で 29.1% の患者さんに出血が，0.9% の患者さんに穿孔が発生したとされています．これらのリスクは，ボーリング生検を行う際に念頭におかなくてはいけません[15]．

ボーリング生検は，特定の胃 SEL 病変の診断において有用です．これは，病変が粘膜深層に存在する場合に当てはまります．具体的には，NET，MALT リンパ腫，胃底腺型腺癌などの病変は，ボーリング生検によって比較的容易に診断される傾向があります．一方，潰瘍や陥凹を伴わない筋層由来の SEL に関しては，ボーリング生検での検体採取率が低く，出血のリスクが高いため，実施しないほうがよいでしょう．

このように，ボーリング生検は胃 SEL の診断に一定の役割を果たすものの，その限界も認識しておく必要があります．

③ EUS-FNA

胃 SEL に対する EUS-FNA

- 病変の可動性や腫瘍の硬さ
  ➡ 膵腫瘍やリンパ節と比較して検体採取率が低い
- 胃 SEL に対する FNA の正診率 50～80%
- 20 mm 以下では検体採取率が低下
- 特殊な機器，熟練した医師

図 3 　胃 SEL に対する EUS-FNA[16-22]．

EUS-FNA は，胃 SEL の診断において重要な手段ですが，その効率性にはいくつかの制約があります（図 3）．まず，胃 SEL は膵腫瘍やリンパ節と比較して，EUS-FNA の検体の採取率は低い傾向にあります．その理由は，病変の可動性や腫瘍の硬さが影響していると考えられます．胃 SEL の EUS-FNA の正診率は約 50～80% とされており，20 mm 以下の小さな病変では正診率はさらに低下します[16-22]．また，EUS-FNA は特殊な機器を必要とし，熟練した医師による精密な操作が必須です．

④粘膜切開生検

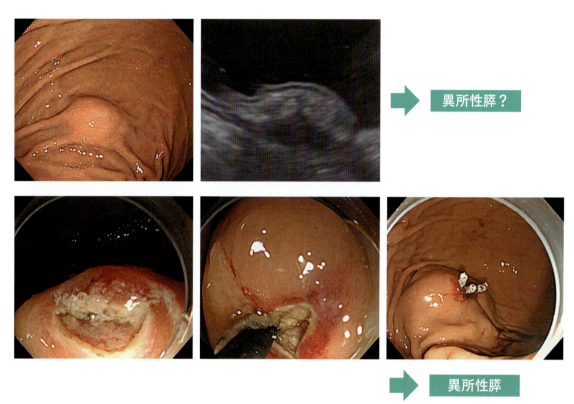

図4　胃 SEL に対する粘膜切開生検の実際.

　最後に，胃 SEL の診断における粘膜切開生検について説明します．症例として図4に体上部大彎にある SEL を示します．EUS を実施した結果，第3層と第4層内に低エコーと高エコーが混在する境界不明瞭な腫瘍がみられ，第4層が厚くなっている所見から異所性膵を疑いました．確定診断を得るために粘膜切開生検を実施しました．

　この手法では，まず局注針を用いて，粘膜下層に生理食塩水を局注します．そして，針状メスを使用して粘膜を切開し，病変を露出させます．コツとしては，病変がしっかり視認できるまで切開を深くすることです．その後，生検鉗子を用いて病変部から何度か組織を採取します．切開生検後の創部はクリップで粘膜縫縮を行い，手技を完了します．このケースでは，採取された生検組織から異所性膵と診断されました．なお，生検鉗子は鋭い切れ味で大きな検体を採取できる Radial Jaw TM 4（Boston Scientific 製）を主に使用しています（動画1）．

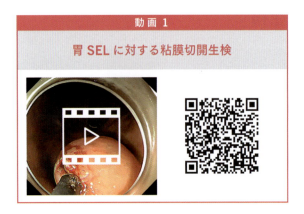

粘膜切開生検は，ESDの経験がある医師にとって，技術的には特に難しくありません．また，EUS-FNAよりも大きな生検検体を採取することができ，より精密な組織学的評価を可能にします．

胃SELに対する粘膜切開生検の有用性と安全性

- **2 cm以下の胃SELに対する粘膜切開生検**
  - 組織診断率100%，偶発症なし
- **平均腫瘍径2.1 cmの胃SELに対する粘膜切開生検**
  - 組織診断率85%

図5　胃SELに対する粘膜切開生検の有用性と安全性[23, 24]．

胃SELにおける粘膜切開生検の有効性に関する報告がいくつかあります．木下らによる研究では，2 cm以下の胃SELに対する粘膜切開生検が行われ，その結果として組織診断率が100%であり，かつ偶発症がなかったことが報告されています[23]．また，Iharaらの研究では，平均腫瘍径が2.1 cmの胃SELに対して粘膜切開生検を実施したところ，組織診断率が85%であったと報告されています[24]．これらの研究は，粘膜切開生検が比較的小さな胃SELにおいて，安全かつ効果的な診断手段であることを示しています（図5）[23, 24]．

⑤EUS-FNA vs 粘膜切開生検

多施設前向きランダム化比較試験
腫瘍径中央値 19 mm 胃 SEL 47 例

EUS-FNA（24 例） 診断率 70.8%

粘膜切開生検（23 例） 診断率 91.3%

P=0.07

図6 EUS-FNA vs 粘膜切開生検①[25].

　EUS-FNA と粘膜切開生検の有効性を比較するために，多施設前向きランダム化比較試験（RCT）が行われました．この研究では，腫瘍径の中央値が 19 mm である胃 SEL の 47 例が対象とされています．このうち EUS-FNA を受けた 24 例の診断率は 70.8%であったのに対し，粘膜切開生検を受けた 23 例の診断率は 91.3%でした．しかし，この差には統計的に有意な差はみられませんでした（図6）[25].

多施設前向きランダム化比較試験
腫瘍径＜20 mm 胃 SEL

EUS-FNA（13 例） 診断率 53.9%

粘膜切開生検（11 例） 診断率 90.9%

P=0.046

図7 EUS-FNA vs 粘膜切開生検②[25].

　興味深いのは，腫瘍径が 20 mm 未満の場合の結果です．EUS-FNA を受けた 13 例では診断率が 53.9%であったのに対し，粘膜切開生検を受けた 11 例では診断率が 90.9%と，粘膜切開生検の診断率が有意に高い結果となりました（図7）[25].

　この RCT の結果は，2 cm 未満の胃 SEL においては，粘膜切開生検が EUS-FNA よりも高い診断効率をもつことを示しています．

5 ｜ 組織診断 **55**

⑥がん研の粘膜切開生検の適応

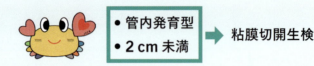

図8 がん研の粘膜切開生検の適応.

　がん研有明病院では，組織診断が必要な胃SELにおいて，管内発育型で病変径が2cm未満の病変に対しては粘膜切開生検を行う方針をとっています．これは，前述のRCTの結果に基づいています．

　一方で，2cmを超える胃SELや，管外発育型の病変に対しては，EUS-FNAを実施しています．

　このように，当院では病変の特性に応じて，粘膜切開生検とEUS-FNAのどちらの手技を用いるかを判断しています．

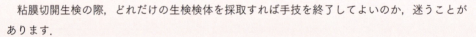

粘膜切開生検の適切な検体数は？

　粘膜切開生検の際，どれだけの生検検体を採取すれば手技を終了してよいのか，迷うことがあります．

　適切な検体採取回数について，中央値が7回とされる報告がありますが，実際には病変の特性や手技による差が大きく，一概にはいえません[25]．病変が粘膜切開により明確に視認できた場合，少ない生検回数で病理評価に適切な検体が得られます．また，生検で採取した組織の観察も重要です．白っぽい検体は病変から採取された可能性が高く，病理診断に有用です．一方で，赤っぽい検体は粘膜下層が採取された可能性が高く，病理診断にはつながりにくいことがあります．

　私個人の経験では，最低4回以上の生検を行い，白っぽい検体が得られた時点で手技を終了することが多いです．図9は，病変を露出したことを確認してから，生検を行った症例の検体です．採取した4個の検体はすべて白っぽく，病理組織学的に4検体ともGISTと診断されました．このように，生検回数と検体の観察により，粘膜切開生検の適切な終了時点を判断します．

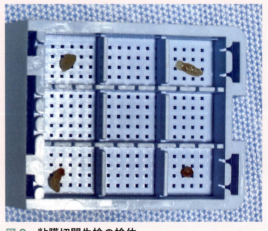

図9 粘膜切開生検の検体.

6 ｜胃 SEL の治療方針

①胃 SEL の治療方針

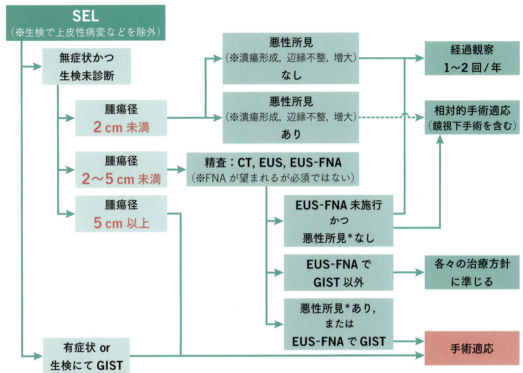

図1　胃 SEL の治療ストラテジー.
〔日本癌治療学会（編）．GIST 診療ガイドライン 2022 年 4 月改訂 第 4 版．金原出版，2022 の p13 のアルゴリズム 4 を参考に作成〕

　胃の粘膜下腫瘍（SEL）の治療方針について，『GIST 診療ガイドライン 第 4 版』[10]に沿って説明します（図1）．

1．SEL の初期対応
- SEL を発見した場合，まずは生検を行って上皮性病変などを除外します．
- 無症状で生検による診断が不明な場合は，腫瘍の大きさに応じた対応を行います．

2．腫瘍径 2 cm 未満
- 悪性所見がない場合（潰瘍形成，辺縁不整，増大などがない場合），年に 1～2 回の経過観察を行います．
- 悪性所見がある場合は，相対的に手術適応となります．しかし，直ちに手術に進むわけではありません．CT や EUS による精査および，必要に応じて組織診断を行

います.

3. 腫瘍径 2〜5 cm 未満

- このサイズの病変に対しては，CT や EUS を含む精査を行います．EUS-FNA は施設によって対応が異なります．ガイドラインでは EUS-FNA は必須ではないとされています．
- EUS-FNA を行わず悪性所見（図 1*）がない場合は，年 1〜2 回の経過観察でフォローしていきます．ただし，相対的に手術が適応されることもあります．
- EUS-FNA で GIST 以外の診断がついた場合は，その病変に特有の治療方針に従います．
- 内視鏡，CT，EUS で悪性所見（図 1*）があれば手術適応です．
- EUS-FNA で GIST が確認された場合も手術適応です．

4. 腫瘍径 5 cm 以上

- 5 cm 以上の病変は，そのサイズだけで手術適応となります．
- 有症状であるか，生検で GIST と診断された場合も手術適応です．

　これらの方針は，GIST 診療ガイドラインに基づいています．ただし，実際の治療方針は患者さんの状態や病変の特性に応じて柔軟に対応する必要があります．ガイドラインは治療を進めるうえでの指針としてとらえることが重要です．

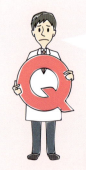

Q&A

悪性所見がよくわかりません……．

「悪性所見がわかりにくい」とよく質問されますので，ここで解説します．

表 1　悪性所見．

内視鏡	潰瘍形成，表面・辺縁不整，増大
EUS	実質エコー（内部エコー）不均一，辺縁不整，囊胞変性
CT	壊死，出血，辺縁不整，造影効果不均一

　悪性の可能性を示す所見は検査方法によって異なります（表 1）．内視鏡検査では，潰瘍の形成，表面・辺縁の不整，増大傾向が悪性の可能性を示します．EUS では，実質エコー（内部エコー）が不均一であること，病変の辺縁が不整であること，囊胞変性がみられることが悪性の指標です．CT 検査においては，病変内の壊死や出血，辺縁の不整さ，造影効果を含め実質の不均一性が悪性の所見とされます．

②内視鏡検査における悪性所見（潰瘍形成，表面・辺縁不整，増大）

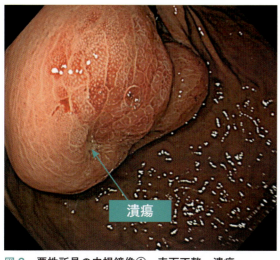
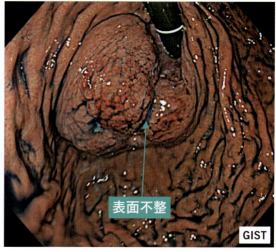

図2　悪性所見の内視鏡像①　表面不整，潰瘍．

内視鏡像（図2）では，噴門部大彎に5cm大のSELを認めます．表面には潰瘍が存在し，凹凸不整です．これらの所見は，悪性所見と評価されます．最終的にGISTと診断されました．

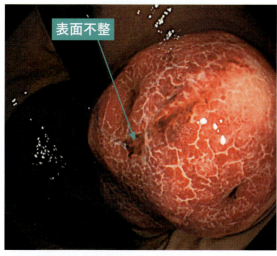
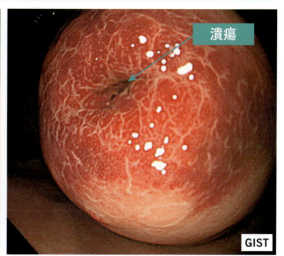

図3　悪性所見の内視鏡像②　表面不整，潰瘍．

図3の症例では，胃の体上部小彎前壁に発赤を伴うSELを認めます．表面は凹凸不整で，潰瘍がみられます．この表面の不整と潰瘍の存在は，悪性所見として評価されます．一方で，発赤自体は悪性所見とはみなされません．この症例も，GISTでした．

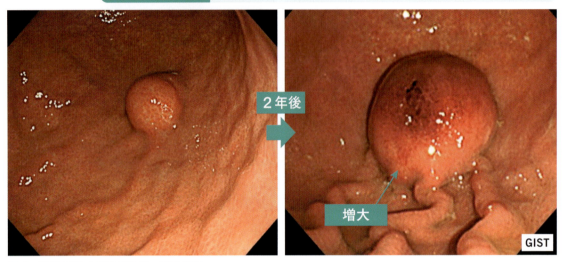

図4　悪性所見の内視鏡像③　増大傾向．

図4の症例は，初期の画像と比較して，2年後の画像では病変のサイズが明らかに増大しています．このような増大の所見は，悪性所見として評価されます．この症例も，最終診断はGISTでした．

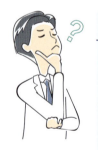

図5　本当に，増大？

胃SELの増大傾向の評価は，悩むことが多いです．その理由は，検査時の胃内の空気量，患者さんの体位，病変と内視鏡の距離によるみえ方の違いに加え，検査医の主観が影響するため，病変の大きさの評価が一貫しないことにあります．その結果，前医の診断に「増大傾向あり」と記載されていた場合でも，その判断を単に受け入れるのではなく，慎重に検証を行う必要があります（図5）．

病変のサイズ変化をできるだけ正確に評価するには，内視鏡検査では，スコープ径との比較や，メジャー鉗子で病変の大きさを測定します．また，CT や EUS などの他の画像診断法による評価も併せて行うことで，より総合的な判断が可能になります．

③EUS の悪性所見（内部エコー不均一，辺縁不整，囊胞変性）

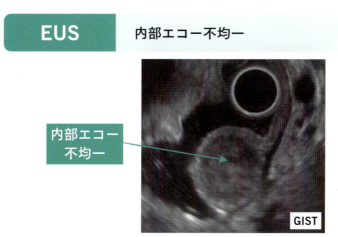

図 6　EUS の悪性所見①　内部エコー不均一．

EUS における悪性所見を詳しくみていきましょう．図 6 に示された症例では，病変の内部エコーが不均一という特徴が確認できます．このような内部エコーの不均一性は，EUS における悪性所見の 1 つとされています．この症例は，最終的に GIST と診断されました．

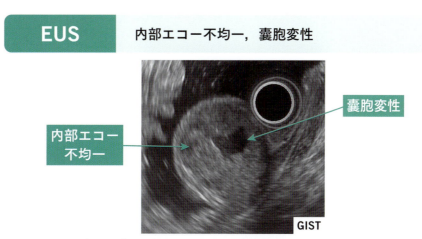

図 7　EUS の悪性所見②　内部エコー不均一，囊胞変性．

図 7 の症例では，病変内部に無エコーの領域が確認されます．これは，病変内に囊胞変性が存在することを示します．さらに，病変の内部エコーが不均一であること

が観察されます．囊胞変性と内部エコー不均一は，EUS において悪性の所見と判断されます．この症例の最終診断は GIST でした．

④CT の悪性所見（壊死，出血，辺縁不整，造影効果不均一）

次に，CT における悪性所見をみていきます．

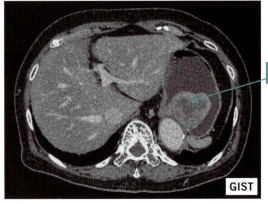

図 8　CT の悪性所見①　造影効果不均一．

図 8 に示される CT 像では，造影効果が不均一であることが確認できます．不均一な造影効果は，腫瘍内に壊死や囊胞変性などが存在することを示唆し，これらは一般的に悪性腫瘍によくみられる特徴です．この症例は最終的に GIST と診断されました．

内視鏡	辺縁不整
CT	辺縁不整，造影効果不均一

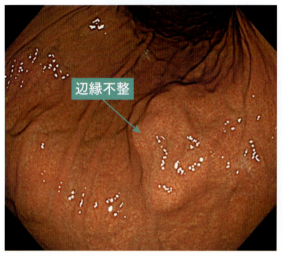
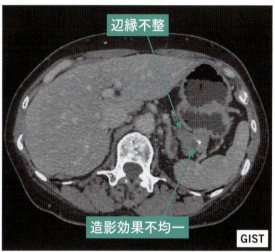

図9 CTの悪性所見②　辺縁不整，造影効果不均一．

図9に示される症例では，内視鏡像で辺縁の不整が確認され，CT像でも辺縁の不整がみられます．さらに，CT像では造影効果の不均一性が認められます．これらの特徴は，内視鏡およびCTにおいて悪性の所見として評価されます．この症例もGISTの症例でした．

⑤悪性所見の非典型例

すべてが典型例ではない！

注意すべき点として，すべての胃SELが典型的な症例とは限らないことがあります．臨床現場では，教科書に記載されている「典型的な」所見が示されることばかりではありません．

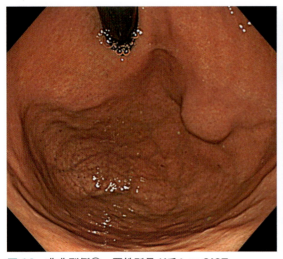
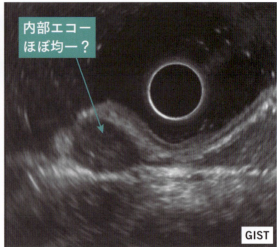

図10　非典型例①　悪性所見が乏しい GIST．

　　　図10の症例は，胃の体上部前壁に存在する SEL です．EUS では 15 mm 大の第4層（固有筋層）と連続した，均一な低エコー腫瘤であり，平滑筋腫が疑われました．しかし，粘膜切開生検の結果，GIST と診断されました．小さな GIST では内部エコーが均一な症例も経験します．

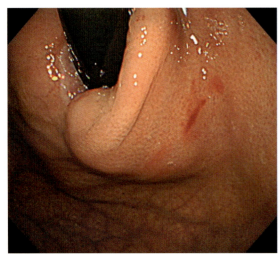
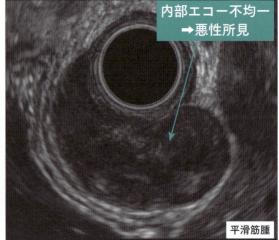

図11　非典型例②　悪性所見を認める平滑筋腫．

　　　図11は，食道胃接合部に接する SEL の症例です．EUS では，26 mm の第4層（固有筋層）と連続する，内部エコーが明らかに不均一な腫瘤が観察されました．この所見は悪性所見であり，GIST を疑いました．しかし，最終的な診断は平滑筋腫でした．このようにすべての症例が典型的な所見を示すわけではないことには注意が必要です．

📝 Note
内視鏡検査で初回指摘された胃 SEL のストラテジー

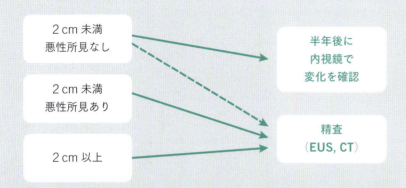

悪性所見：潰瘍形成（上皮性変化），表面・辺縁不整，増大

図 12　内視鏡検査で初回指摘された胃 SEL のストラテジー．

　「内視鏡検査で初回指摘された小さな胃 SEL に対して EUS は必要ですか？」このような質問をよく受けます．内視鏡検査で初めて指摘された胃 SEL の診断ストラテジーは，腫瘍の大きさや悪性の所見の有無に基づいて決定されます（図 12）．

1. **2 cm 未満で悪性の所見がない胃 SEL**
    - まれに急激に増大する SEL もあるため，半年後に内視鏡検査を行います．半年後に変化がなければ，その後は 1 年ごとでよいです．
    - 5 mm 未満の微小な SEL は最初から 1 年後の内視鏡検査でも構いません．
    - 実際のところ，精査の依頼で紹介された場合は，悪性の所見がなくても精査（EUS, CT）を行うことがあります．
2. **2 cm 未満で悪性の所見がある胃 SEL**
    - 潰瘍形成，表面や辺縁の不整，サイズ増大などの悪性所見がある場合，初回から精査（EUS, CT）を行います．
3. **2 cm 以上の胃 SEL**
    - 通常は精査（EUS, CT）を実施します．

文献

1) 川口実. GIST の臨床的対応─粘膜下腫瘍における GIST の頻度と臨床的取り扱い. 胃と腸 36：1137-1145, 2001
2) 今津博雄, 貝瀬満, 田尻久雄. 粘膜下腫瘍の診断過程─上部消化管. 消内視鏡 21：1631-1638, 2009
3) 澤木明, 水野伸匡, 伯耆徳之, 他. GIST の自然史. 胃と腸 43：199-204, 2008
4) 西田俊朗（編）. こうして鑑別こうやって治療　SMT & GIST p17, 25. GIST の自然史. メジカルビュー社, 2011
5) Sawaki A, Mizuno N, Takagi T, et al. Gastric submucosal tumors：Lessons learned from 10-year follow-up. J Clin Oncol 27, 2009 (https://doi.org/10.1200/jco.2009.27.15_suppl.e15631) Meeting Abstract：2009 ASCO Annual Meeting Ⅰ (https://ascopubs.org/doi/abs/10.1200/jco.2009.27.15_suppl.e15631)
6) Iwamoto M, Mitsuhashi T, Inaba T, et al. Results of the interim analysis of a prospective, multicenter, observational study of small subepithelial lesions in the stomach. Dig Endosc 36：323-331, 2024
7) Seo SW, Hong SJ, Han JP, et al. Accuracy of a scoring system for the differential diagnosis of common gastric subepithelial tumors based on endoscopic ultrasonography. J Dig Dis 14：647-653, 2013
8) 上堂文也, 飯石浩康, 石黒信吾. 粘膜下腫瘍様の形態を呈し術前診断が困難であった胃粘液癌の1例. 胃と腸 38：1557-1561, 2003
9) 平澤俊明, 中野薫, 河内洋, 他. 胃粘膜下腫瘍. 臨消内科 34：1165-1170, 2019
10) 日本癌治療学会（編）. GIST 診療ガイドライン 2022 年 4 月改訂 第 4 版. 金原出版, 2022
11) 吉永繁高, 後藤田卓志. 胃粘膜下腫瘍の診断と治療方針. 消内視鏡 28：209-216, 2016
12) 浅木茂. 消化管粘膜下腫瘍の内視鏡的診断・治療─臨床像からみた治療の必要性. 後藤由夫, 浅木茂（編）. 内視鏡治療手技の実際, 改訂版, pp212-217, 医薬ジャーナル社, 大阪, 1999
13) 石井典夫, 浅木茂, 中山裕一, 他. 胃粘膜下腫瘍の内視鏡治療の適応決定に必要な術前検査. 消内視鏡 3：993-998, 1991
14) 赤松泰次. ボーリング生検─粘膜切開生検は不要か？　消内視鏡 28：220, 2016
15) Facciorusso A, Crinò SF, Ramai D, et al. Comparison between endoscopic ultrasound-guided fine-needle biopsy and bite-on-bite jumbo biopsy for sampling of subepithelial lesions. Dig Liver Dis 54：676-683, 2022
16) Wiersema MJ, Wiersema LM, Khusro Q, et al. Combined endosonography and fine-needle aspiration cytology in the evaluation of gastrointestinal lesions. Gastrointest Endosc 40：199-206, 1994
17) Giovannini M, Seitz JF, Monges G, et al. Fine-needle aspiration cytology guided by endoscopic ultrasonography：results in 141 patients. Endoscopy 27：171-177, 1995
18) Wiersema MJ, Vilmann P, Giovannini M, et al. Endosonography-guided fine-needle aspiration biopsy：diagnostic accuracy and complication assessment. Gastroenterology 112：1087-1095, 1997
19) Hoda KM, Rodriguez SA, Faigel DO. EUS-guided sampling of suspected GI stromal tumors. Gastrointest Endosc 69：1218-1223, 2009
20) Sepe PS, Moparty B, Pitman MB, et al. EUS-guided FNA for the diagnosis of GI stromal cell tumors：sensitivity and cytologic yield. Gastrointest Endosc 70：254-261, 2009
21) Fernandez-Esparrach G, Sendino O, Sole M, et al. Endoscopic ultrasound-guided fine-needle aspiration and trucut biopsy in the diagnosis of gastric stromal tumors：a randomized crossover study. Endoscopy 42：292-299, 2010
22) Mekky MA, Yamao K, Sawaki A, et al. Diagnostic utility of EUS-guided FNA in patients with gastric submucosal tumors. Gastrointest Endosc 71：913-919, 2010
23) 木下幾晴, 木下真樹子, 上畠寧子, 他. 2 cm 未満の胃粘膜下腫瘍に対する粘膜切開直視下生検法の有用性. Gastroenterol Endosc 57：1509-1515, 2015
24) Ihara E, Matsuzaka H, Honda K, et al. Mucosal-incision assisted biopsy for suspected gastric gastrointestinal stromal tumors. World J Gastrointest Endosc 5：191-196, 2013
25) Osoegawa T, Minoda Y, Ihara E, et al. Mucosal incision-assisted biopsy versus endoscopic ultrasound-guided fine-needle aspiration with a rapid on-site evaluation for gastric subepithelial lesions：A randomized cross-over study. Dig Endosc 31：413-421, 2019

Dr. 平澤俊明の

白熱講義実況中継

第3章

胃SELの診断と治療
（各論）

〈腫瘍性〉

1 ｜ 胃 SEL の主な疾患（腫瘍性）

腫瘍性	● 消化管間葉系腫瘍（GIST，平滑筋腫，神経鞘腫） ● SEL 形態を示す胃癌 ● 悪性リンパ腫 ● 神経内分泌腫瘍（NET） ● グロムス腫瘍 ● 転移性腫瘍 ● 脂肪腫
非腫瘍性	● 異所性膵 ● 炎症性類線維ポリープ（inflammatory fibroid polyp；IFP） ● 粘膜下異所性胃腺 ● 囊胞 ● hamartomatous inverted polyp（HIP） ● アニサキスなどの異物による肉芽腫 ● 壁外圧排

図1　**胃 SEL の主な疾患**（腫瘍性）.

　図1に示すように，胃の SEL には多様な疾患が含まれます．これらの病変は大きく腫瘍性と非腫瘍性の2つのカテゴリーに分類されます．本章では，腫瘍性の SEL に焦点を当て，それぞれの病変の特徴と診断・治療について詳しく解説していきます．

2 ｜ 消化管間葉系腫瘍（**GIST，平滑筋腫，神経鞘腫**）—**GIMT**

　まずは，消化管間葉系腫瘍（gastrointestinal mesenchymal tumor；GIMT）について説明します．

①間葉系とは？

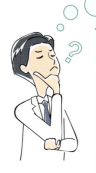

図1 間葉系とは？

　そもそも間葉系とは何でしょうか？　間葉系とは，中胚葉に由来する非上皮性組織のことを指します．具体的には，筋組織，神経系組織，骨，血液などが間葉系です（図1）．

②消化管間葉系腫瘍（GIMT）

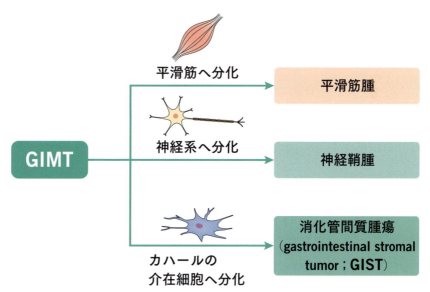

図2　消化管間葉系腫瘍（GIMT）．

　消化管に発生する間葉系の腫瘍のことを消化管間葉系腫瘍（GIMT）と呼びます．そして，GIMTには，平滑筋に分化する平滑筋腫，神経系へ分化する神経鞘腫，カハールの介在細胞へ分化するGISTがあります（図2）．

③カハールの介在細胞

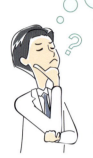

カハールの介在細胞？
- 固有筋層にあるアウエルバッハ神経叢に存在
- 消化管の自発的な収縮運動のペースメーカー
- **KIT, CD34 が陽性**

図3 カハールの介在細胞とは？

　カハールの介在細胞については，一般的にはあまり知られていないかもしれませんので，ここでその詳細についてお話ししましょう．カハールの介在細胞は，消化管の固有筋層にあるアウエルバッハ神経叢内に存在する細胞です．この細胞の主な機能は，消化管の自発的な収縮運動のペースメーカーとして働くことです．免疫組織化学染色においては，KIT と CD34 が陽性となる特徴があります（図3）．

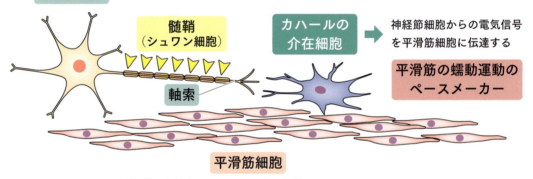

図4 アウエルバッハ神経叢に存在するカハールの介在細胞．

　図4にカハールの介在細胞と神経節細胞，平滑筋細胞の関係をシェーマで示します．ここで注目すべきポイントは，カハールの介在細胞が神経節細胞と平滑筋細胞の間に位置している（介在している）ことです．神経節細胞からの電気信号は軸索を通じてカハールの介在細胞へ伝達され，さらにカハールの介在細胞から平滑筋細胞へと電気信号が送られます．また，カハールの介在細胞は独自に活動電位を発生させ，隣接する平滑筋細胞に信号を伝達し，消化管の蠕動運動を引き起こすと考えられています．つまり，カハールの介在細胞は消化管の自発運動をコントロールするペースメーカーの役割を果たしているのです[1]．

④カハールとは？

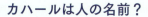
カハールは人の名前？

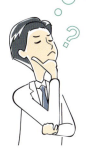
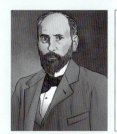

- スペインの神経解剖学者
- 1906年にノーベル生理学・医学賞を受賞
- カハールが記載したといわれる腸管の筋層に存在する細胞が，後年「カハールの介在細胞」と命名された

Santiago Ramón y Cajal（サンティアゴ・ラモン・イ・カハール）

図5　カハールとは？

　さて，「カハール」という言葉，これは一体何を指すのでしょうか？　実はこれ，ある人物の名前なのです．サンティアゴ・ラモン・イ・カハール，この名を耳にしたことがある方もいらっしゃるかもしれません．彼はスペインの著名な神経解剖学者であり，1906年にはその業績が認められノーベル生理学・医学賞を受賞しています．カハールが初めて記述したとされる腸管の筋層に存在する特定の細胞群は，彼の名を冠して「カハールの介在細胞」と命名されました．これらの細胞の発見は，消化管の自発運動のメカニズムを解明するうえで，極めて重要な役割を果たしました（図5）．

⑤GIMTの病理組織像

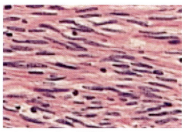
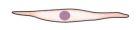

spindle cell の組織像　　　　　　　　spindle cell のシェーマ

図6　紡錘形細胞（spindle cell）．

　それでは，GIMTの病理組織像をみていきましょう．まず目につくのは，紡錘形細胞，すなわちspindle cellと呼ばれる細胞です．みるからに独特な形状をしています．この紡錘形細胞を1つひとつ拡大してみると，細長い形状の細胞がみてとれます（図6）．多くのGIMTは，主にこの紡錘形細胞から構成されます．

⑥紡錘とは？

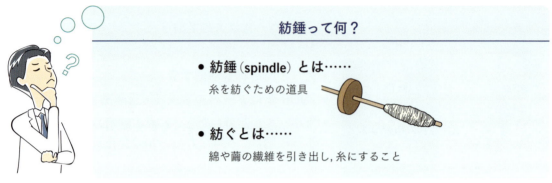

図7 紡錘（spindle）とは？

　医学の分野で頻繁に耳にする「紡錘」という用語について，その由来をご存じでしょうか？　紡錘（spindle）とは，元々は糸を紡ぐために使用される道具のことを指します．紡ぐという行為は，綿や繭の繊維を引き出して糸にすることを意味しています．図7のシェーマで，この「紡錘」の形状を示します．この古くから使われている道具の形状が，医学用語として使われる「紡錘形細胞」の名前の由来になっているのです．

⑦GIMTの病理診断

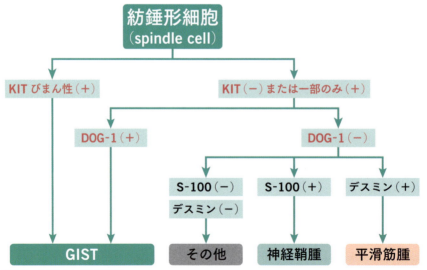

図8　GIMTの病理診断．
〔日本癌治療学会（編）．GIST診療ガイドライン2022年4月改訂 第4版．金原出版，2022のp13のアルゴリズム3を参考に作成〕

GIMT の病理診断には免疫組織化学染色が不可欠です．GIMT の診断ストラテジーを図 8 に示します[2]．KIT がびまん性に陽性である場合は GIST であると診断されます．KIT が陰性もしくは部分的に陽性の場合は，次に DOG-1 の免疫組織化学染色が行われます．DOG-1 が陽性であれば，やはり GIST と診断されます．もし DOG-1 が陰性で，デスミンが陽性の場合は，筋肉系に分化する平滑筋腫と診断されます．S-100 が陽性の場合，それは神経系に分化する神経鞘腫であるとされます．そして，S-100 とデスミンがともに陰性である場合は，他の疾患を考慮します．このように，GIMT の病理診断においては免疫組織化学染色が非常に重要な役割を果たしているのです．

GIMT の病理診断は免疫組織化学染色で行う

- KIT, DOG-1：GIST
- S-100：神経鞘腫
- デスミン：平滑筋腫

3 | GIST

　胃 GIMT のなかでも最も頻度が高い，消化管間質腫瘍（gastrointestinal stromal tumor；GIST）について詳しく説明していきます．

①GIST とは？

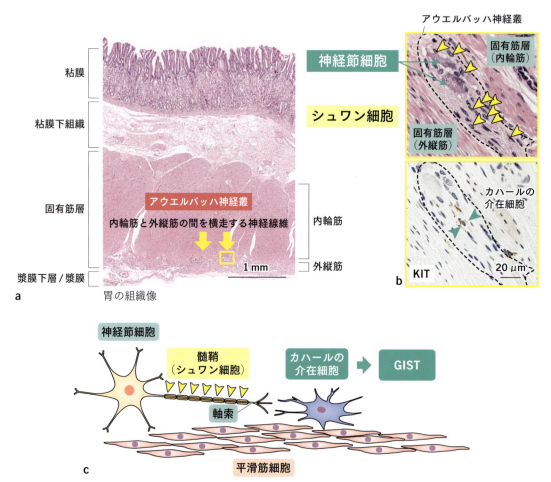

図1　カハールの介在細胞の組織像とシェーマ．

　先ほど触れた通り，GIST は，消化管の固有筋層に存在するアウエルバッハ神経叢のカハールの介在細胞から発生する腫瘍です．カハールの介在細胞が具体的にどこに存在するのかというと，それは内輪筋と外縦筋の間の領域になります（図1a）．この領域には，内輪筋と外縦筋の間を横走する神経線維が存在し，これがアウエルバッハ

神経叢を形成しています．図 1b はアウエルバッハ神経叢を拡大した組織像です．内輪筋，外縦筋の間にあるアウエルバッハ神経叢（図 1c）は神経節細胞，髄鞘（シュワン細胞），そしてカハールの介在細胞から構成されています．カハールの介在細胞は通常の HE 染色では識別が難しいですが，免疫組織化学染色法で KIT に陽性を示すことで確認できます．このように，GIST は固有筋層に存在するアウエルバッハ神経叢のカハールの介在細胞に由来することから，固有筋層由来の腫瘍となるのです．

GIST は固有筋層に存在するアウエルバッハ神経叢のカハールの介在細胞に由来

➡ GIST は固有筋層から発生

GIST のまとめ

- 固有筋層に存在するアウエルバッハ神経叢の
  カハールの介在細胞由来➡GIST は固有筋層から発生
- *c-kit* 遺伝子変異（75〜85%），*PDGFRA* 遺伝子変異（10%）が原因
- 頻度 1〜2人/10万人
- 本邦では胃原発が多い（50〜70%）
- 胃体中上部が好発部位
- 圧排増殖し，比較的緩徐に成長

図2　GIST のまとめ[2-6]．

GIST の原因は，*c-kit* 遺伝子変異または *PDGFRA* 遺伝子変異とされています（図2）[2-6]．この疾患は比較的珍しく，10万人に1〜2人の割合で発生します．特に本邦では，胃が原発部位として多く報告されています．好発部位は胃の体中上部です．GIST の特徴として，圧排性に増殖し，比較的ゆっくりと成長していきます．

②GIST の画像診断

GIST の画像所見

- **CT** では造影効果を示す充実性腫瘍
- **EUS** では固有筋層と連続する低エコー腫瘤で, 高エコー・無エコーの混在を伴う（不均一な内部エコー）
- 腫瘍の増大により出血・壊死・嚢胞変性➡不均一エコー像
- **2 cm** を超えると半数で頂部に潰瘍や陥凹
- まれに石灰化を伴う（**3.5%** 以下）

図 3 **GIST の画像所見**[7,8].

　GIST の画像診断について説明していきます（図 3）. CT では, GIST は基本的に充実性腫瘍として認められ, 明瞭な造影効果を示します. 一方, EUS では, この腫瘍は固有筋層と連続する低エコーの腫瘤として描出されますが, その内部には高エコーや無エコーの領域が混在し, 全体としては不均一な内部エコーの所見を呈します. この内部エコーの不均一性は, 腫瘍が増大するに伴って生じる出血, 壊死, 浮腫状変化, 嚢胞性変化によるものと考えられています. また, 腫瘍径が 2 cm を超えると, 半数程度の症例で頂部に潰瘍や陥凹を伴います. 石灰化を伴う例もまれにみられ, 3.5% 以下と報告されています[7,8].

③GIST の治療

GIST の治療

- 転移のない切除可能な限局性 **GIST**➡基本的に外科切除の適応
- リンパ節転移はまれ➡局所切除（リンパ節郭清なし）
- **2 cm** 未満の胃 **GIST**➡外科切除を行うことを弱く推奨する

　2 cm 未満の胃 GIST に対してその予後を解析した研究, 外科切除の有用性を研究した報告はない
　専門家のコンセンサスとして弱く推奨する

図 4 **GIST の治療**[2].

　GIST の治療について解説します（図 4）[2].
　まず, 転移のない, 切除可能な限局性 GIST についてですが, これらの症例は基本

的に外科手術による切除の適応です．GIST ではリンパ節転移がまれであるため，一般的には局所切除が推奨されており，リンパ節郭清は必要ありません．

次に，2 cm 未満の胃 GIST の扱いについての問題があります．現行のガイドラインでは，2 cm 未満の胃 GIST に対する外科手術は「弱く推奨」されています[2]．これは，2 cm 未満の胃 GIST の予後に関する研究結果や，手術の有用性に関する明確な報告が少ないためです．つまり，専門家の間では，このサイズの GIST に対する外科手術の必要性について確固たる合意がまだ形成されていないということです．

④症例提示（GIST）

それでは，実際の症例を提示していきます．

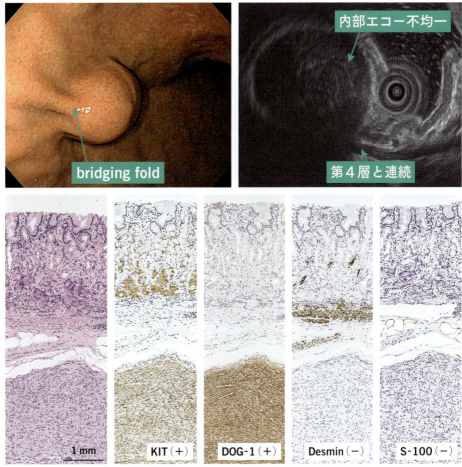

GIST（very low risk：Fletcher 分類），
18 mm, KIT（＋）, DOG-1（＋）, S-100（−）, Desmin（−）, Ki-67 index 2％
図5 ［症例1］GIST.

症例1（図5）では，通常内視鏡では bridging fold（架橋ひだ）を伴う SEL を認めます．第2章で説明したとおり，bridging fold を認めた場合，粘膜下層以深に存在する非

上皮性腫瘍を第一に考えます．EUSによる所見では，この病変は第4層，つまり固有筋層と連続していることがわかります．さらに，内部エコーは不均一であり，これは悪性の所見と判断されます．

病理所見では，表層は正常粘膜に覆われており，HE染色では紡錘形細胞は錯綜する配列を示しています．さらに，免疫組織化学染色ではKITとDOG-1が陽性を示しました．これに対して，筋組織のマーカーであるデスミンや，神経組織のマーカーであるS-100は陰性でした．これらの結果からGISTと診断されます．

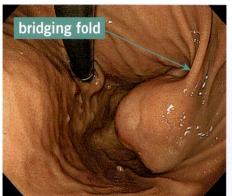
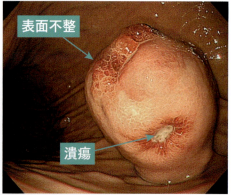
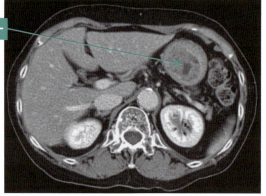

図6 ［症例2］GIST．

症例2（図6）では，通常の内視鏡検査で得られた所見が注目されます．この病変は，3 cm大のSELでbridging foldを伴っています．そして，病変の表面が不整で潰瘍を伴っており，これは通常内視鏡の典型的な悪性所見です．GISTは2 cmを超えると，潰瘍や陥凹を伴うことが多くなってきます．CT所見では，造影効果が不均一な充実性腫瘍であることが確認でき，不均一な造影効果はCTの悪性所見としてとらえられます．内視鏡検査とCTの両方の所見から，この病変がGISTである可能性が高いことが推測されます．

症例 3

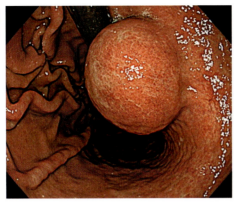
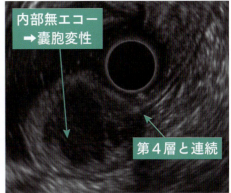

図7 ［症例3］GIST．

　症例3（図7）の通常の内視鏡検査では，胃の周囲粘膜と同様の外観をもつ，3cmの大きさのSELが観察されます．EUSを行うと，この病変が固有筋層（第4層）と連続していることがわかり，内部には大きな無エコー領域の存在を認めます．

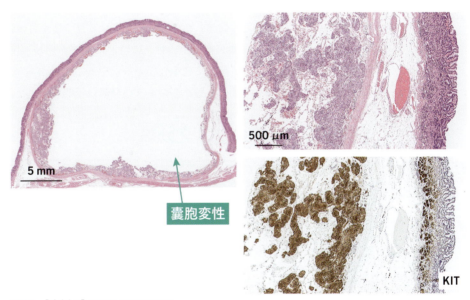

図8 ［症例3］GIST（病理組織像）．

　次に図8で示される病理組織像に注目しましょう．この病変の内部は液状変性を起こし，囊胞を形成しています．そして，この囊胞の辺縁には，KIT陽性の紡錘形細胞が観察され，これによりGISTと診断されました．GISTのなかにはこのような囊胞変性を示す病変も存在するのです．

　このような大きな囊胞性成分をもつGISTは，鉗子触診でcushion signが陽性になり，軟らかい腫瘍であると認識されます．一般的には「すべてのGISTは硬い」と考えられがちですが，この症例からわかるように「軟らかいGISTも存在する」こと

を覚えておきましょう．

症例 4

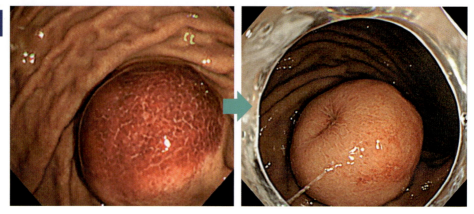

2 か月後

図 9 ［症例 4］GIST．

症例 4（図 9）をみてみましょう．この SEL は通常の内視鏡検査において，周囲の胃の粘膜と異なり，著しく発赤した色調を呈しています．2 か月後に LECS を行った際には，この発赤は完全に消失し，代わりに頂部に陥凹が出現していました．GIST の場合，このように表面が極端に発赤している例をみることがあります．ただし，興味深いことに，時間の経過とともにこのような発赤は消失することがあります．

⑤胃 GIST 術後のリスク分類

表 1　胃 GIST 術後のリスク分類[2, 9, 10, 11]．

リスク	大きさ	核分裂像数	再発リスク
超低	≦2 cm	≦5	<1〜3%
低	2.1〜5 cm	≦5	<5%
中	≦5 cm	6〜10	〜10%
	5.1〜10 cm	≦5	
高	>5 cm	>5	40〜50%
	>10 cm	any	
	any	>10	

術後補助化学療法 イマチニブ 3 年

※腫瘍破裂を認めた場合は，90% 以上の確率で再発

胃 GIST の術後リスク分類についてみていきましょう．今回は，Modified Fletcher 分類に基づいて説明します（表 1）[2, 9, 10, 11]．この分類では，腫瘍の大きさと核分裂像数によって再発リスクを評価します．

まず，2 cm 以下で核分裂像数が 5 個以下の場合は，再発率は非常に低いとされています．続いて，2.1〜5 cm で核分裂像数が 5 個以下であれば，再発率は 5％未満です．さらに，5 cm 以下で核分裂像数が 6〜10 個または 5.1〜10 cm で核分裂像数が 5 個以下の場合は，中等度のリスクとされ，再発率は 10％以下です．

　一方，5 cm より大きく核分裂像数が 5 個より多いまたは大きさが 10 cm より大きく核分裂像数が任意の場合，もしくは大きさにかかわらず核分裂像数が 10 個より多い場合は，再発リスクが高く再発率は 40〜50％とされています．最後に，腫瘍の破裂が認められた場合は，90％以上の高い確率で再発するとされています．

　術後のリスク分類で高リスクと判断された症例については，術後に補助化学療法としてイマチニブを 3 年間投与することが推奨され，これにより再発のリスクを低減させることが期待されます．

📝 Note
顕微鏡的 GIST

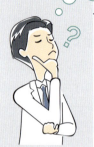
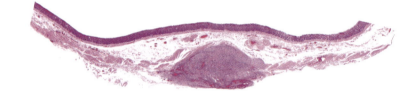

図10 顕微鏡的 GIST[12].

　3人に1人は顕微鏡レベルの胃 GIST をもっているという驚きの報告があります．Kawanowa らの研究によると，胃癌に対して胃全摘を受けた100人の患者さんの胃を5mm間隔で全割し，HE 染色と免疫組織化学染色（KIT，CD34，デスミン）を行った結果，なんと35人の患者さんから合計50個の顕微鏡的 GIST が発見されました（図10）[12]．さらに，28人の患者さんからは平滑筋腫が検出されました．この研究は，通常の内視鏡検査では診断が困難な微小な GIST や平滑筋腫が意外と多く存在することを示しています．これは，GIST の診断と治療において重要な示唆を与えています．

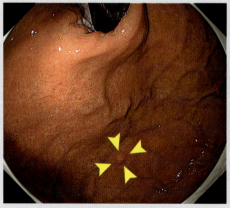

図11　GIST？　平滑筋腫？

図11に示されているような，胃の穹窿部などにみられる小さなSELは，日常の内視鏡検査で頻繁に目にします．これらの小さなSELは，通常，組織診断が困難であり，そのため多くの場合は経過観察されています．そしてそのほとんどが増大傾向を示しません．文献12）から，これらの病変の大部分は，実際にはGISTや平滑筋腫である可能性が高いと考えられます．

　Kawanowaらの報告によれば，実際には多数の顕微鏡的GISTが存在することが示されています[12]．しかし，臨床的に問題となるほどに増大するGISTは，これらのなかのごく一部に限られています．これは，顕微鏡的GISTが必ずしも時間の経過とともに大きくなるとは限らないことを示唆しています．

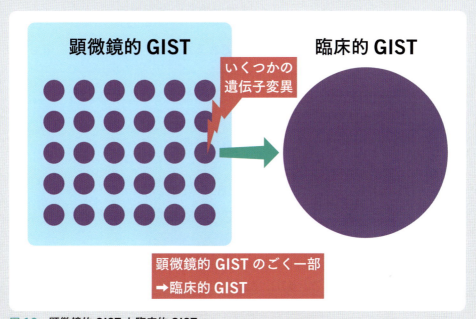

図12　顕微鏡的GISTと臨床的GIST．

　実際，ほとんどの顕微鏡的GISTは一生何の問題も引き起こさず，ごく一部のものだけが，複数の遺伝子変異によって臨床的GISTに進行すると考えられます（図12）．つまり，顕微鏡的GISTが臨床的に意義のある大きさに成長するには，複数の遺伝子変異が関与している可能性があるということです[13]．

4 | 平滑筋腫

次に，胃 GIMT のなかで 2 番目に多い病変である平滑筋腫について説明していきます．

①平滑筋腫とは？

平滑筋腫の臨床像と画像所見

- 固有筋層由来がほとんどであるが，まれに粘膜筋板由来も認める
- 体上部（特に噴門部近傍）に好発
- 噴門を取り囲むような楕円形を呈することもある
- 辺縁平滑
- 類円形または隔壁構造をもつ分葉状
- 均一な低エコー
- 石灰化を伴うことがある（6.5〜18％）
- 通過障害，出血などの症状がある場合は局所切除を検討

図1 平滑筋腫の臨床像と画像所見[14, 15].

平滑筋腫はその名の通り，平滑筋細胞が腫瘍化した良性の腫瘍です．この病変は，主に固有筋層から発生しますが，まれに粘膜筋板由来のものもあります[14]．一方で，GIST や神経鞘腫は粘膜筋板から発生することは非常にまれです．ですので，粘膜筋板由来の SEL をみた場合，平滑筋腫を疑う必要があります（図1）．

平滑筋腫の好発部位は，胃の体上部，特に噴門部近傍です．噴門を取り囲むような楕円形の形態を呈することもよく経験します．通常内視鏡では類円形または分葉状の SEL の形態を示します．縦走した分葉状の病変は"イモムシ様"，"フタコブラクダ様"と表現されることがあります．表面は平滑であり，びらんや潰瘍を伴うことは少ないです．EUS では均一な低エコーを示し，隔壁構造がみられることがあります．病変の 6.5〜18％で石灰化が認められることも特筆すべきポイントです[15]．

治療方針としては，基本的には経過観察が推奨されますが，症状を伴う場合には局所切除も考慮されます．

②症例提示(平滑筋腫)

症例 1

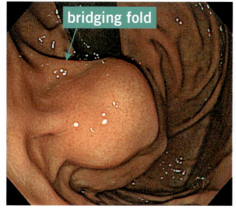
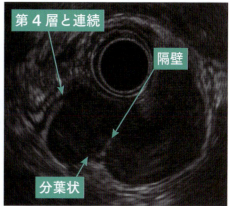

図2 [症例1]平滑筋腫.

　症例をみていきます．症例1(図2)では，通常の内視鏡検査で噴門近傍に位置する3cmの大きさのSELが確認されました．噴門近傍は平滑筋腫の好発部位です．この病変は複数のbridging foldを伴っており，何度も言いますが，これは非上皮性の腫瘍を示唆する所見です．

　続いて，EUSによる観察では，この病変が胃の固有筋層(第4層)と連続していることが明らかになりました．内部エコーの様子は比較的均一で，内部に隔壁が観察されます．これは平滑筋腫の典型的な特徴であり，分葉状の形態を示すことが多いのです．

症例 2

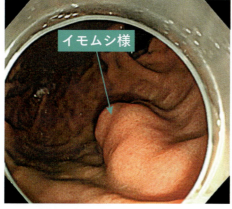
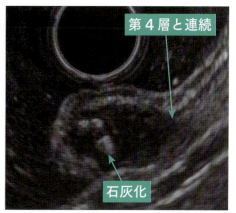

図3 [症例2]平滑筋腫.

　症例2(図3)は2.5cmのSELで，縦走する分葉状の形態を示し"イモムシ様"とも表現できます．これは平滑筋腫の形態の1つです．EUSによる観察では，胃の固有筋層(第4層)と連続していることが確認できます．基本的に均一な低エコー腫瘤ですが，内部に高エコーの領域が存在しています．これは石灰化を示唆しており，平滑筋腫の特徴的な所見の1つです．

5 神経鞘腫（schwannoma）

次に，GIMTのなかで比較的珍しいタイプの神経鞘腫（schwannoma）について解説しましょう．

①神経鞘腫（schwannoma）とは？

神経鞘腫とは，固有筋層に存在するアウエルバッハ神経叢のシュワン細胞から発生する腫瘍です．つまり，EUSでは，第4層（固有筋層）と連続していることが確認できます．

シュワン細胞の組織像

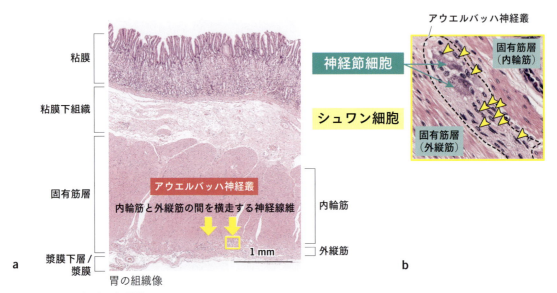

図1 シュワン細胞の組織像．

シュワン細胞について詳しく解説します．GISTのところで説明しました通り，固有筋層の内輪筋と外縦筋の間にアウエルバッハ神経叢が存在します（図1a）．ここを拡大すると神経節細胞と黄矢頭で示されるシュワン細胞が確認できます（図1b）．

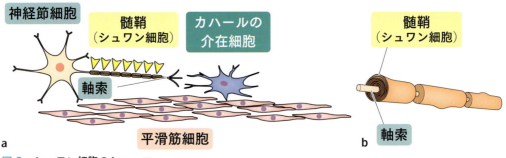

図2 シュワン細胞のシェーマ．

図 2a は，シュワン細胞の構造をシェーマで示しています．神経節細胞の軸索は，髄鞘（ミエリン）に包まれており，これが電気信号の速度を高める絶縁体としての役割を果たしています．この髄鞘を形成するのが，まさにシュワン細胞なのです．

図 2b は，シュワン細胞を拡大して示したシェーマです．シュワン細胞は，まるでバウムクーヘンのように神経の軸索を層状に包み込んでいます．この多層構造により，電気抵抗が高まり，絶縁体として機能し，神経の電気信号の伝達速度を速めています．私たちの身体の構造は非常に精巧にできており，その素晴らしさにはいつも驚かされますね．シュワン細胞のような細胞1つをとっても，身体の機能を支える重要な役割を担っているのです．

神経鞘腫のまとめ

- 固有筋層のアウエルバッハ神経叢の神経鞘をつくるシュワン細胞に由来する➡EUS で第4層と連続
- 噴門，胃体部が好発部位
- 潰瘍形成：約 50%, 石灰化：3.7%
- EUS 内部エコー不均一：約 40%
- PET で集積
- CT で周囲リンパ節腫大（反応性）
- 悪性約 10%，出血のリスクがあり手術適応

図 3 　神経鞘腫（schwannoma）のまとめ[16-19].

神経鞘腫について，その特徴と臨床的なポイントに焦点を当てて説明します（図3）．神経鞘腫は，特に噴門部や胃体部に好発する傾向があります．そして驚くべきことに，約半数の症例で潰瘍形成がみられるのです．また，EUS では，約 40% の症例で内部エコーの不均一性が認められます．さらに，PET 検査では集積が観察されることがあり，神経鞘腫は悪性腫瘍と同様にブドウ糖を過剰に消費する性質があることを示しています．CT では周囲リンパ節の反応性腫大がみられることもあり[16]，石灰化を伴う症例は 3.7% と比較的まれとされています[17]．

興味深いことに，神経鞘腫は GIST と画像診断上の特徴が似ており，両者の鑑別は困難なことが多いのです．このため，最終的な診断は病理組織学的な検査に依存します．

神経鞘腫は，約 10% の症例で悪性化するリスクがあり，出血の危険性も考慮に入れなければなりません[18,19]．そのため，神経鞘腫が見つかった場合，多くの症例で手術が適応とされています．

5 ｜ 神経鞘腫（schwannoma）

②症例提示（神経鞘腫）

症例 1

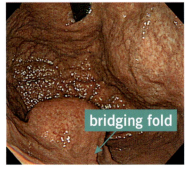
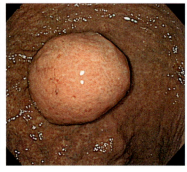
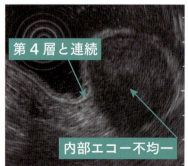

図4 ［症例1］神経鞘腫．

さて，具体的な症例を通じて，神経鞘腫の特徴について理解を深めていきましょう．まず，症例1（図4）は，胃の体上部大彎に位置するbridging foldを伴う3 cm大のSELです．EUSを実施した結果，固有筋層（第4層）と連続しており，内部エコーに不均一性がみられ，これは悪性所見としてとらえられます．しかし，この所見だけでは神経鞘腫とGISTの鑑別は非常に困難です．

神経鞘腫とGISTの鑑別は難しい

症例 2

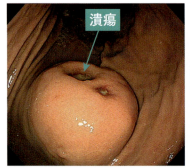
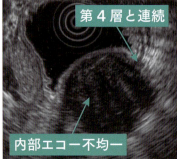
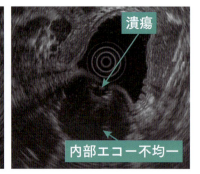

図5 ［症例2］神経鞘腫．

次に，症例2（図5）では，通常内視鏡で体中部大彎に3.5 cm大の潰瘍を伴っているSELが観察されます．神経鞘腫は，約半数の症例で潰瘍がみられます．EUSによる評価では，固有筋層（第4層）と連続しており，内部エコーは不均一であり，潰瘍も

描出されました．潰瘍形成とEUSの内部エコー不均一は悪性所見であり，GISTとの鑑別が困難です．

症例3

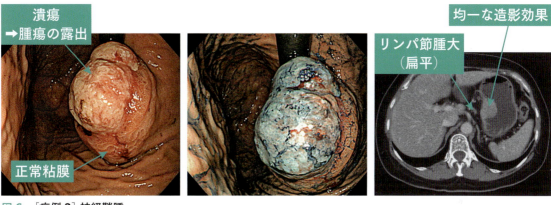

図6 ［症例3］神経鞘腫．

症例3（図6）では，体上部前壁に4cm大のSELを認め，頂部は上皮が脱落し，腫瘍が露出している状態が確認できます．CTでは，周囲のリンパ節が反応性に腫大していることがわかります．神経鞘腫は反応性リンパ節腫大を認めることがあることを覚えておきましょう．

神経鞘腫は潰瘍や反応性リンパ節腫大を伴うことがある

6 | SEL の形態を示す胃癌

①SEL の形態を示す胃癌とは？

次に，SEL の形態を示す胃癌について詳しくみていきましょう．

SEL の形態を示す胃癌の臨床像

- 全胃癌の 0.1〜1.3％，術前正診率 55〜60％
- 腫瘍は粘膜内での広がりは少なく，早期に粘膜下層に浸潤して，粘膜下層以深で広がる
- 一般型：充実型低分化腺癌（por1），粘液癌（muc）が多い
- 特殊型：胃底腺型腺癌，リンパ球浸潤癌

図 1　SEL の形態を示す胃癌の臨床像[20-24]．

このタイプの胃癌は，全胃癌のわずか 1％程度と非常に珍しい病型です[20-23]．表層の大部分が非癌上皮で覆われているため，術前の正確な診断率は 55〜60％とそれほど高くはありません（図 1）[20-24]．

胃癌はもちろん粘膜内で発生します．そして一般的には，粘膜内で広がった後に粘膜下層へ浸潤します．しかし，SEL の形態を示す胃癌は，粘膜内での広がりが限定的で，早い段階で粘膜下層へと浸潤し，さらに粘膜下層以深で広がっていきます．その結果，表層の大部分が非癌上皮に覆われた独特の内視鏡所見を呈するのです．

組織型は一般型の胃癌では，充実型低分化腺癌（por1）や粘液癌（muc）がこのタイプに多くみられます．特殊型の胃癌では，胃底腺型腺癌やリンパ球浸潤癌が主要なものとして知られています．

📝 Note
一般型胃癌と特殊型胃癌

悪性上皮性腫瘍

1）一般型 Common Type
(1) 乳頭腺癌 Papillary adenocarcinoma（pap）
(2) 管状腺癌 Tubular adenocarcinoma（tub）
　　a. 高分化 well differentiated（tub1）
　　b. 中分化 moderately differentiated（tub2）
(3) 低分化腺癌 Poorly differentiated adenocarcinoma（por）
　　a. 充実型 solid type（por1）
　　b. 非充実型 non-solid type（por2）
(4) 印環細胞癌 Signet-ring cell carcinoma（sig）
(5) 粘液癌 Mucinous adenocarcinoma（muc）

2）特殊型 Special Type
(1) カルチノイド腫瘍 Carcinoid tumor/Neuroendocrine tumor
(2) 内分泌細胞癌 Endocrine cell carcinoma/Neuroendocrine carcinoma
(3) リンパ球浸潤癌 Carcinoma with lymphoid stroma
(4) 胎児消化管類似癌 Adenocarcinoma with enteroblastic differentiation
(5) 肝様腺癌 Hepatoid adenocarcinoma
(6) 胃底腺型腺癌 Adenocarcinoma of fundic gland type
(7) 腺扁平上皮癌 Adenosquamous carcinoma
(8) 扁平上皮癌 Squamous cell carcinoma
(9) 未分化癌 Undifferentiated carcinoma
(10) その他の癌 Miscellaneous carcinomas

図2　胃癌の組織型分類.
〔日本胃癌学会（編）．胃癌取扱い規約（第15版）．pp29-30，金原出版，2017より作成〕

　胃癌に関して，その組織型分類は非常に重要です．『胃癌取扱い規約』では，胃癌は一般型と特殊型に分けられます（図2）[25]．一般型とは，高頻度にみられる腺癌を指し，特殊型にはその他の多様な組織型が含まれます．これらの組織型ごとに，それぞれ独特の臨床的特徴が存在します．他の消化管癌と比較しても，胃癌の組織型は格段に多岐にわたるのが特徴です．胃癌の診断や治療戦略を立てるためには，この分類に関する知識が必要不可欠です．この組織型分類はぜひ覚えておきましょう．

②SELの形態を示す胃癌の内視鏡像

SELの形態を示す胃癌の内視鏡像

- 表面に陥凹，びらん，潰瘍（上皮性変化）を伴っていることが多い
- 隆起の高さが低い
- 立ち上がりが急峻で比較的明瞭
- 多結節状の隆起
- 基部が不整形である
- 陥凹が不整形である

図3　SELの形態を示す胃癌の内視鏡像[26]．

では，内視鏡で観察されるSELの形態を示す胃癌の内視鏡像について詳しくみていきましょう（図3）．注目すべきポイントは，**病変の表面にしばしば陥凹，びらん，潰瘍を伴うことです**[26]．

これらの特徴は**上皮性変化**と呼ばれ，特に2cm以下の小さな病変でこれらの変化を伴う場合，上皮性腫瘍である胃癌やNETなどを考慮する必要があります．SELタイプの胃癌におけるびらんや潰瘍は，GISTなどにみられる潰瘍と比較して，一般的に浅い傾向があります．

また，これらのびらんや潰瘍は，頂部の中心部から外れることが多く，また複数発生することもよくみられます．そして，病変の隆起の丈がそれほど高くない特徴があります．他にも，隆起の立ち上がりが急峻かつ明瞭であること，多結節状の隆起の存在，基部や陥凹の不整形さはSELタイプの胃癌を疑う所見です．

小さな病変（2cm以下）で上皮性変化
➡ 上皮性腫瘍（癌，NET）を考える

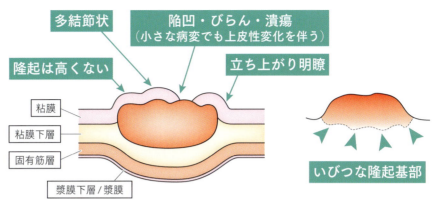

図4 SELの形態を示す胃癌の内視鏡像のシェーマ.

これらの所見を図4のシェーマで示します．このように，内視鏡像の細かな所見を分析することが，SELタイプの胃癌の診断において重要となります．

③症例提示（SELの形態を示す胃癌：一般型胃癌）

では，SELタイプの胃癌（一般型胃癌）の症例について，具体的にみていきましょう．

症例1

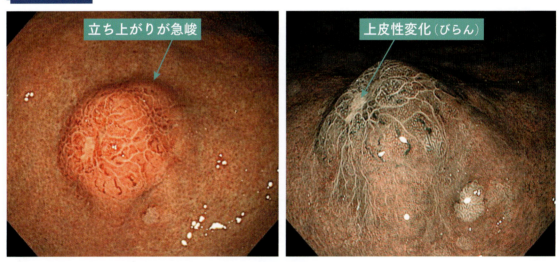

図5 ［症例1］SELの形態を示す胃癌（一般型胃癌）内視鏡像.

症例1（図5）の内視鏡所見で注目すべきは，隆起の立ち上がりが急峻であり，上皮性変化（びらん）を伴っている点です．特に興味深いのは，このびらんが頂部の中心部から外れた位置にみられることです．これらの所見は，病変の主座が粘膜下層に存在する胃癌でよく認められます．

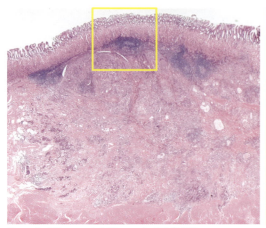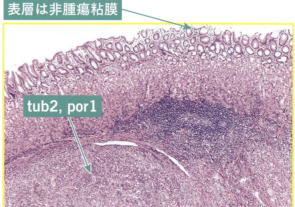

Type 1, 25 mm, tub2＞por1, T2（MP）

図6　［症例1］SEL の形態を示す胃癌（一般型胃癌）病理組織像．

　症例1（図6）の病理組織像をみてみましょう．ここでは，表層は正常な非腫瘍粘膜に覆われており，粘膜下層に癌細胞（tub2, por1）が存在することが確認できます．また，腫瘍は固有筋層まで浸潤しています．この病理組織像より癌細胞が粘膜下層主体に増殖していることが理解できると思います．

症例2

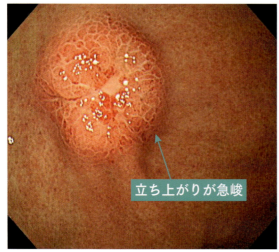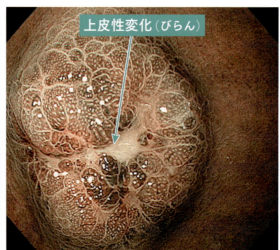

Type 1, 25 mm, por1＞sig, T2（MP）

図7　［症例2］SEL の形態を示す胃癌（一般型胃癌）．

　症例2（図7）では，同様に内視鏡像で隆起の立ち上がりが急峻であることに注目します．また，表面には上皮性変化（びらん）がみられます．これらの特徴は，SEL が上皮性腫瘍である可能性を示しています．

症例3

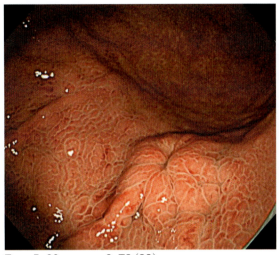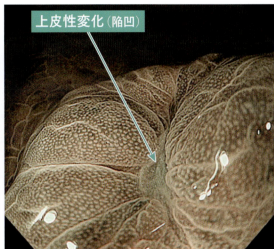

Type 5, 20 mm, por2, T3（SS）
図8 ［症例3］SELの形態を示す胃癌（一般型胃癌）．

　　症例3（図8）をみてみましょう．こちらは少し平べったい形態で，隆起の丈がそれほど高くありません．注目すべきは，中央部にみられる上皮性変化，すなわち陥凹です．このような特徴は，粘膜下に上皮性腫瘍が存在する可能性を示唆しています．

症例4

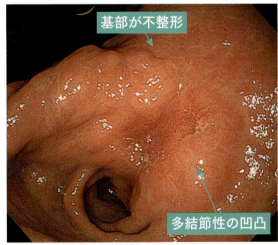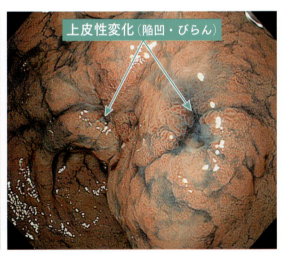

Type 5, 75 mm, muc＞por＞sig, T2（MP）
図9 ［症例4］SELの形態を示す胃癌（一般型胃癌）．

　　最後に，症例4（図9）についてみていきましょう．この症例の内視鏡像では，多結節状の凹凸が特徴的で，基部が不整形となっています．75 mmと大きな病変ですが，

病変の丈はさほど高くありません．さらに，この症例では上皮性変化として陥凹とびらんを伴っており，注目すべきは，これらのびらんが病変の頂部中心部から外れた複数の位置に存在することです．このような特徴は，SEL が上皮性腫瘍である可能性を示唆しています．

　SEL の形態をとる上皮性腫瘍の診断において，このような内視鏡的特徴を見逃さないことが重要です．

④特殊型胃癌（リンパ球浸潤癌）

リンパ球浸潤癌のまとめ

- 著明なリンパ球浸潤，リンパ濾胞の増生を伴う低分化腺癌
- 『胃癌取扱い規約（第 13 版）』では por 1 に分類
  ➡第 14 版で特殊型に独立
- 胃癌全体の 1〜4％
- 80〜90％に EB ウイルスが陽性〔*in situ* hybridization 法（EBV-encoded mRNA *in situ* hybridization；EBER-ISH）で EB ウイルスの感染を証明〕
- 一般型の胃癌と比較して，男性に多く，年齢も比較的若い
- 胃の上部（U，M 領域）に多い
- 背景粘膜は，腸上皮化生が少なく，萎縮が軽度のことが多い
- 脈管侵襲が少ない
- 予後が比較的良好

図 10　リンパ球浸潤癌のまとめ[25, 27, 28]．

　では，次に特殊型胃癌であるリンパ球浸潤癌（carcinoma with lymphoid stroma）についてお話ししましょう．

　まず，リンパ球浸潤癌とは何かについて説明します（図 10）．この癌は，リンパ球の著明な浸潤とリンパ濾胞の増生を伴う低分化腺癌です．『胃癌取扱い規約（第 13 版）』では por 1 に分類されていましたが，第 14 版以降は特殊型に分類されるようになりました[25]．

　胃癌全体のなかでリンパ球浸潤癌が占める割合は 1〜4％程度であり，比較的珍しい癌といえます[27]．リンパ球浸潤癌の特徴的な点の 1 つとして，80〜90％の病変で Epstein-Barr ウイルス（EB ウイルス）に感染していることが挙げられます[28]．このウイルス感染の証明には，EBV-encoded mRNA の *in situ* hybridization，通称 EBER-ISH 法が用いられます．ただし，一般型の胃癌でも EB ウイルスの感染が証明されることがあります．臨床像としては，リンパ球浸潤癌は一般型の胃癌と比較して男性に多く，年齢も比較的若い傾向にあります．発生部位は主に胃の上部（U，M

領域）に多く，背景粘膜には腸上皮化生や萎縮が目立たないことが特徴です．また，脈管侵襲が少なく，予後が比較的良好であることが報告されています．治療方針は一般型の胃癌と同様です．

⑤リンパ球浸潤癌の内視鏡像

リンパ球浸潤癌の内視鏡像
・SELの形態が典型例であり，上皮性変化（陥凹，びらん，潰瘍）を伴うことが多い ・0-Ⅱa＋Ⅱc型，0-Ⅱc型の形態をとるものも多い ・進行癌ではType 3をとることが多い

図11　リンパ球浸潤癌の内視鏡像[29]．

　内視鏡像では，リンパ球浸潤癌は通常，SELの形態を示し，上皮性変化である陥凹，びらん，潰瘍を伴うことが多いです（図11）．また，0-Ⅱa＋Ⅱc型や0-Ⅱc型の形態をとることもあります．進行癌ではType 3の形態が多いです[29]．

⑥症例提示（特殊型胃癌：リンパ球浸潤癌）

リンパ球浸潤癌の実際の症例をみていきましょう．

症例 1

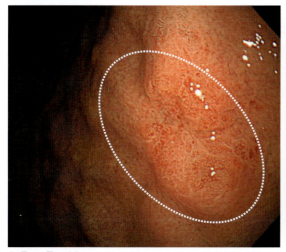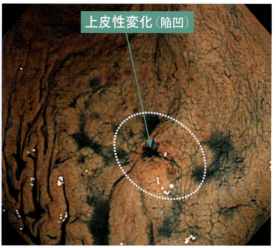

0-Ⅱa＋Ⅱc, 10 mm, carcinoma with lymphoid stroma, T1b（SM2）

図12　［症例1］リンパ球浸潤癌の内視鏡像．
［平澤俊明，藤崎順子，河内洋．SMT様の病変．臨消内科 33：119-123, 2017のp119の内視鏡像2点を一部改変して転載］

まず，症例1（図12）[30]における観察点についてお話しします．この症例では，背景はピロリ菌現感染によるびまん性発赤を認めますが，萎縮は目立ちません．体上部後壁に10 mm程度の丈の低いSELを認め，頂部には陥凹を伴っています．2 cm以下のSELに陥凹を認める場合は，上皮性腫瘍（胃癌，NET）と悪性リンパ腫を鑑別に入れる必要があります．

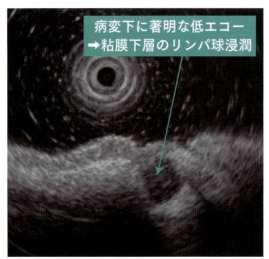

図13 ［症例1］リンパ球浸潤癌のEUS像．
［平澤俊明，藤崎順子，河内洋．SMT様の病変．臨消内科 33：119-123, 2017のp119のEUS像を一部改変して転載］

さて，図13[30]のEUS画像に注目しましょう．ここでは，粘膜下層（第3層）に明瞭な境界をもつ低エコー領域が確認できます．これはリンパ球浸潤癌の典型的な所見です．リンパ球が粘膜下層に明確な境界をもって密集すると，このような低エコー領域が現れます．リンパ球が密集することで，その領域は均質な組織構造を呈します．このような状態では，超音波の反射波はほとんど生じず，結果として明瞭で均一な低エコー像が形成されるのです．悪性リンパ腫やNETも，同様のメカニズムにより，均一かつ明瞭な低エコー像を示す傾向があります．このように，病理組織学的な知識をもつことは，EUSの画像診断において非常に重要な要素となります．

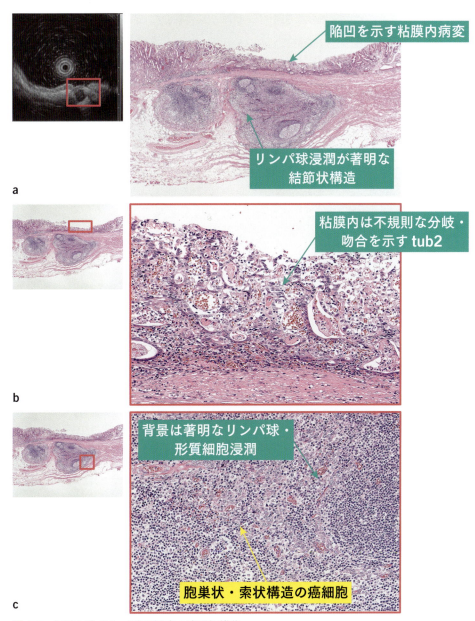

図14 ［症例1］リンパ球浸潤癌の病理組織像.
［平澤俊明，藤崎順子，河内洋．SMT様の病変．臨消内科 33：119-123，2017のp122の病理組織像3点と小画像3点を一部改変して転載］

　図14に症例1の病理組織像を示します[30]．図14aのHE染色の弱拡大では，陥凹を示す粘膜内病変とリンパ球浸潤が著明な結節状構造を示す粘膜下層成分を認め，この粘膜下層成分がEUSにおける粘膜下層の低エコーの領域に一致します（EUS赤枠）．図14bのHE染色の中拡大像では，粘膜内に不規則な分岐・吻合を示すtub2の所見を認めます．図14cは粘膜下層のHE染色の中拡大像です．粘膜下層浸潤部

では，背景は著明なリンパ球と形質細胞の浸潤を認め，その中に胞巣状・索状構造の癌細胞を認めます．このように，リンパ球浸潤癌では癌細胞よりもリンパ球のほうが多い部位を認めることがあります．

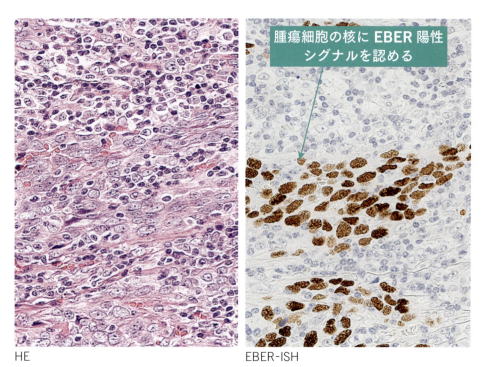

図15 ［症例1］リンパ球浸潤癌の病理組織像．
［平澤俊明，藤崎順子，河内洋．SMT 様の病変．臨消内科 33：119-123，2017 の p123 の病理組織像2点を一部改変して転載］

図15は，粘膜下層浸潤癌成分の強拡大像です[30]．EBER-ISH では，腫瘍細胞の核に陽性シグナルを認めます．つまり，EB ウイルスに感染している癌であることが証明されます．これらの組織像は，リンパ球浸潤癌の特徴的な所見です．

なお，EB ウイルス関連胃癌[*1]の症例のほとんどが，ピロリ菌の感染（現感染または既感染）を伴っています．そのため，EB ウイルス単独で胃癌が発生する可能性は極めて低いと考えられています[31]．

---

*1　すべての胃癌細胞に EB ウイルスが感染している胃癌を EB ウイルス関連胃癌と呼び，全胃癌の約10%を占めている．そして，EB ウイルス関連胃癌のうち約30%がリンパ球浸潤癌の組織像を示す[31]．

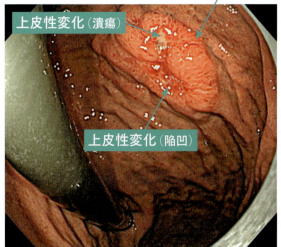
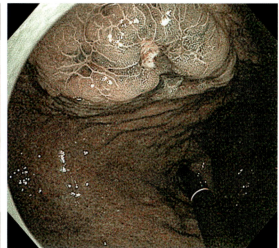

0-IIa+IIc, 35 mm, carcinoma with lymphoid stroma, T2（MP）
図 16　［症例 2］リンパ球浸潤癌の内視鏡像.

　　症例 2（図 16）はピロリ菌現感染の症例です．背景粘膜はびまん性発赤を認めますが，萎縮は目立ちません．体上部前壁に 35 mm 大の立ち上がりが急峻で，丈が低い SEL を認めます．隆起の中に上皮性変化である潰瘍と陥凹がみられます．

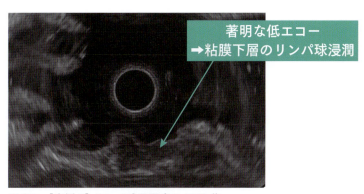

図 17　［症例 2］リンパ球浸潤癌の EUS 像.

　　図 17 の EUS 像では，粘膜下層（第 3 層）に明瞭な低エコー領域がみられます．この低エコー領域は，粘膜下層のリンパ球浸潤を示している可能性が高いです．後述する悪性リンパ腫も類似の内視鏡像と EUS 所見をとることがあり，鑑別する必要があります．

症例 3

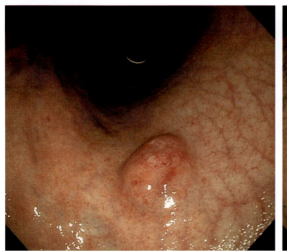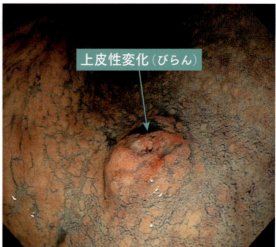

0-Ⅱa＋Ⅱc, 15 mm, carcinoma with lymphoid stroma, T1b2（SM2）
図 18 ［症例 3］リンパ球浸潤癌の内視鏡像.

　　　　症例 3（図 18）もピロリ菌現感染の症例です．萎縮境界に 15 mm 大の立ち上がりがやや急峻な SEL を認め，上皮性変化であるびらんを伴っています．リンパ球浸潤癌が鑑別に挙がる所見です．

症例 4

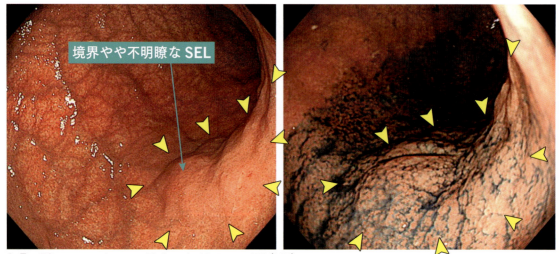

0-Ⅱa, 50 mm, carcinoma with lymphoid stroma, T2（MP）
図 19 ［症例 4］リンパ球浸潤癌の内視鏡像.

　　　　症例 4（図 19）は，体下部後壁になだらかで丈の低い SEL を認め，境界がやや不明瞭です．除菌後の症例であり，背景粘膜には軽度の萎縮を認めます．

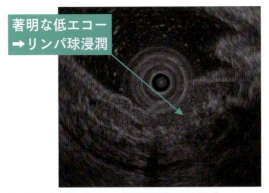

図20 ［症例4］リンパ球浸潤癌のEUS像.

図20のEUS像では，粘膜深層から粘膜下層（第2～3層）に均一な低エコーの領域が確認できます．この所見はリンパ球浸潤を反映すると考えられます．

症例5

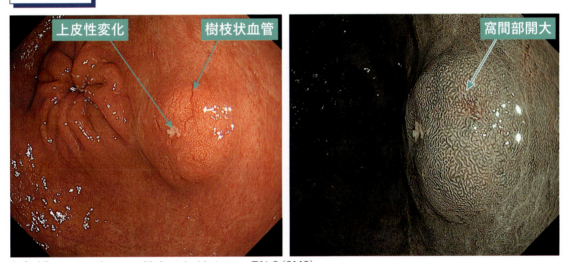

0-Ⅰ, 15 mm, carcinoma with lymphoid stroma, T1b2（SM2）

図21 ［症例5］リンパ球浸潤癌の内視鏡像．（画像提供：大野和也先生，武田昌大先生）

　症例5（図21）は，ピロリ菌現感染の症例です．前庭部後壁に急峻な立ち上がりをもつSELがみられ，上皮性変化としてびらんが存在しています．また，辺縁から頂部に向かう拡張した樹枝状の血管が観察されます．このような樹枝状血管は，粘膜深層から粘膜下層に病変が存在する胃底腺型腺癌，MALTリンパ腫，NETでよくみられますが，まれにリンパ球浸潤癌でも確認されることがあります．

　NBIでは，周囲の粘膜に比べて窩間部の開大が確認され，これは上皮直下に病変が存在する場合にみられる所見です．

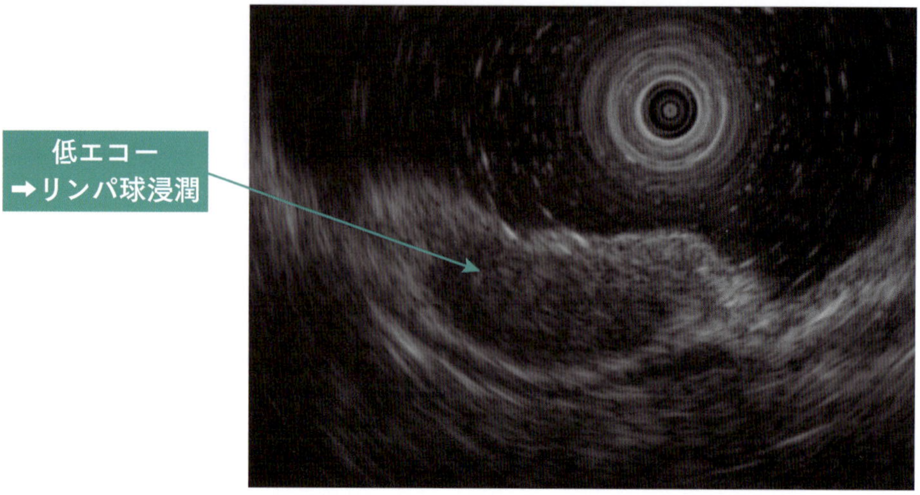

低エコー
➡リンパ球浸潤

図22 ［症例5］リンパ球浸潤癌の **EUS** 像．（画像提供：大野和也先生，武田昌大先生）

　EUS像（図22）では，粘膜深層から粘膜下層（第2〜3層）にかけて均一な低エコーの腫瘤が観察され，これはリンパ球浸潤を示していると考えられます．

　以上のように，リンパ球浸潤癌の内視鏡像やEUSの特徴を把握することで，画像診断の段階でリンパ球浸潤癌の可能性を考慮に入れることができます．ただし，悪性リンパ腫も似たような所見を示すことがあり，これら2つの疾患を画像診断だけで区別するのは難しい場合があります．

⑦特殊型胃癌（胃底腺型腺癌）

次に，特殊型胃癌の一種である胃底腺型腺癌について説明しましょう．一般的には「胃底腺型**胃癌**」と呼ばれることが多いですが，『胃癌取扱い規約』[25]に記載されている正確な名称は「胃底腺型**腺癌**」ですので，ここでは「胃底腺型**腺癌**」として話を進めていきます．

臨床的
- 部位：U, M 領域
- 腫瘍径は小さいが，早期に SM に浸潤
- 低悪性度で，進行は緩徐
- ピロリ菌感染とは無関係

組織学的
- 胃底腺細胞（主細胞，壁細胞）に類似した分化型腺癌
- 粘膜深層から発生
- 核異型は弱く，構造異型も軽度

図 23　胃底腺型腺癌.

臨床的には，この癌は胃の上部（U, M 領域）に多く，腫瘍径は小さいながらも早い段階で粘膜下層へ浸潤します（図 23）．悪性度は比較的低いとされ，脈管侵襲やリンパ節転移はまれで，進行は緩徐です．また，ピロリ菌感染とは無関係です．

病理組織学的には，胃底腺（壁細胞と主細胞）と頸部粘液細胞に類似した分化型腺癌であり，粘膜の深層から発生します．核異型は弱く，構造異型も軽度です．免疫染色では主細胞のマーカーの pepsinogen-I と壁細胞のマーカーの H+/K+-ATPase が陽性となります．また，頸部粘液腺細胞と主細胞に発現する MUC6 もほとんどの症例で陽性となります[32]．

現時点では，治療方針は一般型の胃癌と同様ですが，今後の症例の蓄積により，内視鏡治療の適応および治癒判定が拡大される可能性があります．

📝 Note

胃底腺と胃底腺型腺癌の関係

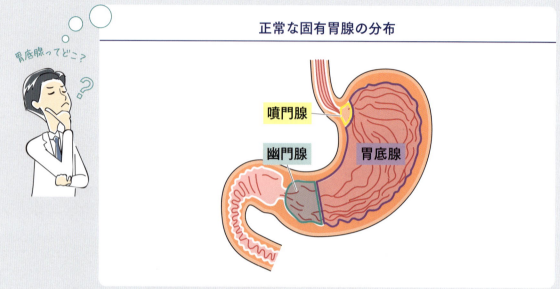

図24 固有胃腺の分布．

　胃底腺とは具体的にどの部位に存在しているのでしょうか？
　正常な固有胃腺の分布をみると，前庭部に幽門腺が存在し，胃体部および穹窿部に胃底腺が存在します（図24）．ただし，ピロリ菌感染による炎症が生じると胃底腺が徐々に破壊されていき，粘膜が菲薄化する萎縮が生じます．この萎縮は前庭部から口側に小彎に沿って進行し，やがて前後壁にも広がっていきます．その結果，胃底腺の存在する領域が徐々に縮小していくことになります．

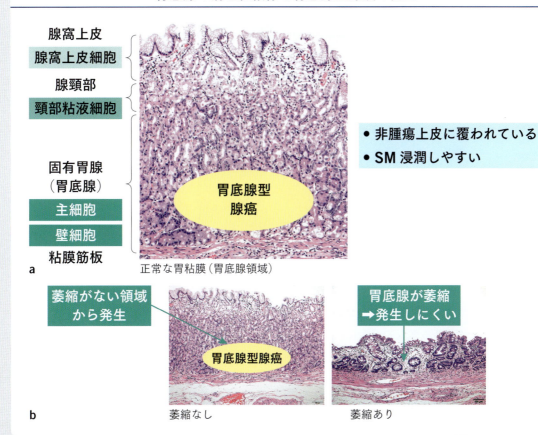

図 25 胃底腺の病理組織像と胃底腺型腺癌の発生.

　次に，胃底腺領域の組織像について説明します．図 25a に，胃底腺領域の組織像を示します．表層は腺窩上皮に覆われており，胃の深部に固有胃腺である胃底腺が存在しています．

　胃底腺型腺癌は，この粘膜の深部に位置する胃底腺から発生します．そのため，この腫瘍は早期に粘膜下層に浸潤しやすい特徴をもち，表層は非腫瘍上皮で被覆される SEL の形態を示すのです．一般的に胃底腺型腺癌は，胃底腺が残存している領域から発生します．そして，図 25b のように胃底腺が萎縮により失われた領域では，胃底腺型腺癌の発生は少ないとされています．つまり，胃底腺の存在の有無が，胃底腺型腺癌の発生に大きく影響しているのです．

⑧ 胃底腺型腺癌の内視鏡像

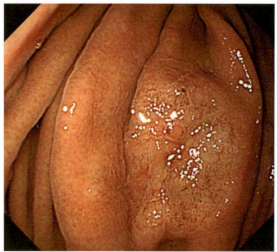

- 黄白色調
- SEL
- 拡張した樹枝状血管

体中部大彎, 0-Ⅱa, 21 mm, adenocarcinoma of fundic gland type, T1b1（SM1：200 μm）
図26　胃底腺型腺癌の内視鏡像.

　胃底腺型腺癌は，萎縮のない胃底腺領域に好発し，典型的な内視鏡像は黄白色調で，非腫瘍上皮に覆われたなだらかな隆起を示します．境界はやや不明瞭です．さらに，この病変の表面には樹枝状の拡張・蛇行した血管がみられることが特徴です[33]（図26）．

⑨ 症例提示（特殊型胃癌：胃底腺型腺癌）

症例1

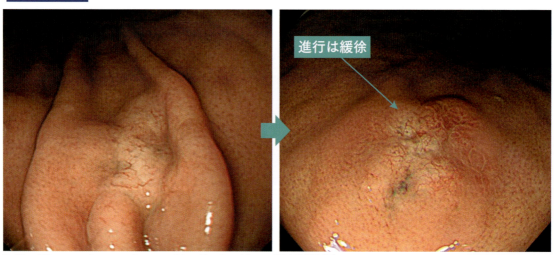

0-Ⅱa, 15 mm, adenocarcinoma of fundic gland type, T1b2（SM2）

病変発見時　　　　　　　　　　　　　　6年後

図27　[症例1] 胃底腺型腺癌の内視鏡像.

症例1（図27）は胃底腺型腺癌の進行の緩徐さを示す興味深い症例です．

この症例は，胃底腺型腺癌の概念がまだ確立されていなかった時期に発見された古い症例です．発見時は，背景粘膜は萎縮を認めず，15 mm のなだらかな SEL の所見で，拡張・蛇行した血管を伴っていました．その所見から当初は MALT リンパ腫や未分化型癌を疑い，毎年，生検が行われていましたが，結果は Group 1 の診断でした．

発見から6年後，胃底腺型腺癌の概念が浸透し始めた頃，生検で胃底腺型腺癌と診断されました．さらに過去の生検組織を再評価したところ，実は6年前から胃底腺型腺癌の所見があったことが確認できました．興味深いことに，発見時と6年後の病変の大きさや形態にはほとんど変化がみられませんでした．このように多くの胃底腺型腺癌は非常にゆっくりと進行します．

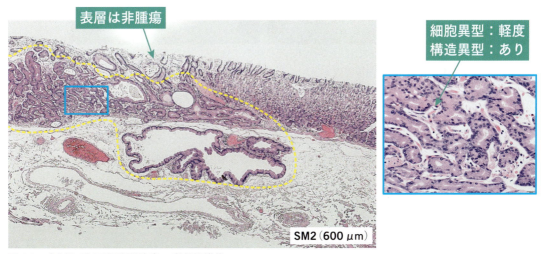

図28　［症例1］胃底腺型腺癌の病理組織像．

図28は症例1のESD検体の病理組織像です．この症例の特徴的な点は，表層が非腫瘍の細胞に覆われており，腫瘍細胞が表面に露出していないことです．粘膜深部では，主細胞に類似した細胞が不規則な構造を形成しており，構造異型を認めることから，胃底腺型腺癌と診断されました．細胞異型は軽度にとどまります．この症例において，病変の一部が粘膜下層に約600 μm 浸潤しており，深達度はSM2と判定され，脈管侵襲は陰性でした．一般型胃癌では，これは根治度C-2と判定され，追加の外科手術が検討されます．

一方，胃底腺型腺癌の場合は，リンパ節転移率は低いとされていますが，詳細なデータはまだ不足しています．そのため，脈管侵襲が陰性で，深達度SM2の胃底腺型腺癌において，リンパ節郭清を伴う追加外科手術を行うかどうかは判断が難しい問題です．現在，多施設共同研究が進行中で，その結果が待たれる状況です．この症例では，患者さんと十分な相談の後，追加手術を行わず経過観察を選択しました．10年以上の経過観察の結果，リンパ節転移を含めた再発は確認されていません．

症例 2

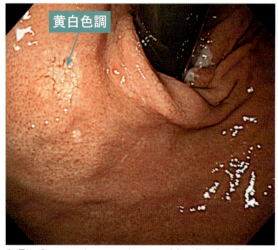
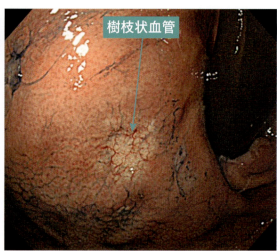

0-IIb, 6 mm, adenocarcinoma of fundic gland type, T1b1（SM1）
図 29 ［症例 2］胃底腺型腺癌の内視鏡像．

　　症例 2（図 29）は，背景粘膜には萎縮がみられません．噴門後壁には，約 6 mm 大の黄白色調の粘膜変化が観察されます．この病変は隆起を示さず，拡張・蛇行する樹枝状の血管の存在が特徴的です．この色調と樹枝状血管から，胃底腺型腺癌を疑うことができます．この病変の鑑別診断としては，MALT リンパ腫が考えられます．このように，胃底腺型腺癌は平坦型な形態をとることもあります．

症例 3

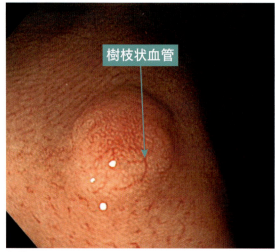
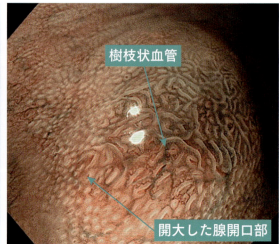

0-IIa, 6 mm, adenocarcinoma of fundic gland type, T1a（M）
図 30 ［症例 3］胃底腺型腺癌の内視鏡像．

次に症例3（図30）をみていきましょう．この症例では，萎縮がないRAC（regular arrangement of collecting venules）陽性の背景粘膜内に，6 mmの立ち上がりがはっきりとした半球状の隆起を示すSELが観察されます．このSELは，立ち上がりから頂部にかけて樹枝状の血管を伴っています．NBI拡大では境界領域の粘膜構造はなだらかに変化しており，境界はやや不明瞭です．立ち上がり部分には，周囲の胃底腺胃粘膜に比べて開大した腺開口部（round pit）がみられます．このような腺開口部や窩間部の開大の所見がある場合，それは上皮直下に何らかの病変が存在することを示唆しています．鑑別診断として考えられるのは，NETです．

症例4

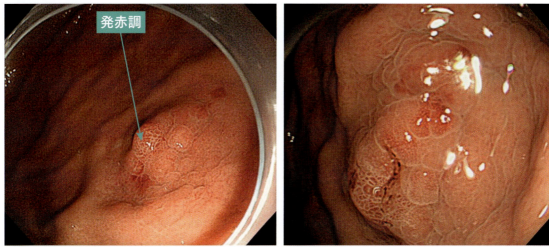

0-Ⅱa, 10 mm, adenocarcinoma of fundic gland type, T1b1（SM1）
図31　［症例4］胃底腺型腺癌の内視鏡像．

　症例4（図31）では，萎縮が認められない背景粘膜の中に，10 mm大の発赤調のSELが存在します．この病変の表層には，樹枝状の拡張血管がみられません．病変の立ち上がりはなだらかで，境界はやや不明瞭となっています．このように，時には発赤調の胃底腺型腺癌も経験します．

症例 5

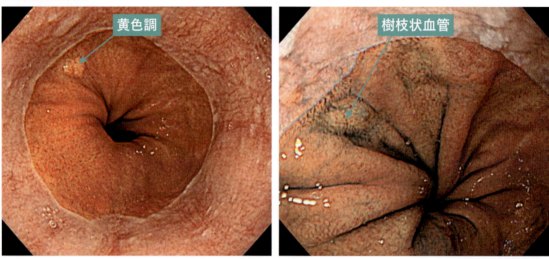

O-IIa, 4 mm, adenocarcinoma of fundic gland type, T1a(M)
図32 ［症例5］胃底腺型腺癌の内視鏡像.

　　　症例5（図32）も萎縮がないピロリ菌未感染の症例です．噴門前壁に4mm大の黄色調のSELを認め，樹枝状血管を伴っています．この病変は境界が明瞭で色調の変化がはっきりしており，存在診断は比較的容易に行えます．

症例 6

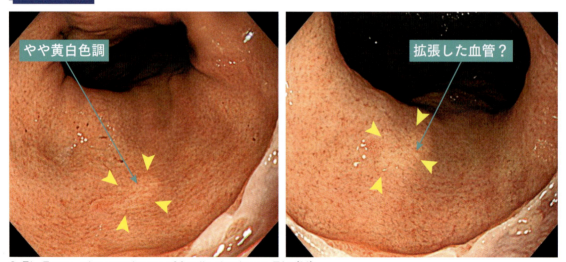

O-IIb, 7 mm, adenocarcinoma of fundic gland type, T1a(M)
図33 ［症例6］胃底腺型腺癌の内視鏡像.

　　　症例6（図33）では，背景粘膜に萎縮がみられず，噴門後壁に7mm程度のわずかに黄白色調を呈する粘膜が観察されます．この病変はほとんど隆起しておらず，平坦

型の特徴を示しています．明瞭な樹枝状血管は認められませんが，周囲の集合細静脈（RAC）に比べてやや目立つやや拡張した集合細静脈がみられます．経験を積むと，この微妙な色調変化から胃底腺型腺癌を拾い上げることができます．

症例 7

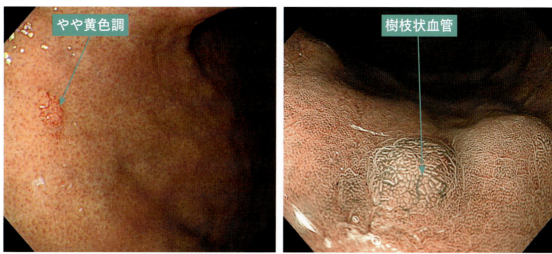

0-Ⅱa, 3 mm, adenocarcinoma of fundic gland type, T1a（M）
図 34 ［症例 7］胃底腺型腺癌の内視鏡像．

　症例 7（図 34）も，萎縮がない背景粘膜内に 3 mm 大のやや黄色調の SEL を認め，胃底腺型腺癌に特徴的な樹枝状血管が目立っています．胃底腺型腺癌は背景粘膜に萎縮を認めず，きれいな胃粘膜であり，小さな病変も発見しやすいという特徴があります．

症例 8

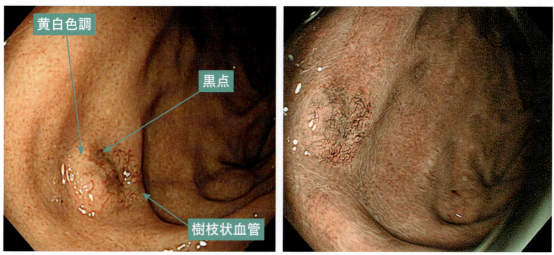

0-Ⅱa, 10 mm, adenocarcinoma of fundic gland type, T1b1（SM1）
図 35 ［症例 8］胃底腺型腺癌の内視鏡像．

6 ｜ SEL の形態を示す胃癌　113

症例8（図35）では，弓隆部大彎の萎縮のない背景粘膜内に，10 mm 大の黄白色調のSELがみられ，この病変も樹枝状血管を伴っています．特に注目していただきたいのは，病変内にみられる黒色調の斑状の所見です．これは「黒点」と呼ばれる胃粘膜に認められる小さな黒褐色点・斑です．黒点は，プロトンポンプ阻害薬（PPI）・カルシウム拮抗薬・ステロイドの内服，ピロリ菌未感染状態，除菌後などの条件下で観察されることがあります[34]．

　胃底腺ポリープや胃底腺型腺癌でも，この「黒点」がみられることが報告されています[35,36]．病理組織学的には，これらは拡張した腺管内に存在する黒褐色物質によるもので，その機序や原因物質はまだ明確に特定されていません．このような黒点の存在が胃底腺型腺癌の診断に役立つことがあります．

症例 9

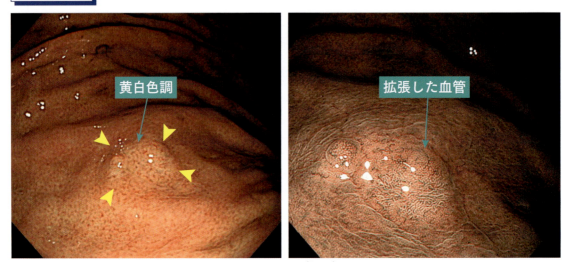

0-Ⅱa, 8 mm, adenocarcinoma of fundic gland type, T1b1（SM1）
図 36　［症例9］胃底腺型腺癌の内視鏡像．

　症例9（図36）の症例では，体上部大彎の萎縮がない背景粘膜内に8 mm 大の黄白色調のSELがみられます．この病変は，若干拡張した血管を伴っています．胃底腺型腺癌で特徴的な樹枝状血管は，しっかりと拡張し目立つものから，集合細静脈のわずかな拡張にとどまる目立たないものまで，さまざまなタイプがあります．

症例 10

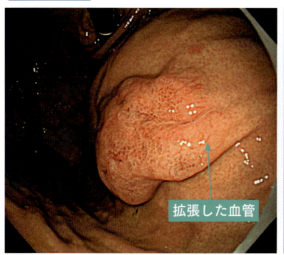
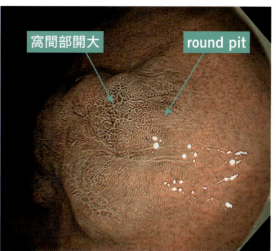

0-Ⅰ, 30 mm, adenocarcinoma of fundic gland type, T1b2(SM2)
図 37 ［症例 10］胃底腺型腺癌の内視鏡像.

症例 10（図 37）は，これまでみてきた症例とは異なり，大きさが 30 mm と比較的大きな病変です．背景粘膜には萎縮がみられません．この病変は，拡張した血管を伴う SEL で，その辺縁部には腺開口部（round pit）が少し開大している所見が確認できます．また，病変の中央部に向かうにつれて，窩間部の開大がみられ，これらは上皮直下に何らかの病変が存在する可能性を示唆しています．

このような大きさの胃底腺型腺癌は比較的珍しいケースですが，SEL の形態と拡張した血管から胃底腺型腺癌を疑うことは可能です．大きな病変でも，その特徴的な所見を見逃さないよう，細かな観察が求められます．なお，内視鏡像からは悪性リンパ腫も鑑別に挙げなくてはいけません．

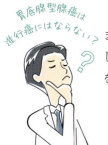

では，「胃底腺型腺癌は進行癌になる可能性があるのか？」という質問にお答えしましょう．通常，胃底腺型腺癌は低悪性度で，成長速度も緩徐とされています．しかし，進行癌になるケースも，まれですが存在します．私たちの施設での経験した症例を提示します[37]．

症例 11

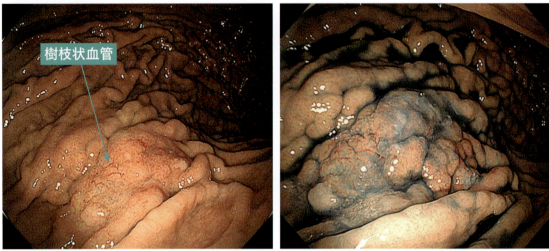

Type 5, 50 mm, adenocarcinoma of fundic gland type, T3(SS), N1
図 38 ［症例 11］胃底腺型腺癌の内視鏡像.

　症例 11（図 38）は，長年経過観察されていた診断のつかない隆起性病変として紹介となりました．

　内視鏡検査では，背景粘膜に萎縮はみられず，体上部大彎後壁に境界がやや不明瞭な 50 mm の大きさの SEL が確認されました．この病変では樹枝状血管が目立っていたため，胃底腺型腺癌と MALT リンパ腫が鑑別に挙がりました．

　生検により胃底腺型腺癌との診断が下され，手術が施行されました．術後の病理組織診断では，深達度が T3（SS）であり，リンパ節転移も確認されています．

　これまで胃底腺型腺癌は，脈管侵襲やリンパ節転移を伴わない低悪性度の腫瘍と考えられていましたが，最近ではこのように進行する症例も報告されています．これは胃底腺型腺癌が進行する可能性があることを示しており，早期発見と適切な治療の重要性を示唆しています．

7 | 悪性リンパ腫

①悪性リンパ腫とは？

それでは，悪性リンパ腫について詳しくみていきましょう．

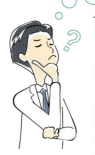

いろいろ種類があってよくわかりません……

悪性リンパ腫
- びまん性大細胞型 B 細胞リンパ腫（DLBCL）
- MALT リンパ腫　濾胞性リンパ腫
- T 細胞リンパ腫　Burkitt リンパ腫
- マントル細胞リンパ腫　形質細胞リンパ腫

図1　悪性リンパ腫の種類．

悪性リンパ腫は，その組織型によってさまざまな特徴をもっています．主なタイプには，びまん性大細胞型 B 細胞リンパ腫（diffuse large B-cell lymphoma：DLBCL），MALT リンパ腫，濾胞性リンパ腫，T 細胞リンパ腫，Burkitt リンパ腫，マントル細胞リンパ腫，形質細胞リンパ腫などがあります（図1）．血液内科の専門医以外にとっては，これら多様なリンパ腫の種類を理解することは，なかなか難しいですね．

②正常なリンパ球

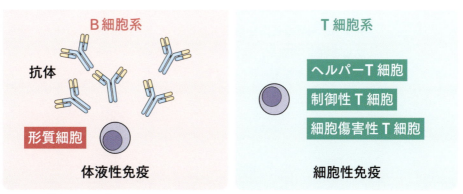

図2　正常なリンパ球．

この多種多様な悪性リンパ腫の組織型を理解するためには，「そもそもリンパ球とは何か？」という基本から理解する必要があります．そこで，正常なリンパ球について簡単に解説します（図2）．リンパ球は，B細胞系とT細胞系の2つに分けられます．B細胞系は，抗体を生成する形質細胞とその前駆細胞で構成されており，体液性免疫に深くかかわっています．一方，T細胞系にはヘルパーT細胞，制御性T細胞，細胞傷害性T細胞など含まれ，これらは細胞性免疫の機能を果たします．これらの基本的な知識をもつことが，悪性リンパ腫の複雑な分類を理解する第一歩となります．

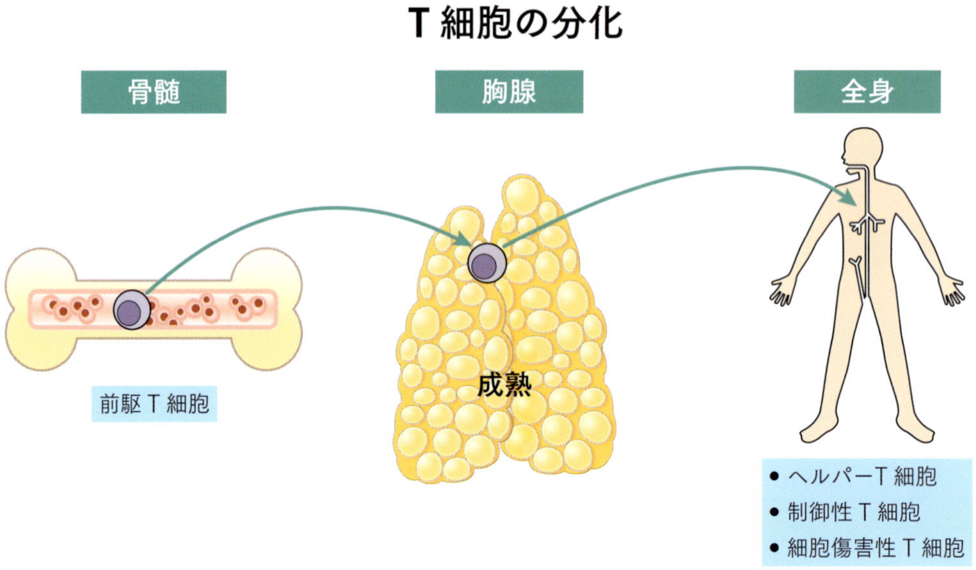

T細胞の分化

| 骨髄 | 胸腺 | 全身 |

前駆T細胞

成熟

- ヘルパーT細胞
- 制御性T細胞
- 細胞傷害性T細胞

図3　T細胞.

　T細胞についてさらに詳しく説明していきます（図3）．T細胞は，骨髄で発生する未熟な前駆T細胞から始まります．これらの前駆細胞は，胸腺に移動し，そこで数段階の成熟過程を経て，成熟したT細胞へと成長します．成熟後のT細胞は胸腺を離れ，全身に分布してさまざまな免疫機能を担います．具体的には，ヘルパーT細胞は，他の免疫細胞の活動を助ける役割をもちます．制御性T細胞は，免疫反応を調節し，過剰な反応を抑制することで，自己免疫疾患の防止に寄与します．また，細胞傷害性T細胞は，直接ウイルス感染細胞や癌細胞を攻撃することで，免疫系の防御機能を支えます．

B細胞の分化

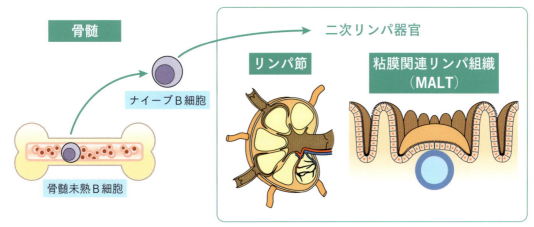

図4　B細胞.

　次に，B細胞系です（図4）．B細胞は，骨髄で発生した骨髄未熟B細胞から始まります．そして，骨髄を出て，ナイーブB細胞として，二次リンパ器官へと移動します．二次リンパ器官とはリンパ節や粘膜関連リンパ組織（mucosa-associated lymphoid tissue；MALT）のことです．B細胞は二次リンパ器官で成熟して，最終的に抗体を産生する形質細胞へと分化していきます．

📝Note
粘膜関連リンパ組織（MALT）とは？

MALT（粘膜関連リンパ組織）とは？

消化管，呼吸器，泌尿生殖器などの粘膜固有層や
粘膜下層に形成されるリンパ組織

図5　MALT（粘膜関連リンパ組織）．

　MALTとは，粘膜関連リンパ組織（mucosa-associated lymphoid tissue）を指し，消化管，呼吸器，泌尿生殖器などの粘膜固有層や粘膜下層に形成されるリンパ組織を表します（図5）．例えば消化管では，小腸のパイエル板や，ピロリ菌の感染によって形成される胃のリンパ濾胞がMALTに該当します．粘膜は常に外部環境と直接接触しているため，多様な異物にさらされます．このような状況に対処するために，身体は粘膜から粘膜下層にMALTを形成し，異物の侵入から身体を守っているのです．

> **Point!** MALTは異物の侵入を防御している

③B細胞の分化とB細胞型リンパ腫の対応

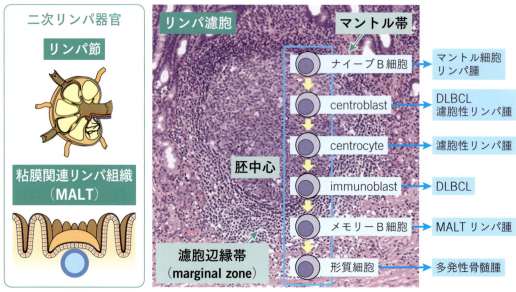

図6 B細胞の分化とB細胞型リンパ腫の対応[38].

　B細胞が二次リンパ器官に到達してから，どのように成熟・分化していくかについて解説します．図6のように，ナイーブB細胞が二次リンパ器官（リンパ節，MALT）に入ると，マントル帯を通過し，胚中心に到達します[38]．この胚中心で，B細胞はcentroblast，centrocyteとその姿を変えながら成熟していきます．その後，胚中心を経たB細胞は，immunoblastという活性化状態を経て，メモリーB細胞，形質細胞に分化していきます．

　さて，B細胞の種類とそれに対応するリンパ腫の組織型をみてみましょう．ナイーブB細胞からはマントル細胞リンパ腫が，centroblastからはDLBCLや濾胞性リンパ腫が，centrocyteからは濾胞性リンパ腫が，immunoblastからはDLBCLが，メモリーB細胞からはMALTリンパ腫が，形質細胞からは多発性骨髄腫が発生するとされています[38]．

　このB細胞の分化のストーリーと対応するB細胞型リンパ腫については厳密には証明されていませんが，B細胞型リンパ腫の理解に役立つ重要な概念です．

④胃悪性リンパ腫における組織型の頻度と予後

表1 胃悪性リンパ腫における組織型の頻度と予後.

組織型	胃原発（n＝456）		予後
B 細胞型リンパ腫			
MALT リンパ腫	237	52%	
濾胞性リンパ腫	17	4%	
マントル細胞リンパ腫	0	0%	不良
形質細胞腫	3	0.7%	
DLBCL	175	38%	不良
Burkitt リンパ腫・その他	2	0.4%	不良
T 細胞リンパ腫	22	5%	不良

> **MALT リンパ腫と DLBCL が多い**

（中村昌太郎, 松本主之. 消化管悪性リンパ腫：最近の話題. 日消誌 114：1933-1938, 2017 を参考に作成）

　次に, 胃の悪性リンパ腫の組織型についてみていきましょう. 胃の悪性リンパ腫では, B 細胞型リンパ腫が圧倒的に多いです. 特に MALT リンパ腫が 52%, DLBCL が 38%と, この 2 つのタイプが大部分を占めています（表1）[39]. 予後の面では, マントル細胞リンパ腫, DLBCL, Burkitt リンパ腫, T 細胞リンパ腫は予後が不良とされています. 一方, MALT リンパ腫や濾胞性リンパ腫は比較的予後がよいとされています（表1）.

　悪性リンパ腫の治療方針は発生臓器, 組織型および臨床病期により大きく異なるため, 『造血器腫瘍診療ガイドライン』[40] を参照してください.

⑤胃悪性リンパ腫の内視鏡像

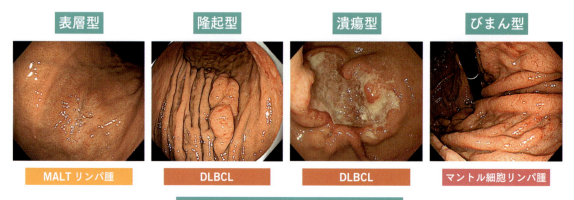

図7　胃悪性リンパ腫の内視鏡像．

　次に，胃の悪性リンパ腫の内視鏡像に焦点を当ててみていきましょう．胃の悪性リンパ腫は，表層型，隆起型，潰瘍型，びまん型に分類されます[41]．図7のように，悪性リンパ腫の内視鏡像はとても多彩です．また，単一の肉眼型で表現できないことも多いです．

　リンパ腫細胞は上皮下で非腫瘍性腺管を圧排するように増殖し，周囲に間質反応や線維化を伴わないことが多いです．そのため，比較的軟らかい外観を呈します．

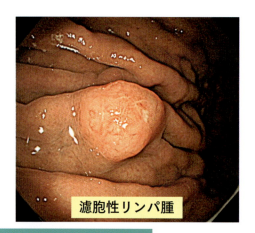

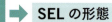

図8　隆起型の胃悪性リンパ腫の内視鏡像．

　図8に隆起型悪性リンパ腫の典型的な内視鏡像を示します．このように表層は非腫瘍粘膜に覆われている病変が多く，その場合はSELの形態を呈します．

⑥胃悪性リンパ腫の EUS 像

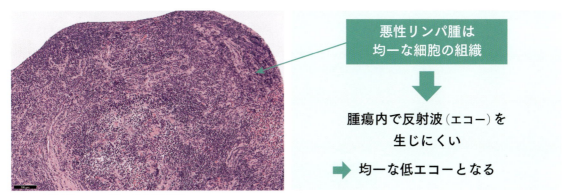

図9　胃悪性リンパ腫の病理組織像.

　悪性リンパ腫の EUS 像について解説します．悪性リンパ腫は，均質な大きさのリンパ腫細胞が充実性に増殖していきます（図9）．つまり非常に密集した細胞から形成されており，一様な形態をとります．このため，腫瘍内部では超音波の反射波が少なく，その結果として均一な低エコー像を示します．この低エコーの性質は，非常に暗い，すなわち無エコーに近い低エコーと表現できます．さらに，悪性リンパ腫は周囲の組織を圧排しながら成長するため，EUS では明瞭な境界をもつ低エコー腫瘤として描出されるのです．

⑦症例提示（悪性リンパ腫：EUS 像）

　では，EUS の画像に目を向けてみましょう．

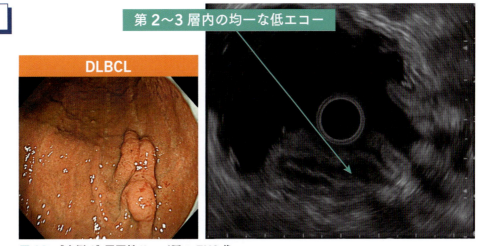

図10　［症例1］胃悪性リンパ腫の EUS 像.

症例1（図10）は，通常内視鏡で2cm大の縦走するSELがみられ，その表面は若干不整です．これは一見して何らかの病変があることがわかります．しかし，内視鏡だけではその性質を完全には特定できません．そこで，EUSが診断に重要な役割を果たします．EUSでは，この病変が粘膜深層から粘膜下層（第2層から第3層）にかけて存在し，均一で著明な低エコーの特徴を示しています．この均一で著明な低エコーは，病変が均質な組織から構成されることを示唆しており，悪性リンパ腫を疑うことができます．

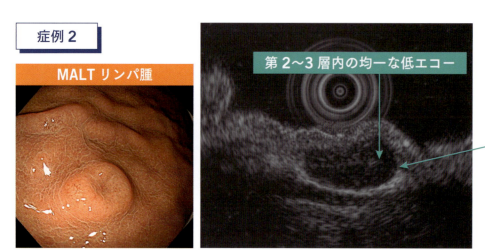

図11　［症例2］胃悪性リンパ腫のEUS像．

　症例2（図11）をみていきます．この症例では，通常の内視鏡検査により，1cm弱の類円形のSELがみられ，その頂部には陥凹を認めます．2cm以下の病変で上皮性変化（陥凹，びらん，潰瘍）を伴う場合は，通常は上皮性腫瘍，例えば胃癌やNETを疑いますが，悪性リンパ腫でも粘膜内に腫瘍細胞が浸潤している場合は，上皮性変化を伴うことがあります．

　次にEUSの所見に目を向けてみると，この病変は粘膜深層から粘膜下層（第2層から第3層）にかけての均一な著明な低エコーを示しています．

　悪性リンパ腫の場合，周囲の組織を圧排しながら成長する特徴があるため，しばしばこのように境界が明瞭で類円形のEUS像を呈します．このようなEUSの所見は，悪性リンパ腫の診断において非常に有用です．ただし，この通常内視鏡とEUS所見からはNETも疑われます．両者の鑑別には生検による病理組織診断が必要です．

8 | MALT リンパ腫

①胃 MALT リンパ腫とは?

表1 胃悪性リンパ腫の組織型.

組織型	胃原発（n＝456）	
B 細胞型リンパ腫		
MALT リンパ腫	237	52%
濾胞性リンパ腫	17	4%
マントル細胞リンパ腫	0	0%
形質細胞腫	3	0.7%
DLBCL	175	38%
Burkitt リンパ腫・その他	2	0.4%
T 細胞リンパ腫	22	5%

頻度が高く
SEL の形態を
とりやすい

［中村昌太郎，松本主之．消化管悪性リンパ腫：最近の話題．日消誌 114：
1933-1938，2017 を参考に作成］

　胃の悪性リンパ腫の約半数を占めるのは MALT リンパ腫です（表1）[39]．このリンパ腫は比較的頻繁にみられ，SEL の形態をとりやすいため，本項で MALT リンパ腫について詳しく説明していきます．

MALT リンパ腫とは?

- **MALT リンパ腫は 1983 年に Isaacson と Wright によって提唱された B 細胞型の低悪性度のリンパ腫**（比較的新しい）
- **粘膜関連リンパ組織（MALT：mucosa-associated lymphoid tissue）が発生母地**

図1 MALT リンパ腫とは?

　MALT リンパ腫は 1983 年に Isaacson と Wright によって提唱された B 細胞型の低悪性度のリンパ腫です（図1）．つまり比較的新しい疾患概念といえます．

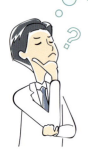

B 細胞とは？

- B 細胞はリンパ球の約 20〜40%
- 「抗体」を作り出し，体液性免疫を形成

図2　B 細胞．

　B 細胞は，先に説明した通り，リンパ球の約 20〜40% を占めるものです．これらの細胞は抗体を作り出し，体液性免疫を形成します（図2）．そして，B 細胞は二次リンパ器官であるリンパ節や MALT で成熟していきます．MALT リンパ腫は，その名前の通り MALT が発生母地です．MALT については p.119 で復習してください．

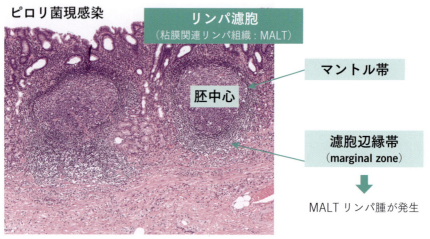

図3　ピロリ菌現感染の病理組織像．

　図3には，ピロリ菌現感染の胃粘膜の組織像が示されています．ピロリ菌現感染の胃粘膜には MALT である，リンパ濾胞が発達しています．そして，リンパ濾胞の濾胞辺縁帯（marginal zone）から MALT リンパ腫が発生します．

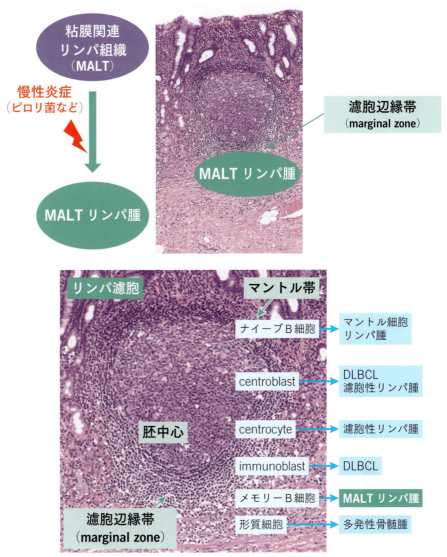

図4 **MALT リンパ腫の発生**[38].

　MALT リンパ腫の発生は，MALT における慢性炎症反応，特にピロリ菌感染によって引き起こされることが多いです．濾胞辺縁帯に存在するメモリー B 細胞が MALT リンパ腫の起源とされています．そのため，MALT リンパ腫は「節外性辺縁帯リンパ腫（extranodal marginal zone lymphoma of mucosa-associated lymphoid tissue）」とも称されます（図4）[38].

②胃 MALT リンパ腫の内視鏡像の分類

胃 MALT リンパ腫の内視鏡像の分類

早期胃癌（0-Ⅱc）類似型	胃炎類似型	隆起型
44%	**50**%	**6**%

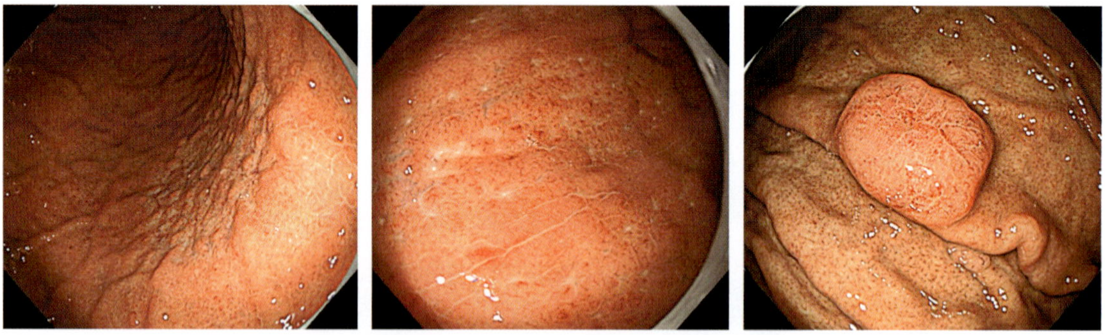

MALT リンパ腫は多彩な形態をとる！

- 赤松らは，胃 MALT リンパ腫の肉眼・内視鏡所見を，早期胃癌（0-Ⅱc）類似型，胃炎類似型，隆起型に分類 [42]
- 隆起型は 6.1% と最も少ない
- 隆起型は表層隆起性病変と SEL に分類
- SEL は表面にびらん・潰瘍を伴ったり，不整形を呈することが多い

図 5　胃 MALT リンパ腫の内視鏡像.

　では，胃 MALT リンパ腫の内視鏡像の分類をみていきましょう（図 5）．赤松らによる分類では，胃 MALT リンパ腫は内視鏡所見に基づき，早期胃癌（0-Ⅱc）類似型，胃炎類似型，隆起型の 3 つに分けられます[42]．早期胃癌類似型と胃炎類似型は，MALT リンパ腫のなかで最も一般的な形態で，全体の 90% 以上を占めています．これに対して，隆起型は比較的まれなタイプで，全 MALT リンパ腫のなかでわずか6.1% しかありません．隆起型の特徴として，表層が非腫瘍上皮に覆われる SEL の形態をとることが多く，病変の表面にはびらんや潰瘍を伴い，形状が不整形であることが一般的です．

③胃 MALT リンパ腫の EUS 像

　隆起型 MALT リンパ腫の診断において，EUS の役割は非常に重要です．EUS では，このタイプのリンパ腫は境界が明瞭で，均一な低エコー腫瘤として描出されることが多いです．これは，リンパ腫細胞が密集し増殖するため，均質な組織構造を形成し，結果として超音波の反射波が生じにくくなるためです．

128　第 3 章　胃 SEL の診断と治療（各論）〈腫瘍性〉

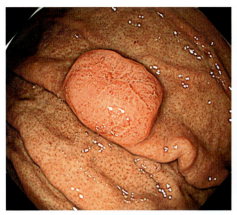
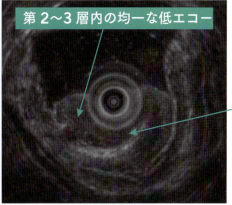

隆起型の胃 MALT リンパ腫の診断には EUS が有用

図6　胃 MALT リンパ腫の EUS 像．

　図6に示されている隆起型 MALT リンパ腫の EUS 所見では，粘膜深層から粘膜下層にあたる第2～3層に境界明瞭で，均一な低エコー腫瘤が確認できます．このような第2～3層の均一な低エコー腫瘤の所見は，隆起型 MALT リンパ腫の典型的な特徴です．

Point!

第2～3層の境界明瞭で比較的均一な低エコー腫瘤
➡ 隆起型 MALT リンパ腫も鑑別に挙げる！

④胃 MALT リンパ腫の予後

- 予後良好
- 悪性度の高い DLBCL に形質転換することがある（3～8％）

図7　MALT リンパ腫の予後[43,44]．

　MALT リンパ腫の予後は一般的に良好であるとされています（図7）．しかし，注意が必要なのは，このリンパ腫が DLBCL に形質転換することがあるという点です．形質転換すると，予後が著しく悪化する傾向にあります．形質転換する割合は全体の約3～8％とされており，これは MALT リンパ腫の管理において重要な事項です[43,44]．この形質転換のリスクを考慮して，MALT リンパ腫の治療計画やフォローアップ戦略を慎重に立てることが重要です．

Note

最近，ピロリ菌未感染のMALTリンパ腫が増えている？

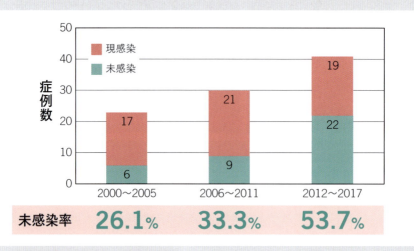

図8 がん研の胃MALTリンパ腫の症例数．
[Ishioka M, Hirasawa T, Mishima Y. Latest trends in the incidence of Helicobacter pylori-uninfected gastric mucosa-associated lymphoid tissue lymphoma at the Cancer Institute Hospital, Japan. Int J Hematol. 113：770-771, 2021 を参考に作成]

最近の興味深いトピックとして，ピロリ菌未感染のMALTリンパ腫の増加についてご紹介します．図8は，当院の石岡先生がまとめた研究論文の一部を示しています[45]．がん研有明病院での胃MALTリンパ腫の症例数をみてみると，ピロリ菌現感染の割合は年々減少しており，現在では未感染の症例が半数以上を占めているという事実が浮かび上がっています．

これまでは，MALTリンパ腫の約90％はピロリ菌感染が原因とされていました[40,43]．しかし，日本におけるピロリ菌の感染率減少に伴い，未感染のMALTリンパ腫症例が増加傾向となっています．

最近はピロリ未感染の胃MALTリンパ腫が多い！

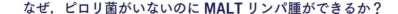

なぜ，ピロリ菌がいないのにMALTリンパ腫ができるか？

*API2-MALT1*キメラ遺伝子である t(11；18)(q21；q21)などの遺伝子転座が原因

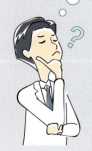

では，なぜピロリ菌がいないにもかかわらずMALTリンパ腫が発生するのでしょうか？これは*API2-MALT1*というキメラ遺伝子による遺伝子転座が原因とされています．ただし，ピロリ感染に関連するMALTリンパ腫でも，同様の遺伝子転座によって発症するケースがあることが知られています[46]．なお，*API2-MALT1*遺伝子異常を認める症例は，発育が緩徐であり，DLBCLへの形質転換がまれであるという特徴が報告されています[47]．

⑤症例提示(胃 MALT リンパ腫)

- 70 代男性
- 【現病歴】3 年前に噴門部に 1cm 大の SEL を指摘．増大傾向のため，GIST が疑われ，LECS の治療目的で当院外科に紹介
- 【既往歴】間質性肺炎，肺気腫．15 年前にピロリ菌除菌
- 【内服】　なし
- 【嗜好】　たばこ (−)，アルコール (−)

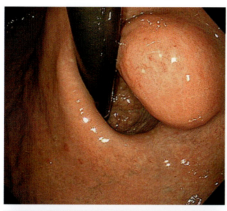
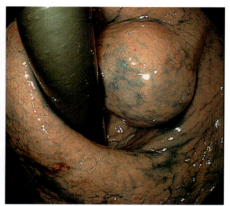
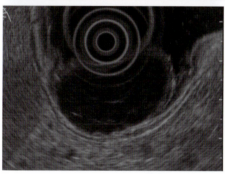

図 9　[症例] 胃 MALT リンパ腫．

　　GIST が疑われ，局所切除 (LECS) の目的で紹介となった症例を提示します (図 9)．この症例の鑑別診断と治療方針を考えてみましょう．

> **コラム　用語の落とし穴：「MALT リンパ腫」と「MALT」の違いを正しく理解しよう！**
>
> 　時々，MALT リンパ腫を単に「MALT」と呼ぶ方がいますが，これは正しくない用法です．これはまるで「胃癌」を単に「胃」と呼ぶようなものです．「MALT」という言葉は，前述のように粘膜関連リンパ組織 (mucosa-associated lymphoid tissue) を指し，粘膜から粘膜下層に存在するリンパ組織を表します．一方で，MALT リンパ腫は，この MALT が悪性腫瘍化したものを指します．用語の正確な意味を理解し，適切に使用することが重要です．

⑥解説と経過

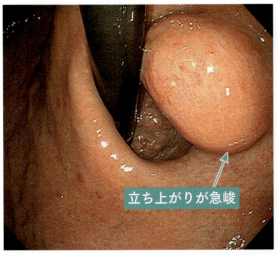
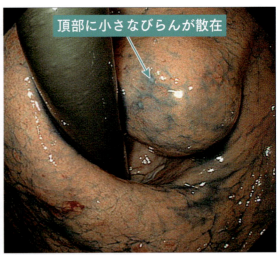

図10 内視鏡像の解説.

　通常内視鏡では，噴門直下に2～3 cmの立ち上がりが急峻なSELが認められ，表面にはびらんが散在しています（図10）．噴門近傍は平滑筋腫やGISTがよくみられる部位であり，まずは管内発育型の平滑筋腫やGISTを疑います．しかし，急峻な立ち上がりと上皮性変化であるびらんの存在から，上皮性腫瘍や悪性リンパ腫も考慮に入れる必要があります．ただし，通常内視鏡だけでは，これ以上の診断は困難です．

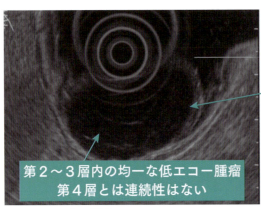

図11　EUS像の解説.

　SELの正確な診断にはEUSが不可欠です．EUSの画像では，粘膜深層から粘膜下層（第2～3層）に均一な類円形の低エコー腫瘤を認めますが，固有筋層（第4層）との連続性は確認できません（図11）．腫瘤の境界は明瞭で，圧排性に発育する病変と考えられます．

経過

- 4層と連続していない ➡ 一般的な GIMT は否定的
- リンパ腫，NET，粘膜筋板由来の平滑筋腫を鑑別に挙げた
- 組織診断のため EUS-FNA 施行
  ➡ 異型リンパ球を多く認める．B細胞型のリンパ腫を疑うが確定できない．診断には大きな組織サンプルが必要
  ➡ 粘膜切開生検を施行．病理で MALT リンパ腫と診断
- 血液内科でステージング（PET-CT，骨髄穿刺など）
  ➡ 胃以外の病変なし Stage I
- 放射線治療（30 G）

図 12　症例の経過．

　これにより，平滑筋腫や GIST などの GIMT の可能性は低いと考えられます（図12）．

　鑑別診断としては，リンパ腫，NET，粘膜筋板由来の平滑筋腫などが挙げられます．EUS-FNA による組織診断では，異型リンパ球が多数みられましたが，B細胞型リンパ腫の診断は確定できず，より大きな組織サンプルが必要とされました．その後，粘膜切開生検を実施し，病理学的に MALT リンパ腫と診断されました．血液内科でのステージングにより，胃以外に病変はなく，ピロリ菌陰性限局期胃 MALT リンパ腫と診断されました．

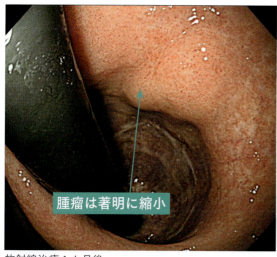
放射線治療 1 か月後

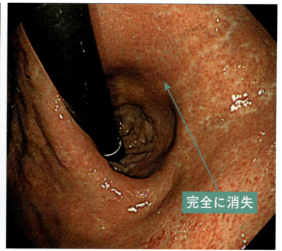
放射線治療 10 か月後

図 13　放射線治療から 1 か月後と 10 か月後の内視鏡像．

放射線治療（30G）が行われ，1か月後には腫瘍が顕著に縮小しました（図13a）．そして，さらに10か月後には，病変は完全に消失しています（図13b）．

GISTとMALTリンパ腫では，治療のアプローチが大きく異なります．この症例は，EUSや粘膜切開生検などの診断法を駆使して，正確な診断を行うことの重要性を示しています．この症例を通して，SELの治療前の診断の重要性を学び取ることができます．

📝 Note
LEL —— MALT リンパ腫の特徴的な病理組織所見

　MALT リンパ腫の病理組織学的な特徴について説明します．特に注目すべきは lympho-epithelial lesion（LEL）と呼ばれる所見です．LEL は，リンパ腫細胞が既存の腺窩上皮や固有腺上皮に侵入し，これらの上皮を虫食い状に破壊する現象を指します．

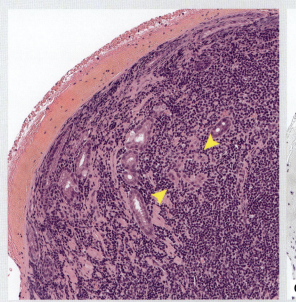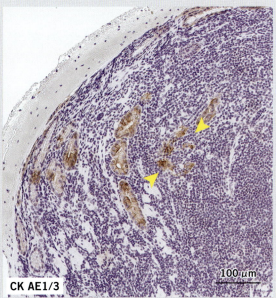

> **lympho-epithelial lesion（LEL）**
> ➡ リンパ腫細胞が既存の上皮に侵入し，上皮を虫食い状に破壊する像

図14　[症例] 胃 MALT リンパ腫　病理組織像．

　図14 の黄矢頭部が LEL です．通常，正常なリンパ球が腺窩上皮を破壊することはまれですが，MALT リンパ腫の場合は異なります．リンパ腫細胞は上皮に浸潤し，LEL という特徴的な所見を示すのです．また，CK AE1/3 という免疫組織化学染色により，上皮細胞が特異的に染色され，LEL の存在が明確に示されます．

 Point!

MALT リンパ腫の病理診断
➡ LEL に注目

9 | 神経内分泌腫瘍（NET）

①神経内分泌腫瘍（NET）とは？

　さて，次に神経内分泌腫瘍（neuroendocrine tumor；NET）について説明しましょう．

　NET とは一体何なのか？　カルチノイドと NET の違い，Rindi 分類，治療方針など，この疾患に関してはさまざまな疑問が出てきます．この分野は専門的で複雑なため，多くの医師にとっては難しい分野の１つかもしれません．

②NET の概念の変遷

1907 小腸カルチノイドの報告（Oberndorfer）	(1)小腫瘤・多発傾向
1923 胃カルチノイドの報告（von Askanzy）	(2)腺管形成傾向
1970 カルチノイドにペプチドホルモン産生が証明	(3)境界明瞭・周囲への浸潤なし
内分泌細胞と神経細胞に共通した形質を発現	(4)緩慢に成長・無害
→神経内分泌腫瘍	• karzinoide（独）
1980 神経内分泌腫瘍全体を「カルチノイド」と総称（WHO 分類）	• carcinoid（英）
2000 消化管カルチノイドという病名がなくなる（WHO 分類）	がんもどき
・高分化内分泌腫瘍，高分化内分泌癌，低分化内分泌癌	
2010 NET 分類（WHO 分類）	
2017 WHO 分類改訂（消化管以外）	
2019 WHO 分類改訂（消化管）	

図1　神経内分泌腫瘍の概念の変遷.

表1　WHO 分類の変遷.

1980 年 WHO 分類	2000 年 WHO 分類	2010 年 WHO 分類	2017/2019 年 WHO 分類
carcinoid	well differentiated endocrine tumor（WDET）高分化内分泌腫瘍	NET G1 神経内分泌腫瘍	NET G1 神経内分泌腫瘍
			NET G2 神経内分泌腫瘍
	well differentiated endocrine carcinoma（WDEC）高分化内分泌癌	NET G2 神経内分泌腫瘍	NET G3 神経内分泌腫瘍
	poorly differentiated endocrine carcinoma（PDEC）低分化内分泌癌	NEC 神経内分泌癌	NEC 神経内分泌癌

NET：neuroendocrine tumor，NEC：neuroendocrine carcinoma

136　第 3 章　胃 SEL の診断と治療（各論）〈腫瘍性〉

まず，NET の歴史的経緯について説明します（図1，表1）.

この疾患は，1907 年に Oberndorfer によって初めて記録されました[48]．彼は小腸に発生する小型で多発傾向のある腫瘍を発見し，これらの腫瘍は腺管を形成する傾向があり，境界が明瞭で周囲組織への浸潤がなく，緩慢に成長する特徴を見出しました．このような特性から，これらの腫瘍は「がんもどき」という意味を込めて「カルチノイド」と命名されました．そして 1923 年には胃カルチノイドの報告がありました[49].

その後，1970 年にカルチノイドがペプチドホルモンを産生することが証明され[50]，内分泌細胞と神経細胞に共通した特徴をもつことが明らかになり，「神経内分泌腫瘍」という用語が用いられるようになりました.

1980 年には，世界保健機関（WHO）の分類において，神経内分泌腫瘍全体が「カルチノイド」と総称されるようになりました[51]．その後，2000 年には消化管カルチノイドという病名が廃止され，高分化内分泌腫瘍，高分化内分泌癌，低分化内分泌癌という新たな分類が導入されました[52]．これは，臨床現場では遠隔転移を伴う症例が珍しくないことから，「がんもどき」という意味の「カルチノイド」という名称が，実際の臨床状況を反映していないとの懸念からです．2010 年には，WHO 分類で NET の分類が登場し[53]，2017 年と 2019 年にはさらなる改訂が行われました[54].

表2　2017/2019 年の WHO 分類.

2017/2019 年 WHO 分類	形態（組織学的分化度）	Ki-67 指数	核分裂像数（/10 HPF）	特徴
NET G1 神経内分泌腫瘍	高分化	<3%	<2	増殖能は低く，低〜中悪性度
NET G2 神経内分泌腫瘍	高分化	3〜20%	2〜20	増殖能は低く，低〜中悪性度
NET G3 神経内分泌腫瘍	高分化	>20%	>20	増殖能は高く，低〜高悪性度
NEC 神経内分泌癌	低分化	>20%	>20	増殖能は高く，超高悪性度

現行の 2017/2019 年の WHO 分類について，もう少し詳しくみていきましょう（表2）．この分類では，NET と神経内分泌癌（neuroendocrine carcinoma；NEC）の違いは，その形態，すなわち病理組織像の分化度に基づいています．NET は高分化であるのに対し，NEC は低分化です．さらに，細胞増殖能を評価する指標として Ki-67 指数と核分裂像数が使われ，これに基づいて NET を G1，G2，G3 というグレードに分類します．NET の大多数は G1 か G2 であり，増殖能が低く，低〜中悪性度の腫瘍です．NET G3 はまれな腫瘍であり，増殖能が高く，高悪性度の腫瘍も含まれます．一方，NEC は増殖能が高い低分化な腫瘍であり，急速に発育し，極めて予後が不良です.

9 ｜ 神経内分泌腫瘍（NET）　**137**

なお，WHO 分類では，NET と NEC を NEN (neuroendocrine neoplasia) という広い概念に一括りにしています．ここで注意すべき点は，NEN は日本語では「神経内分泌腫瘍」と翻訳されてしまい，NET（神経内分泌腫瘍）との日本語での区別が曖昧になってしまいます．これは英語の「tumor」と「neoplasia」がどちらも日本語で「腫瘍」と訳されたためです[55]．

悪性上皮性腫瘍

2）特殊型 Special Type
　(1) カルチノイド腫瘍 Carcinoid tumor/Neuroendocrine tumor
　(2) 内分泌細胞癌 Endocrine cell carcinoma/Neuroendocrine carcinoma
　(3) リンパ球浸潤癌 Carcinoma with lymphoid stroma
　(4) 胎児消化管類似癌 Adenocarcinoma with enteroblastic differentiation
　(5) 肝様腺癌 Hepatoid adenocarcinoma
　(6) 胃底腺型腺癌 Adenocarcinoma of fundic gland type
　(7) 腺扁平上皮癌 Adenosquamous carcinoma
　(8) 扁平上皮癌 Squamous cell carcinoma
　(9) 未分化癌 Undifferentiated carcinoma
　(10) その他の癌 Miscellaneous carcinomas

図 2　胃癌取扱い規約　第 15 版．
〔日本胃癌学会（編）．胃癌取扱い規約（第 15 版）．p30，金原出版，2017 より作成〕

さらに，話を複雑化させることとして，現行の本邦の『胃癌取扱い規約（第15版）』[25]と WHO 分類の名称の違いがあります．『胃癌取扱い規約（第15版）』では，悪性上皮性腫瘍の特殊型として「カルチノイド腫瘍」と「内分泌細胞癌」という用語が記載されています（図2）．WHO 分類では，これらはそれぞれ NET（神経内分泌腫瘍）と NEC（神経内分泌癌）に相当します．なお，現在は第 16 版の改訂作業が進行中で，今後名称や分類に変更がある可能性もあり，最新の情報に常に注意を払う必要があります．

このように，NET の理解には，名称や分類の変遷についての知識が必要です．

WHO 分類（2017/2019 年）

Neuroendocrine tumor（NET）神経内分泌腫瘍	Neuroendocrine carcinoma（NEC）神経内分泌癌

↓　　　　　↓

胃癌取扱い規約（第 15 版）

カルチノイド腫瘍	内分泌細胞癌

③胃の内分泌細胞の分布

ここからはNETについてさらに掘り下げて解説していきます．

胃のNETを理解するうえで，胃の内分泌細胞について理解することが非常に重要です．なぜなら，胃NETは胃の内分泌細胞である消化管クロム親和性細胞様（enterochromaffin-like；ECL）細胞から発生するからです．

胃の内分泌細胞の分布

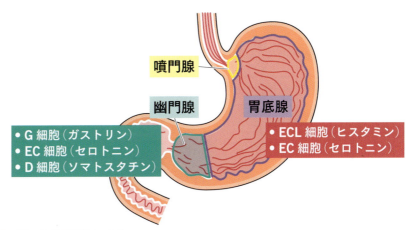

図3　胃の内分泌細胞の分布．

胃底腺には，ヒスタミンを分泌するECL細胞とセロトニンを分泌する消化管クロム親和性（enterochromaffin；EC）細胞が存在しています（図3）．また，幽門腺には，ガストリンを分泌するG細胞が存在します．これらの内分泌細胞は，胃の酸分泌を含むさまざまな生理機能に重要な役割を担っています．具体的に説明すると，食物の摂取や胃の伸張が刺激となり，G細胞からガストリンが分泌され，これが壁細胞とECL細胞を刺激し，壁細胞からの胃酸分泌を促進するシステムになっています．また，胃酸分泌が不足している場合，G細胞は胃酸分泌を促進するためにガストリンの産生を増加させます．

④NETの発生

先ほど説明した通り，胃のNETは，胃の内分泌細胞であるECL細胞に由来する上皮性腫瘍です．これらの内分泌細胞は，粘膜の深部に位置しているため，NETは粘膜の深層から発生し，早期に粘膜下層に浸潤する傾向があります．このため，NETの形態は非腫瘍上皮に覆われたSELの特徴を示します．

Point! NETは上皮性腫瘍！

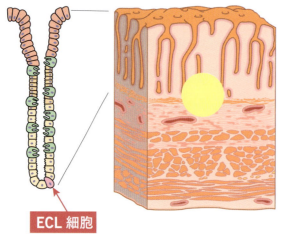

- 粘膜深層から発生
- SELの形態
- すぐにSMに浸潤

⑤ Rindi分類

表3 Rindi分類の特徴[54, 56-58].

	Type 1	Type 2	Type 3
頻度	80〜90%	5〜7%	10〜15%
腫瘍の特徴	小さい （1〜2 cm以下） 65％で多発	小さい （1〜2 cm以下） 多発	比較的大きい （1 cm以上） 単発
背景	自己免疫性胃炎	ガストリノーマ，MEN1	散発性
血清ガストリン	高値	高値	正常
酸分泌	低酸/無酸	高酸	正常
転移率	1〜3%	10〜30%	50%
5年生存率	〜100%	60〜90%	≦50%

　胃のNETは他の消化管NETとその臨床的特徴と治療方針が異なります．この違いを理解するうえで重要なのが，Rindi分類です（表3）[54, 56-58]．この分類では，胃NETはType 1，Type 2，Type 3の3つのカテゴリーに分けられます[*1]．

[*1] 当初のRindiらの論文では，NETの分類はType Ⅰ，Type Ⅱ，Type Ⅲとローマ数字で記載されていた．しかし，近年のWHO分類[54]や日本[55]や米国[59]のガイドラインでは，Type 1，Type 2，Type 3とアラビア数字で記載されることが多くなった．このため，本書ではアラビア数字を用いたType 1，Type 2，Type 3という表記を採用した．

まずType 1が最も一般的で，胃NET全体の約80〜90％を占め，病変径は小さく，多発する特徴があります．背景には自己免疫性胃炎がみられます．Type 2は全体の約5〜7％で最も少なく，これはガストリノーマや多発性内分泌腫瘍性1型（MEN1）と関連しています．そしてType 3は10〜15％を占め，一般的に単発で腫瘍径は比較的大きいです．

　血清ガストリンのレベルをみると，Type 1とType 2では高ガストリン血症がみられますが，Type 3では正常値です．また，酸分泌に関しては，Type 1が低酸から無酸症，Type 2は高酸症，Type 3は正常です．

　転移の頻度も，タイプによって異なります．Type 1は非常に低い転移率（1〜3％）を示しますが，Type 2では10〜30％，Type 3では約50％と高くなります．5年生存率もType 1はほぼ100％に近い高い生存率を示しますが，Type 2は60〜90％，Type 3は50％以下となっています．

　このように，Rindi分類に基づく胃NETの各タイプは，その臨床的特徴，血清ガストリンレベル，酸分泌，転移の頻度，そして生存率において，明確な違いを示しています．これらの違いを理解することは，適切な治療方針を立てるために重要です．

⑥Rindi分類における診断のストラテジー

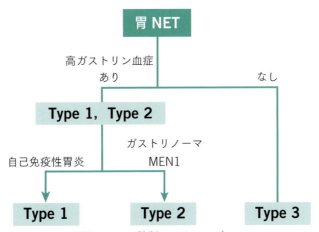

図4　Rindi分類における診断のストラテジー

　胃のNETにおけるRindi分類の診断の第一歩は，高ガストリン血症の有無を確認することです（図4）．この評価は胃NETの分類に不可欠です．もし高ガストリン血症が確認された場合，その症例はType 1かType 2の胃NETである可能性が高くなります．一方，高ガストリン血症がなければ，Type 3の胃NETを疑います．さらに，背景として自己免疫性胃炎がみられる場合は，Type 1の胃NETと診断されます．一方で，ガストリノーマや多発性内分泌腫瘍性1型（MEN1）の存在が確認される場合は，Type 2の胃NETと診断されます．

⑦ガストリンと胃 NET Type 1，Type 2 の関係

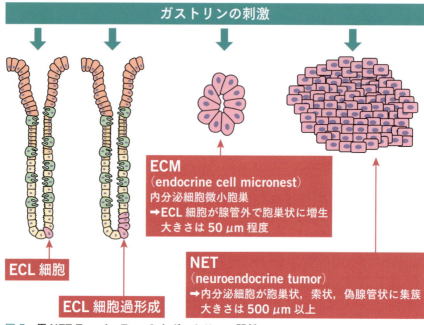

図 5 　胃 NET Type 1，Type 2 とガストリンの関係．

　胃 NET の Type 1 および Type 2 の成因について説明します．注目すべきは，これらの腫瘍が ECL 細胞から発生する点です（図 5）．ガストリンというホルモンによって刺激された ECL 細胞は過形成を来し，この過程が進むと，内分泌細胞微小胞巣（endocrine cell micronest；ECM）が形成されます．この ECM は，ECL 細胞が腺管外で胞巣状に増殖したもので，通常 50 μm 程度の大きさがあります．さらにガストリンの持続的な刺激によって，これらの ECM はさらに成長し NET へと変化します．ECM と NET の鑑別の 1 つに病変の大きさが関与しており，500 μm 以上の大きさになると NET と判断されます．このように，胃 NET の Type 1 および Type 2 はガストリンに依存する腫瘍といえます．

胃 NET Type 1，Type 2
➡ ガストリン依存性の腫瘍

⑧ 胃 NET Type 1 の発生機序

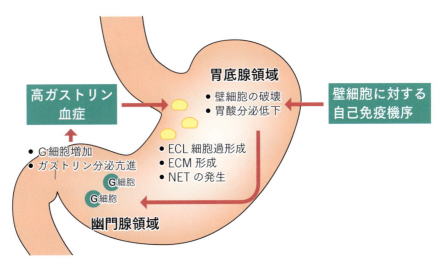

図6　胃 NET Type 1 の発生機序のシェーマ．

　胃 NET Type 1 の発生メカニズムについてさらに詳しくみていきましょう（図6）．この過程は，自己免疫性胃炎による壁細胞の破壊から始まります．この壁細胞の破壊によって胃酸分泌が低下し，それに反応して前庭部の G 細胞が増加し，ガストリンの分泌が過剰になります．この高ガストリン血症は，胃内の ECL 細胞に刺激を与え，これが過形成を引き起こします．そして，この ECL 細胞の過形成から ECM となり，最終的に NET が発生するのです．なお，ピロリ菌感染による萎縮性胃炎でも，壁細胞が高度に破壊され，胃酸分泌が低下すると，同様の機序でまれに胃 NET Type 1 が発生することが報告されています[60,61]．

📝 Note
自己免疫性胃炎

病態	・胃壁細胞に対する自己免疫反応（抗胃壁細胞抗体，抗内因子抗体） ・胃底腺領域の強い萎縮（逆萎縮） ・胃酸低下➡高ガストリン血症	幽門腺の自己抗体ではない ➡幽門腺領域には萎縮がない
腫瘍合併	・胃 NET Type 1 ・胃癌の合併も多い	

図7 自己免疫性胃炎の病態と腫瘍合併.

　胃 NET Type 1 の発生に関与する自己免疫性胃炎についてお話しします（図7）．この疾患の病態は，胃の壁細胞に対する自己免疫機序による壁細胞の破壊です．その結果，壁細胞が存在する胃底腺領域には，強い萎縮が生じます．重要な点は，壁細胞が存在しない前庭部（幽門腺）では萎縮が発生しないことです[*2]．これを逆萎縮と呼びます．壁細胞の減少により胃酸の分泌が低下し，それに反応して，前庭部（幽門腺）の G 細胞からのガストリンの分泌が増加し，結果的に高ガストリン血症が引き起こされます．さらに，自己免疫性胃炎では腫瘍の合併が多く，NET や胃癌の合併がそれぞれ 10% 程度とされています[62, 63]．

　なお，血清学的検査では抗胃壁細胞抗体や抗内因子抗体が陽性であることが一般的です．抗胃壁細胞抗体は感度 81%，特異度 90%，抗内因子抗体は感度 27%，特異度 100% と報告されています[64]．

体部は萎縮が強い　　　　　　前庭部は萎縮がない

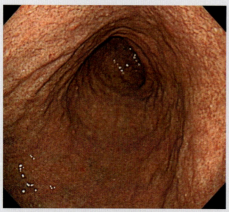 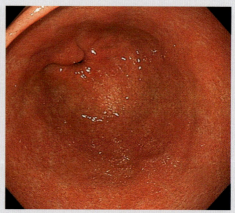

図8 自己免疫胃炎の内視鏡像.

[*2] 自己免疫性胃炎とピロリ菌感染が併存する場合，前庭部にも萎縮が認められることがあり，自己免疫性胃炎の診断が困難になることがあります．自己免疫性胃炎については，『Dr. 平澤の上部消化管内視鏡診断セミナー 下巻』（羊土社）で詳細に解説しているので，参照してください．

図8はピロリ菌未感染の自己免疫性胃炎の内視鏡像です．胃体部と穹窿部，つまり胃底腺領域では強い萎縮がみられます．一方，前庭部には萎縮がみられません．これが逆萎縮の所見です．

　図9に示されている病理組織像から，自己免疫性胃炎の特徴をみていきましょう．この病気は壁細胞に対する自己免疫反応によって起こります．そのため，壁細胞が存在する胃底腺領域（胃体部，穹窿部）の粘膜では，炎症細胞の浸潤が顕著です．特に壁細胞が位置する粘膜深部に炎症細胞が集まってきます．これは，ピロリ菌による炎症細胞浸潤が粘膜の表層を中心に生じるのとは対照的です．そして，壁細胞が減少することにより，胃底腺の萎縮が認められます．一方で，前庭部の幽門腺領域には壁細胞が存在しないため，ここでは萎縮がみられません．胃体部では，高ガストリン血症に反応して，Synaptophysin陽性のECL細胞の過形成がみられます．そして，前庭部の幽門腺領域では，胃酸分泌の低下に反応して，Gastrin陽性のG細胞の過形成が確認できます．このように，自己免疫性胃炎では，胃の固有胃腺の種類によって異なる反応が観察されることが，病理組織像から確認されます．

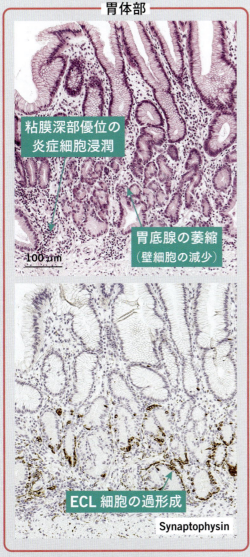
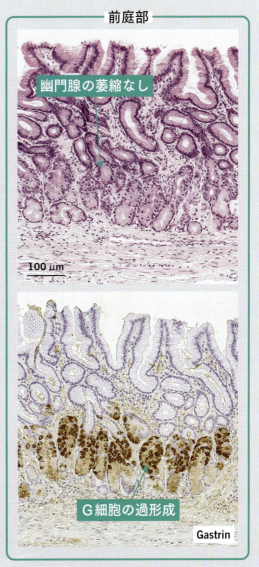

図9　自己免疫性胃炎の病理組織像．

⑨胃 NET Type 2 の発生機序

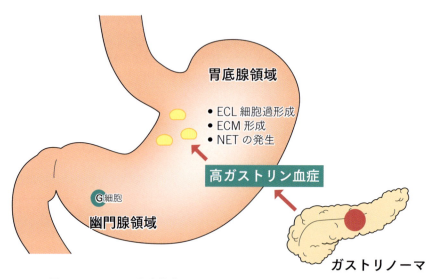

図10　胃 NET Type 2 の発生機序のシェーマ．

　さて，次に胃 NET Type 2 の発生機序について解説しましょう（図10）．胃 NET Type 2 は，主に膵臓などに発生するガストリノーマが原因で高ガストリン血症が起こる病態です．この高ガストリン血症が引き金となり，胃の ECL 細胞が過形成を起こします．この過形成がさらに進行すると，ECM が形成され，最終的に NET へと進展していくのです．つまり，胃 NET Type 2 はガストリノーマに起因する高ガストリン血症が原因となって発生する疾患であると理解してください．

⑩胃 NET Type 3 の発生機序

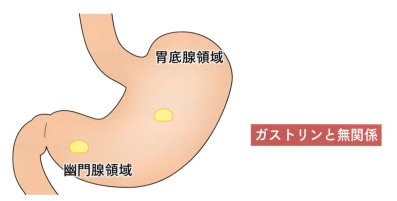

図11　胃 NET Type 3 の発生機序のシェーマ．

　最後は，胃 NET Type 3 の発生機序についてみていきましょう（図11）．胃 NET Type 3 は，ガストリンとは無関係に発生します．これは散発的に発生するタイプで，胃のどの部位にも発生する可能性があり，前庭部に発生することもあります．このタイプの NET は，ガストリンとは独立したメカニズムで発生するため，治療方針や臨床経過も他のタイプとは異なります．

⑪胃 NET 内視鏡像の特徴

胃 NET の内視鏡像

- 表面平滑な SEL
- やや黄色調
- 拡張，蛇行した血管を伴う
- 2 cm 以下でも頂部に陥凹や潰瘍形成
- EUS では第 2～3 層内の類円形で境界明瞭な，均一な低エコー腫瘤

図12　胃 NET の内視鏡像．

　胃の NET の内視鏡像についてみていきましょう（図12）．胃 NET の典型的な内視鏡像は，表面が平滑で，少し黄色がかった色調の SEL です．そして，表面に拡張・蛇行する血管を伴うことが多いです．比較的小さな腫瘍（2 cm 以下）でも，頂部に陥凹や潰瘍が形成される傾向があります．EUS においては，粘膜深層から粘膜下層（第 2～3 層）に境界明瞭で類円形の均一な低エコーの腫瘤が確認されます．均一な低エコーの所見は，均質な細胞が密集した充実性の腫瘍であることを示しています．また，圧排性に発育するため，病変の境界は明瞭です．このような EUS の所見は，胃 NET の診断において重要な手がかりとなります．

⑫症例提示（胃 NET）

胃 NET の症例をみていきましょう．

症例 1

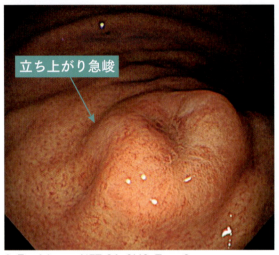
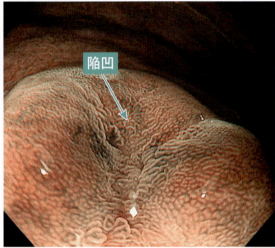

0-Ⅱa, 14 mm, NET G1, SM2, Type 3
図 13　［症例 1］胃 NET 内視鏡像．

　まず，症例 1（図 13）では背景粘膜には萎縮は認めません．背景に萎縮がない単発の NET は Type 3 の可能性が高いと考えます．病変は，立ち上がり急峻な 2 cm 弱の SEL であり，頂部は陥凹しています．上皮性腫瘍である NET は，2 cm 以下の小さな病変でも，陥凹，びらん，潰瘍などの上皮性変化を来しやすい特徴をもっています．

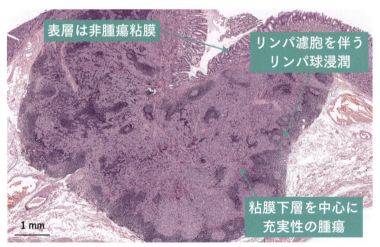

図 14　［症例 1］胃 NET 病理組織像①．

　病理組織学的に弱拡大の HE 染色では，腫瘍の表面は通常の粘膜に覆われていることが確認できます．そして，粘膜下層に充実性の腫瘍があり，リンパ濾胞を伴ったリンパ球浸潤を認めます（図 14）．

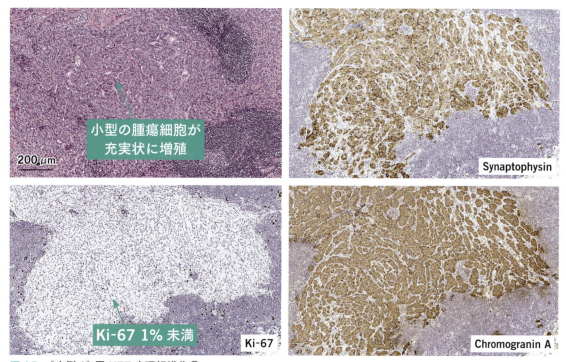

図15 ［症例1］胃NET病理組織像②.

　中拡大像（図15）では，小型の腫瘍細胞が密に増殖しています．SynaptophysinとChromogranin Aが陽性であり，Ki-67陽性率は1％未満です．以上より，NET G1と診断されました．

症例2

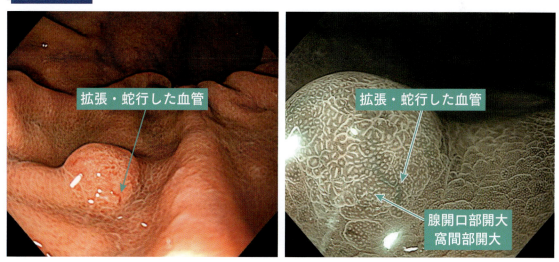

図16 ［症例2］胃NET内視鏡像.

　症例2（図16）では，背景に萎縮はなく，体下部大彎に5 mm程度のSELを認めます．表面には拡張・蛇行した血管が確認されます．NBIでみるとこの拡張・蛇行した

血管は，上皮のすぐ下に存在することがわかります．病変の辺縁では胃底腺の腺開口部（round pit）は少しずつ開大していて，頂部の窩間部は開大しています．このような所見は，上皮直下に腫瘍などの病変が存在することを示しています．

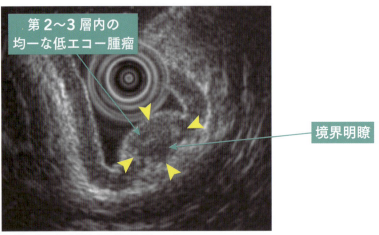

O-IIa, 5 mm, NET G2, SM1, Type 3
図 17　［症例 2］胃 NET EUS 像．

EUS 像（図 17）では，粘膜深層から粘膜下層（第 2～3 層）に境界明瞭で類円形の均一な低エコーの腫瘍を認め，NET を疑う所見です．

症例 3

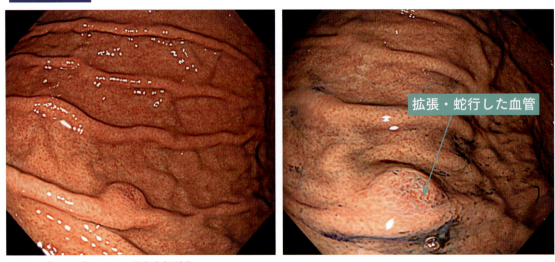

図 18　［症例 3］胃 NET 通常内視鏡像．

症例 3（図 18）は，背景に萎縮がなく，体中部大彎に 1 cm 弱の SEL があります．表面はやや発赤しており，拡張・蛇行した血管が確認されます．

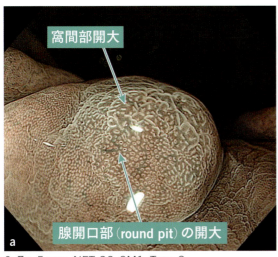 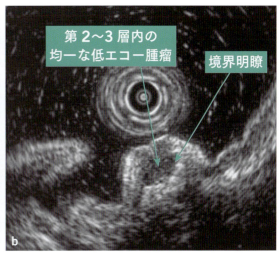

0-IIa, 5 mm, NET G2, SM1, Type 3

図19 ［症例3］胃NET拡大内視鏡像とEUS像.

　　NBIで近接すると，腺開口部と窩間部が開大した所見がみられます（図19a）．EUSでは，粘膜深層から粘膜下層（第2〜3層）に境界明瞭で類円形の均一な低エコー腫瘤を認め，NETの典型的な所見といえます（図19b）．

症例4

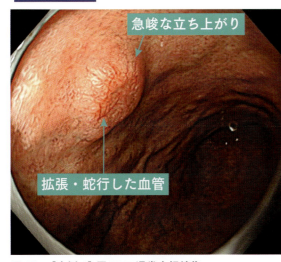 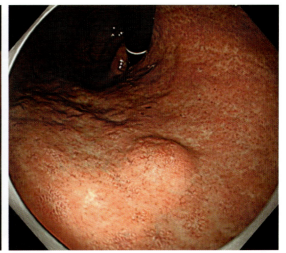

図20 ［症例4］胃NET通常内視鏡像.

　　症例4（図20）はピロリ菌除菌後の症例です．体中部前壁に急峻な立ち上がりをもつSELが観察されます．この急峻な立ち上がりは，病変が粘膜深層や粘膜下層など比較的浅い部位に主座があることを示唆しています．また，この病変では，拡張し蛇行する血管が顕著にみられます．

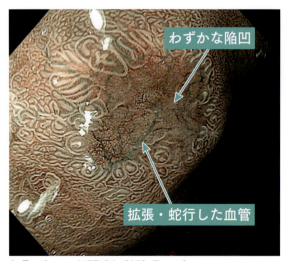

O-IIa, 6 mm, NET G1, SM2, Type 3
図21 ［症例4］胃NET拡大内視鏡像．

　NBI拡大観察（図21）では，頂部は若干陥凹しており，粘膜の浅いところに拡張・蛇行した血管がみられます．背景粘膜には萎縮はありますが，これはピロリ菌感染によるものであり，血清ガストリン値は正常値でした．つまり，ガストリン非依存性のNET Type 3と診断できます．

症例5

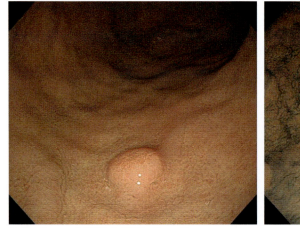 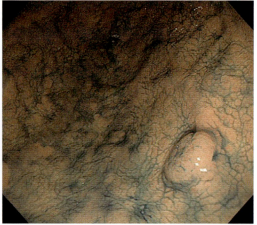

O-IIa, 5 mm, NET G1, SM1, Type 3
図22 ［症例5］胃NET内視鏡像．
［平澤俊明, 河内洋, 市村崇, 他. 神経内分泌腫瘍. 胃と腸 52：63-73, 2017 より転載］

　症例5（図22）[56]は，ピロリ菌未感染の症例です．体中部大彎に存在する5mm大のSELは，色調も周囲と同様で拡張・蛇行した血管もみられません．特に目立った特徴がなく，単純なSELの所見に過ぎません．これは，すべてのNETが特徴的な所見を伴っているわけではないことを示しています．

症例6

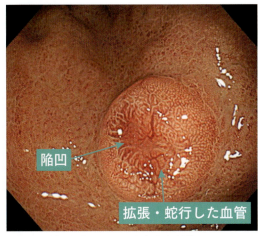
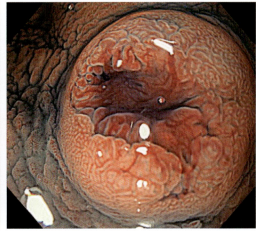

図23 ［症例6］胃 NET 通常内視鏡像.

　症例6（図23）は，ピロリ菌現感染の症例です．背景粘膜にびまん性発赤を認めますが，萎縮はみられません．胃体部に1cm弱の頂部に陥凹を伴うSELを認め，拡張・蛇行した血管が，かなり目立っています．

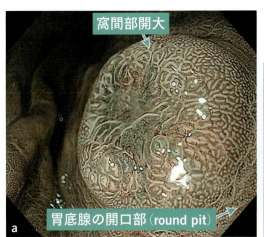
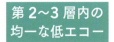

0-IIa, 8 mm, NET G2, SM2, Type 3
図24 ［症例6］胃 NET 拡大内視鏡像と EUS 像.

　NBI像（図24a）では，背景の胃底腺には round pit の腺開口部を認めますが，病変部では辺縁から中央に向かって腺開口部と窩間部が徐々に開大しています．これは，上皮の直下に何らかの病変が存在する徴候です．
　EUS像では，粘膜深層から粘膜下層（第2〜3層）に境界明瞭で類円形の低エコーの腫瘤が確認されます（図24b）．
　これらは，NETを強く疑う所見です．

9 ｜ 神経内分泌腫瘍（NET） 153

症例 7

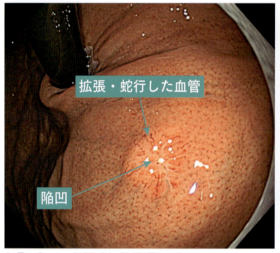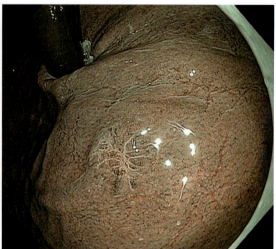

0-Ⅱa, 8 mm, NET G1, SM2, Type 3
図 25　［症例 7］胃 NET 内視鏡像．

　症例 7（図 25）は，ピロリ菌未感染の症例で，背景には萎縮は認めません．体上部前壁に 1 cm 弱の SEL が確認でき，その頂部には陥凹を伴い，拡張し蛇行した血管が目立ちます．これらの所見から NET を疑いますが，病変の丈が比較的低いため，MALT リンパ腫や胃底腺型腺癌の可能性も考慮する必要があります．

　なお，この病変は，最初の 2 回の生検で Group 1 と診断され，3 回目の生検でやっと NET との診断が下されました．一般的に NET は生検によって診断されやすいとされていますが，病変の表層が非腫瘍性組織で覆われているため，通常の生検では NET が検出されない場合があります．そのため，内視鏡検査で NET を疑っている状況で，病理組織診断で Group 1 とされた場合には，より深部まで達するボーリング生検などの追加を検討する必要があります．

症例 8

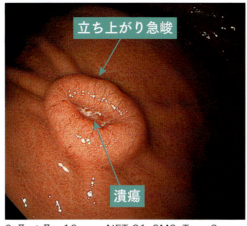
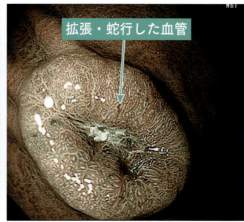

0-IIa+IIc, 16 mm, NET G1, SM2, Type 3

図 26 ［症例 8］胃 NET 内視鏡像.

　症例 8（図 26）はピロリ菌現感染であり，背景にびまん性発赤がみられます．胃体部に立ち上がりが急峻な約 15 mm の SEL を認め，病変の中央部分が陥凹し，潰瘍が存在しています．また，拡張・蛇行した血管が確認できます．これらの内視鏡像は，NET を疑わせる特徴を示していますが，SEL の形態を示す胃癌や MALT リンパ腫なども鑑別に入れる必要があります．

症例 9

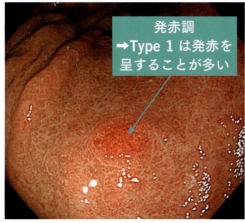
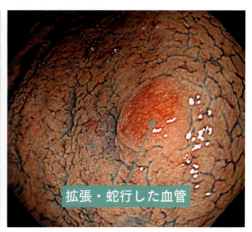

0-IIa, NET G1, 5 mm, SM1, Type 1

図 27 ［症例 9］胃 NET 内視鏡像.

　症例 9（図 27）は，自己免疫性胃炎を背景にもつ，胃 NET Type 1 の症例です．背景粘膜は萎縮しており，体部に 5 mm 大の SEL がみられます．この病変の頂部は顕著に発赤しており，拡張・蛇行した血管を伴っています．胃 NET Type 1 は，このように発赤が目立つ病変が多いです．

症例 10

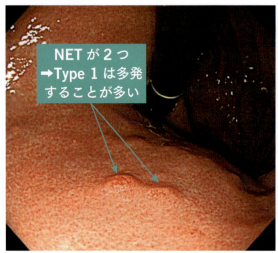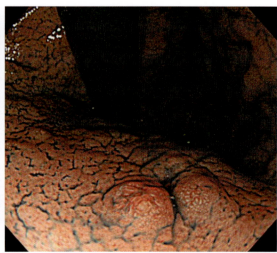

図 28 ［症例 10］胃 NET 内視鏡像①．

　症例 10（図 28）も自己免疫性胃炎を背景とした胃 NET Type 1 です．この症例は，背景の粘膜に萎縮を伴っており，体上部小彎に 2 つの小さな SEL が確認できます．胃 NET Type 1 では，このように多発することがよくあります．

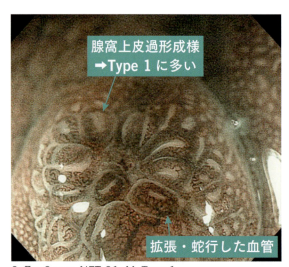

0-Ⅱa, 2 mm, NET G1, M, Type 1
図 29 ［症例 10］胃 NET 内視鏡像②．

　近接して観察すると，表層には腺窩上皮過形成の所見を認めます（図 29）．さらに粘膜の浅い層には拡張・蛇行した血管がみられます．表層の腺窩上皮過形成は，胃 NET Type 1 で一般的にみられ，その結果として病変の発赤が目立つようになると考えられます．

⑬胃NETの治療（症例検討）

　胃NETの治療にはさまざまな選択肢があり，どの治療を選択するかは，時に悩ましい問題です．これから代表的な症例をみていきながら，胃NETの治療について考えていきましょう．

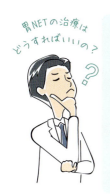

- 50代，女性
- 近医で多発する胃NETを指摘され，胃全摘を勧められた．
- セカンドオピニオンを希望し当院を受診．

　　・ピロリ菌除菌歴なし
　　・血清ピロリ菌抗体：陰性（3 U/mL未満）
　　・血清ガストリン：4,900 pg/mL
　　・抗胃壁細胞抗体：陽性（10倍）

図30　［症例］胃NET．

　50代の女性患者さんが，近医で多発する胃のNETを診断され，胃全摘を勧められました（図30）．この患者さんはセカンドオピニオンを求めてがん研有明病院を受診しました．ピロリ菌の除菌歴はなく，血清ピロリ菌抗体も陰性でした．一方，血清ガストリン値は4,900 pg/mLと著しく高く，抗胃壁細胞抗体が陽性（10倍）であることが判明しました．

　この症例から，胃NETの診断と治療方針について検討していきましょう．

　胃NETの治療戦略において，まず重要なのはRindi分類に基づくタイプの特定です．問診および血液検査から，ピロリ菌未感染の自己免疫性胃炎を疑います．

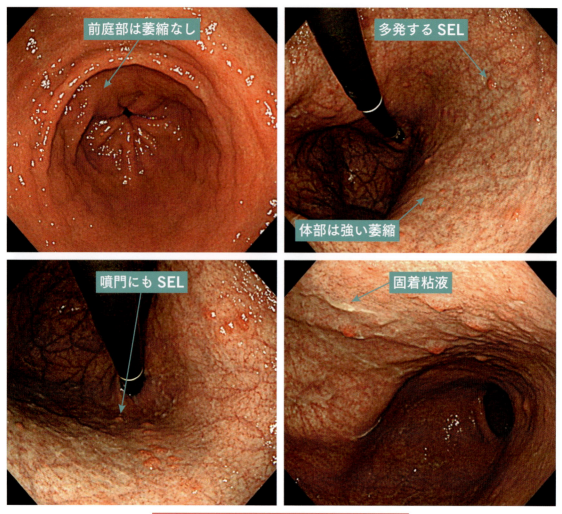

自己免疫性胃炎に伴う多発 NET（Type 1）

図31　[症例] 胃 NET 内視鏡像.

　　図31の内視鏡所見は前庭部に萎縮がみられず，一方で体部には強い萎縮が確認されます．つまり，逆萎縮の所見です．また，自己免疫性胃炎に特徴的な固着粘液も認めます．これらの典型的な自己免疫性胃炎の内視鏡像と抗壁細胞抗体が陽性であることから，この患者さんは自己免疫性胃炎の確診例と判断されます[65]．

　　内視鏡像では，胃底腺領域に多発する小さな発赤調の SEL が観察され，これらはすべて NET である可能性が高いです．しかし，これらの病変が非常に多いため，すべてを内視鏡で切除することは現実的ではありません．また噴門部まで NET が存在しているため，すべての病変を切除する場合は胃全摘術が必要になります．しかし，胃全摘術は術後の QOL の著しい低下が伴います．

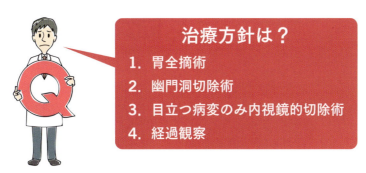

図 32　自己免疫性胃炎に伴う多発する胃 NET Type 1 の治療方針.

　自己免疫性胃炎に伴う多発する NET Type 1 の治療方針については，胃全摘術，幽門洞切除術，目立つ病変のみの内視鏡的切除術，あるいは経過観察が選択肢として挙げられます（図 32）．

⑭ガイドライン別にみる胃 NET の治療方針

表 4　胃 NET 治療方針のガイドライン別比較．

	Type 1, 2[*1]	Type 3
日本 (2019)[55]	・腫瘍径＜1 cm，少数，MP 浸潤なし，リンパ節転移なし 　→経過観察または内視鏡的切除術 ・腫瘍径＜1 cm，多数，MP 浸潤なし，リンパ節転移なし 　→局所切除術，胃切除術，幽門洞切除術 ・腫瘍径≧1 cm 　→胃切除術＋リンパ節郭清	胃切除術＋リンパ節郭清
欧州 ENETS (2023)[66] [*3]	・腫瘍径＜1 cm 　→経過観察または内視鏡的切除術（少数病変の場合） ・腫瘍径 1～2 cm，MP 浸潤なし 　→内視鏡的切除術 ・MP 浸潤，切除後脈管侵襲陽性，Ki-67 高値[*2] 　→外科的切除術（局所切除＋リンパ節サンプリングまたは胃切除術＋リンパ節郭清）	・NET G1，腫瘍径≦1 cm，MP 浸潤なし 　→内視鏡的切除術 ・上記以外 　→外科的切除術（局所切除＋リンパ節サンプリングまたは胃切除術＋リンパ節郭清）
米国 NCCN (2023)[59]	・経過観察し，目立つ腫瘍は内視鏡的切除術	・胃切除術＋リンパ節郭清 ・リンパ節転移のないものは外科的局所切除，内視鏡的切除も考慮．ただし内視鏡的切除は腫瘍径≦1 cm かつ NET G1 かつ MP 浸潤なし．

＊1　Type 2 はガストリン産生腫瘍の外科的切除が基本である．
＊2　Ki-67 のカットオフ値は規定されていない．
＊3　ENETS では，NET G3 についてもアルゴリズムに記載されている．しかし，NET G3 はまれであり，煩雑になるのでここでは割愛し，NET G1, G2 のみの治療方針を記載する．
※すべての内視鏡的切除は術前検査でリンパ節転移がないことが前提である．

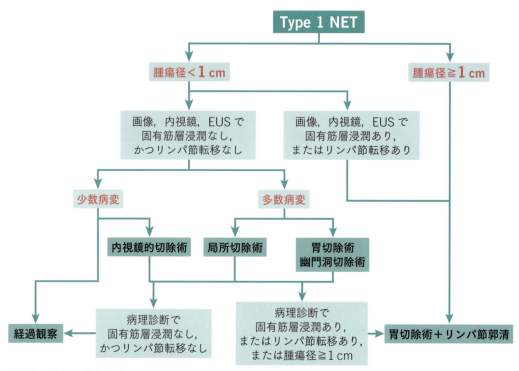

図33 日本のガイドライン.
〔日本神経内分泌腫瘍研究会(JNETS),膵・消化管神経内分泌腫瘍 診療ガイドライン第2版作成委員会(編).膵・消化管神経内分泌腫瘍 診療ガイドライン第2版.金原出版,東京,2019より転載〕

　胃NETの治療に関するガイドラインをみていきます(表4,図33)[55,59,66].
　日本では,Type 1,2の場合,腫瘍径が1cm未満であり,固有筋層への浸潤やリンパ節転移がない少数病変の場合は,経過観察または内視鏡的切除術が推奨されます.腫瘍径が1cm未満でも多数の病変が存在する場合は,局所切除術,胃切除術,幽門洞切除術が選択肢として挙げられています.腫瘍径が1cm以上の場合は,リンパ節郭清を伴う胃切除術の適応です.
　欧州のガイドラインであるENETSでは,腫瘍径1cm未満の場合は経過観察または内視鏡的切除術が推奨され,腫瘍径1cm以上の場合は内視鏡的切除術が推奨されます.そして,固有筋層への浸潤がある場合,切除後脈管侵襲が陽性である場合,あるいはKi-67指数が高い場合には,外科的切除術が推奨されます.
　米国のガイドラインであるNCCNでは,経過観察を基本とし,目立つ腫瘍は内視鏡的切除術が推奨されます.
　このように,胃NETの治療選択肢は地域によって相違を認めます.

⑮症例の経過

経過

- 自己免疫性胃炎に伴う多発胃 NET と診断
- 5 mm 以下の NET を 20 個以上認めた

- 治療方針として以下を提示
  - 経過観察
  - 5 mm 以上の NET を内視鏡的切除術
  - 胃全摘術
  - 幽門洞切除術

- 経過観察を希望された

- 半年後の内視鏡では著変なし
- 再度治療について説明し，幽門洞切除術を希望された
- 術後病理では切除範囲内に計 13 個の NET（0.5 mm 以上 5 mm 未満）を認めた
- すべて NET G1，深達度 M が 12 個，SM1 が 1 個であった

図 34　経過.

p.157 の症例の経過を示します（図 34）. まず，自己免疫性胃炎に伴う Type 1 の多発胃 NET と診断しました. 病変は，すべて 5 mm 以下の小さなものですが，確認された個数は 20 個以上に上ります. 治療方針に関して，患者さんには経過観察，5 mm 以上の NET の内視鏡的切除術，胃全摘術，または幽門洞切除術の選択肢を提示しました. 患者さんは最初に経過観察を選択し，半年後の内視鏡検査で特に変化はみられませんでした. その後，改めて治療についての説明を行ったところ，患者さんは幽門洞切除術を希望し，腹腔鏡下幽門側胃切除術[*3] を施行しました. 術後の病理組織診断では，切除範囲内に合計 13 個の NET（0.5 mm 以上 5 mm 未満）が確認されました. これらはすべて NET G1 であり，深達度は M が 12 個，SM1 が 1 個でした.

---

*3　G 細胞は主に前庭部の幽門腺領域に存在しているが，個人差によっては胃角周囲まで広がっていることがある. そのため，G 細胞を確実に切除するには，幽門洞よりも口側での切除が有効であると考えている. 幽門洞だけを切除しているのではないので，正確には幽門洞切除術ではなく，幽門側胃切除術の術式である.

9　神経内分泌腫瘍（NET）　**161**

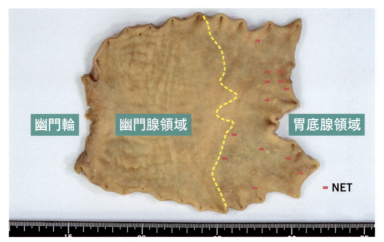

図 35 切除標本の肉眼像.

　図 35 は切除標本の肉眼像です．黄色い点線は幽門腺と胃底腺の腺境界を示しています．そして，赤色の点が NET の存在部位です．切除範囲内には 0.5 mm 以上 5 mm 未満の NET を計 13 個認めました．

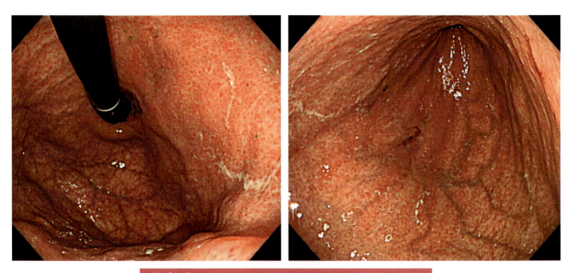

血清ガストリン 4,900 pg/mL ➡ 190 pg/mL
残胃に残存していた NET はすべて消失！

図 36 幽門洞切除術から 3 年後の内視鏡像.

　図 36 は術後 3 年の残胃の内視鏡像です．以前存在した多数の NET は，すべて消失していました！　また，血清ガストリン値[*4]は手術前の 4,900 pg/mL から正常値である 190 pg/mL に低下していました．

[*4] 本邦では，2023 年 5 月からガストリンの測定試薬が変更され，それに伴いガストリンの単位と基準範囲も変更された．新しい単位は pmol/L で，基準範囲は 11.9〜46.9 である．本書に記載されているガストリンの測定結果は，すべて旧試薬のもので，単位は pg/mL，基準範囲は 42〜200 である．

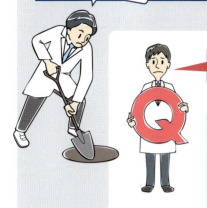

さらに掘り下げ！ なぜ幽門洞切除術で残胃のNETが消失するのか？

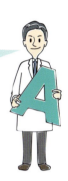

幽門洞切除術でなぜNETが消失するのか？

胃NET Type 1の原因は前庭部のG細胞が分泌するガストリン

↓

幽門洞切除術によりG細胞が存在する前庭部を切除するので，ガストリンが正常値になる

↓

ガストリン依存性のNETが消える

図37 幽門洞切除術でなぜNETが消失するのか？

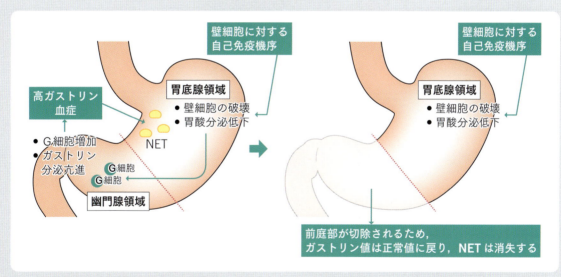

図38 幽門洞切除術でなぜNETが消失するのか？

　　　幽門洞切除術が胃NET Type 1の治療に効果的である理由について説明します（図37，38）．胃NET Type 1は，前庭部にあるG細胞から分泌されるガストリンによって発生します．幽門洞切除術により，G細胞が存在する前庭部が切除されるため，ガストリン値は正常値に戻ります．その結果，ガストリン依存性のNETが消失します．この治療法によって胃全摘を避けることが可能になり，これは患者さんにとって非常に大きなメリットです．

⑯ 胃 NET Type 3 の治療（症例提示）

次に，胃 NET Type 3 の治療戦略についてお話しします．本邦ではスクリーニング目的の内視鏡検査が普及しているため，無症状の 10 mm 以下の胃 NET Type 3 がよく発見されます．これらの小さな NET は，内視鏡的切除で容易に治療可能です．しかしながら，胃 NET Type 3 は Type 1，2 よりも悪性度が高く，リンパ節転移のリスクを考慮して，リンパ節郭清を伴う胃切除術も考慮されます．このため，臨床現場では小さな胃 NET Type 3 に対して内視鏡治療を行うかどうかという判断にしばしば悩まされます．これは，治療方針の選択に当たり，長期予後と患者さんの QOL を考慮する必要があるためです．

- 50 代，男性
- スクリーニング EGD で胃の NET（G1）を指摘された

- ピロリ菌除菌歴なし
- 血清ピロリ菌抗体：陽性（27 U/mL）
- 血清ガストリン：200 pg/mL
- 抗胃壁細胞抗体：陰性（10 倍未満）

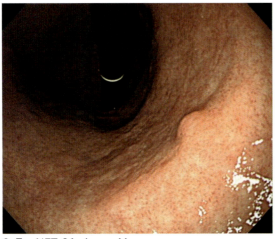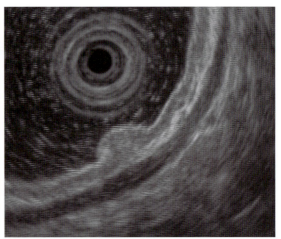

O-IIa, NET G1, 4 mm, M

図 39 ［症例］胃 NET Type 3．

ここで代表的な症例を提示します（図 39）．50 代の男性が，スクリーニングの内視鏡検査で胃の NET G1 と診断され，紹介となりました．ピロリ菌の除菌歴はなく，血清ピロリ菌抗体は陽性，ガストリン値は 200 pg/mL，抗胃壁細胞抗体は陰性でした．

体中部小彎には 5 mm 程度の SEL がみられ，EUS では粘膜内に留まる病変であると考えられました．ガストリンは正常値であり，胃 NET Type 3 と診断しました．

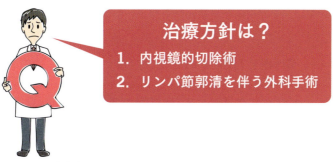

図40 治療方針は？

　この胃 NET Type 3 に対して，内視鏡的切除術か，リンパ節郭清を伴う外科手術を行うか，非常に悩ましいところです（図40）．

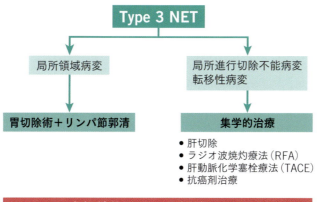

図41 日本のガイドライン．
〔日本神経内分泌腫瘍研究会（JNETS），膵・消化管神経内分泌腫瘍 診療ガイドライン第2版作成委員会（編）．膵・消化管神経内分泌腫瘍 診療ガイドライン第2版．金原出版，東京，2019 を参考に作成〕

　日本のガイドラインによると，胃 NET Type 3 の治療は，胃切除＋リンパ節郭清が推奨されます[55]．内視鏡的切除術については特に言及されていません（図41）．

　海外のガイドライン（p.159 の表4）をみていきますと，欧州のガイドラインでは，10 mm 以下の NET G1 で固有筋層への浸潤がない病変では，内視鏡的切除術が推奨されています[*5]．米国のガイドラインでは，胃切除術＋リンパ節郭清が推奨されていますが，リンパ節転移のないものは外科的局所切除と内視鏡的切除も考慮すべきと記載されています．ただし内視鏡的切除術は腫瘍径 1 cm 以下で NET G1 かつ固有筋層（MP）への浸潤ない病変が対象です．

　日米欧ガイドラインをみても，この小さな胃 NET Type 3 に対する最適な治療方

[*5] 2016 年の欧州のガイドラインでは，胃 NET Type 3 はすべて胃切除術＋リンパ節郭清が推奨されていた[67]．

針については，まだ明確な結論が得られていないことがわかります．

> **胃 NET Type 3 の内視鏡治療についての過去の報告**
>
> - 日本での Type 3，30 例の多施設集計
>   - 転移のリスク解析から内視鏡的切除の適応を NET G1，G2 かつ 10 mm 以下としている
> - 韓国の 50 例の Type 3 の内視鏡的切除の検討
>   - 20 mm 以下，深達度 SM まで，脈管侵襲なしを満たす症例では再発は認めず，内視鏡的切除も許容される

図 42　胃 NET Type 3 の内視鏡治療についての過去の報告[68, 69]．

　それでは，胃 NET Type 3 の内視鏡的切除術に関する論文について，さらに詳細に掘り下げてみましょう (図 42)．
　日本国内での胃 NET Type 3，30 例の多施設集計研究では，転移リスクの解析に基づき，内視鏡的切除術の適応を NET G1，G2 でかつ 10 mm 以下としています[68]．韓国の 50 症例の Type 3 の内視鏡的切除術の検討では，20 mm 以下，深達度が粘膜下層 (SM) までで，脈管侵襲がない症例においては再発が認められず，内視鏡的切除が許容されるとしています[69]．
　しかし，これらの研究はいずれも少数例に基づく検討であり，内視鏡的治療のエビデンスの構築のためにはもっと大規模なデータが必要とされていました．

⑰ 胃 NET Type 3 の多施設共同研究

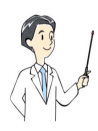

ALL JAPAN でデータを集めよう！

　さて，私が先ほどご紹介した症例 (図 39) は，実は 2011 年のものです．その当時，私たちは外科と内科の合同胃グループカンファレンスで，胃 NET Type 3 の治療方針について熱心にディスカッションしました．私が事前に行った論文検索では，胃 NET Type 3 に対する内視鏡治療に関する報告は少なく，その適応について十分なデータが得られませんでした．この状況を共有した際，当時の胃外科部長であった佐野武先生から，「データがないなら，日本全国から症例を集めてエビデンスをつくればいい」という助言をいただきました．この一言がきっかけとなり，胃 NET Type 3 の治療に関するエビデンス構築に着手しました．
　私はこの研究の事務局を担当し，研究費の調達，全国の医師との連携，病理標本の整理，データの整理と解析，そして論文の作成に至るまで，多くの課題に取り組みました．そして，データを提供していただいた全国 53 施設の先生方，すべての病理標本を中央判定として再評価していただいたがん研有明病院病理部の山本智理子先生，

研究・論文を指導いただいた佐野武先生の多大なるご協力により，世界で最も多い胃NET Type 3の詳細なデータベースが完成しました．最終的に研究着手から10年後の2021年に，胃NET Type 3の治療方針の論文を世界に発表することができました．この論文は，世界のNET治療のガイドラインに引用されるようになり，臨床現場での胃NET Type 3の治療方針決定の際に，重要な参考資料となっています．

⑱ 胃 NET Type 3 の全国多施設共同研究の論文

研究デザイン

Design： A retrospective study.

Setting： Multicenter study (53 institution).

Patients： NET Type 3.

Intervention： Surgical or endoscopic resection.

Main Outcome： Therapeutic efficacy, follow-up result and risk factors of lymph node metastasis.

Pathological evaluation

- All histological slides were reviewed by a single pathologist.
- Lymphovascular involvement and tumor grading was check by immunohistochemical staining.
  - D2-40
  - VB-HE
  - Ki-67

図43 研究デザイン.
[Hirasawa T, Yamamoto N, Sano T. Is endoscopic resection appropriate for Type 3 gastric neuroendocrine tumors? Retrospective multicenter study. Dig Endosc 33：408-417, 2021 を参考に作成]

　では，その論文を詳細に解説していきます（図43）[70]．この研究は後ろ向き研究（retrospective study）で，全国の53施設からデータを収集しました．対象は外科手術もしくは内視鏡切除を受けた胃NET Type 3の症例です．主な研究目的は，治療の有効性，長期予後，およびリンパ節転移のリスクファクターの分析です．病理診断の精度を高めるため，全症例の病理プレパラートをがん研有明病院まで郵送してもらい，D2-40，VB-HE，Ki-67の免疫組織化学染色を追加したうえで，病理の中央判定を行いました．

9 ｜ 神経内分泌腫瘍（NET）

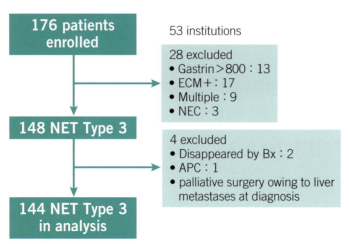

図44 症例登録.
[Hirasawa T, Yamamoto N, Sano T. Is endoscopic resection appropriate for Type 3 gastric neuroendocrine tumors? Retrospective multicenter study. Dig Endosc 33：408-417, 2021 を参考に作成]

　この研究では，53施設から176症例がエントリーされましたが（図44），胃NET Type 3でないと考えられる28症例を除外し，さらに生検で消失した4症例を除外し，最終的に144症例の胃NET Type 3を検討しました[70]．

表5　治療別の臨床病理学的特徴①：腫瘍径．

Characteristics	ER (n=63)	Primary surgery (n=81)	p value
Tumor size, median (range), mm	7 (2〜25)	12 (1〜100)	<0.01
≦5	26	8	
6〜10	30	28	
11〜15	6	16	
16〜20	0	13	
≧21	1	16	
WHO classification, n (%)			0.9
NET G1	39 (61.9)	51 (63.0)	
NET G2	24 (38.1)	30 (37.0)	
Depth of tumor, n (%)			<0.01
T1a (M)	7 (11.1)	6 (7.4)	
T1b1 (SM1)	18 (28.6)	4 (4.9)	
T1b2 (SM2)	38 (60.3)	54 (66.7)	
T2 (MP)	0 (0)	11 (13.6)	
T3 (SS)	0 (0)	5 (6.2)	
T4 (SE or SI)	0 (0)	1 (1.2)	

10 mm 以下が 63.8%

[Hirasawa T, Yamamoto N, Sano T. Is endoscopic resection appropriate for Type 3 gastric neuroendocrine tumors？ Retrospective multicenter study. Dig Endosc 33：408-417, 2021 を参考に作成]

臨床病理学的特徴を治療別にみると（表5），63.8％の症例が 10 mm 以下の小さな病変でした[70]．海外の報告では，胃 NET Type 3 は 2 cm 以上の大きい病変が多いとされていますが，日本ではスクリーニングの内視鏡検査の普及により，症状のない小さな NET がよく発見されることを反映しています．

表6　治療別の臨床病理学的特徴②：深達度．

Characteristics	ER (n=63)	Primary surgery (n=81)	p value
Tumor size, median (range), mm	7 (2〜25)	12 (1〜100)	<0.01
≦5	26	8	
6〜10	30	28	
11〜15	6	16	
16〜20	0	13	
≧21	1	16	
WHO classification, n (%)			0.9
NET G1	39 (61.9)	51 (63.0)	
NET G2	24 (38.1)	30 (37.0)	
Depth of tumor, n (%)			<0.01
T1a (M)	7 (11.1)	6 (7.4)	
T1b1 (SM1)	18 (28.6)	4 (4.9)	
T1b2 (SM2)	38 (60.3)	54 (66.7)	
T2 (MP)	0 (0)	11 (13.6)	
T3 (SS)	0 (0)	5 (6.2)	
T4 (SE or SI)	0 (0)	1 (1.2)	

M / SM が 88.2％

［Hirasawa T, Yamamoto N, Sano T. Is endoscopic resection appropriate for Type 3 gastric neuro-endocrine tumors? Retrospective multicenter study. Dig Endosc 33：408-417, 2021 を参考に作成］

　深達度に関しては，M，SM までの浸潤が 88.2％であり，約9割の病変の深達度が SM までであることがわかりました（表6）[70]．

9｜神経内分泌腫瘍（NET）　**169**

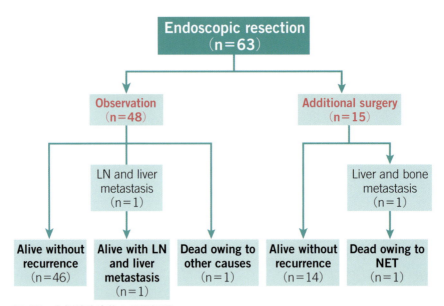

図 45　内視鏡治療後の長期経過.
[Hirasawa T, Yamamoto N, Sano T. Is endoscopic resection appropriate for Type 3 gastric neuroendocrine tumors？ Retrospective multicenter study. Dig Endosc 33：408–417, 2021 を参考に作成]

　次に，長期予後についてみていきましょう．内視鏡切除を受けた 63 例のうち，そのまま経過観察されたのは 48 症例で，このなかで 1 症例のみリンパ節転移が認められましたが，その後治療をして生存しています．追加手術を受けた 15 症例のうち，1 症例が肝転移，骨転移を伴い NET で亡くなりました（図 45）[70]．

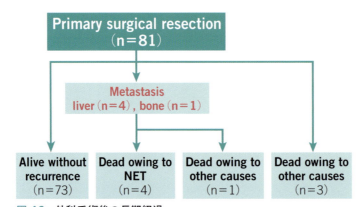

図 46　外科手術後の長期経過.
[Hirasawa T, Yamamoto N, Sano T. Is endoscopic resection appropriate for Type 3 gastric neuroendocrine tumors？ Retrospective multicenter study. Dig Endosc 33：408–417, 2021 を参考に作成]

　初期治療として外科手術を受けた 81 症例をみると，再発なしは 73 症例，再発ありは 5 症例でした．再発症例のうち 4 症例が NET で亡くなりました（図 46）[70]．

表7 リンパ節転移リスクの検討（リンパ節郭清症例の解析）.

Characteristics	LNM positive (n＝15)	LNM negative (n＝78)	Rate of LNM (％)	p value
Tumor size, mm				0.03
≦5	0	11	0.0	
6〜10	4	29	12.1	
11〜15	3	15	16.7	
16〜20	3	11	21.4	
≧21	5	12	29.4	
WHO classification, n				0.05
NET G1	5	47	9.6	
NET G2	10	31	24.4	
Depth of tumor, n				0.03
T1a（M）〜T1b1（SM1）	0	12	0.0	
T1b2（SM2）	9	55	14.1	
T2（MP）〜T4（SI）	6	11	35.3	
Lymphatic invasion, n				0.27
Positive	6	12	33.3	
Negative	9	66	12.0	
Vascular invasion, n				0.28
Positive	9	35	20.5	
Negative	6	43	12.2	

〔Hirasawa T, Yamamoto N, Sano T. Is endoscopic resection appropriate for Type 3 gastric neuroendocrine tumors？ Retrospective multicenter study. Dig Endosc 33：408-417, 2021 を参考に作成〕

　さらに，リンパ節郭清を行った93症例で臨床病理学的因子とリンパ節転移の関係を検討しました．その結果，腫瘍径が6〜10 mm の症例でもリンパ節転移の割合は12.1％と比較的高く，小さな腫瘍でもリンパ節への転移があることが示されました（表7）[70]．NET G1 と G2 を比較すると，G1 の転移率は9.6％であるのに対し，G2 は24.4％と，G2 のほうが転移する傾向がありました．深達度に関しては，M/SM1 ではリンパ節転移がないものの，母数が12例と少ないため十分な結論を出すのは難しいです．リンパ管侵襲の有無については，リンパ管侵襲陽性の場合，リンパ節転移の割合が33.3％であるのに対し，リンパ管侵襲陰性の場合は12.0％でした．静脈侵襲の有無についても，静脈侵襲陽性の場合リンパ節転移率が20.5％，陰性の場合は12.2％で，いずれも陽性のほうがリンパ節転移の割合が高い傾向にありますが，有意差はありませんでした．

表8　NET G1，10 mm 以下，深達度が M/SM，脈管侵襲陰性の症例のリンパ節転移率と長期経過.

Characteristics and clinical outcome	ER (n＝29)	Primary surgery (n＝24)
Tumor size, median, mm	5	7
≦5	17	6
6〜10	12	18
Depth of tumor, n（%）		
T1a（M）	3 (10.3)	5 (20.8)
T1b1（SM1）	9 (31.0)	2 (8.3)
T1b2（SM2）	17 (58.7)	17 (70.9)
Lymph node metastasis, n（%）		
Positive	NA	2 (8.3)
Negative	NA	22 (91.7)
Unknown	29 (100)	0 (0)
Clinical outcome		
Alive without recurrence	28	23
Alive with recurrence	0	0
Dead owing to NET	0	0
Dead owing to other causes	1	1
Median follow-up duration（months）	34	52

NET G1，10 mm 以下，M / SM，脈管侵襲陰性でも 8.3％にリンパ節転移

NET による死亡なし

〔Hirasawa T, Yamamoto N, Sano T. Is endoscopic resection appropriate for Type 3 gastric neuroendocrine tumors？ Retrospective multicenter study. Dig Endosc 33：408-417, 2021 を参考に作成〕

　リンパ節転移がない群を絞り込むために，10 mm 以下で深達度が M/SM，NET G1，脈管侵襲がないものという条件で検討してみましたが，このような条件でもリンパ節転移は 8.3％に認めました（表8）[70]．しかし，NET で亡くなった症例はありませんでした．

表9　NET G1，10 mm 以下，深達度が M/SM，脈管侵襲陰性のリンパ節転移症例.

Age (years)	Sex	First treatment	Second treatment	Tumor size (mm)	Depth	Ly	V	WHO grading	LNM	Recurrence	Outcomes	Observation period (months)
76	M	Gastrectomy	None	8	SM2	−	−	NET G1	+	−	Alive	27
56	M	Gastrectomy	None	6	SM2	−	−	NET G1	+	−	Alive	24

〔Hirasawa T, Yamamoto N, Sano T. Is endoscopic resection appropriate for Type 3 gastric neuroendocrine tumors？ Retrospective multicenter study. Dig Endosc 33：408-417, 2021 を参考に作成〕

　リンパ節転移があった 2 症例では，いずれも初期治療としてリンパ節郭清を伴う胃切除術が施行されていました．1 症例目は 8 mm，SM2，脈管侵襲陰性，NET G1 であり，2 症例目は，6 mm，SM2，脈管侵襲陰性，NET G1 の症例でした．どちらの症例も手術後再発はありませんでした（表9）[70]．

胃 NET Type 3 の全国多施設共同研究の論文のまとめ

- ガイドラインでは **NET Type 3** は手術が推奨されているが，実臨床では内視鏡治療も多く行われている
- **6～10 mm** でもリンパ節転移率は **12%** と高率
- **5 mm 以下，M/SM1** ではリンパ節転移はないが，母数が少なく，内視鏡治療を積極的に推奨はできない
- 内視鏡治療症例の予後は良好
- 一般型胃癌と違い，リンパ節転移＝現病死ではない
- **NET Type 3** の基本治療はリンパ節郭清を伴う外科手術である
- 症例によっては低侵襲な内視鏡治療も考慮される

10 mm 以下，M/SM，NET G1 ➡ ESD ？

図 47　NET Type 3 の全国多施設共同研究の論文のまとめ．

　総括すると，日本のガイドラインでは NET Type 3 については外科手術が推奨されていますが，実際の臨床現場では内視鏡治療も広く行われています（図 51）．腫瘍径が 6～12 mm の症例でも，リンパ節転移の割合は 12% と比較的高いです．腫瘍径が 5 mm 以下で深達度が M/SM1 の場合，リンパ節転移は認められませんが，症例数が少ないため，内視鏡治療を積極的に推奨することは難しいです．内視鏡治療を受けた症例の予後は良好であり，胃癌とは異なり，リンパ節転移が必ずしも原病死につながるわけではありません．

　以上から NET Type 3 の基本治療はリンパ節郭清を伴う胃切除術ですが，症例によっては低侵襲の内視鏡治療も検討されるべきです．特に腫瘍径が 10 mm 以下で，深達度が M/SM，NET G1 の症例については，ESD が治療の選択肢の 1 つとして考えられます．

　なお，本症例（図 39）においては，ESD を行い，病理組織診断では 3 mm の NET G1，SM2，脈管侵襲陰性と診断されました．患者さんへの詳細な説明の後，10 年間の経過観察を行っており，再発なく経過しています．

9 ｜ 神経内分泌腫瘍（NET）

⑲新しいタイプの胃NET：壁細胞機能不全症（症例提示）

ここで珍しい症例を提示します．この症例の病態について一緒に考えてみましょう．

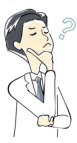

- 30代男性
- 【現病歴】検診 MDL で胃内病変を指摘され前医受診．EGD で胃体部を中心に多発する SEL を指摘，生検で NET G1 の診断．精査加療目的に当科紹介．ピロリ菌除菌歴なし
- 【既往歴】虫垂炎
- 【内服】なし
- 【嗜好】たばこ（−），アルコール（−）

検査所見

末梢血		生化学			
WBC	5,800/μL	AST	23 IU/L	Ca	9.5 mg/dL
RBC	528×10⁴/μL	ALT	22 IU/L	Intact PTH	22 pg/mL
Hb	16.0 g/dL	BUN	12 mg/dL	Gastrin	2,600 pg/mL
Hct	46.6%	Cre	0.87 mg/dL	感染症	
Plt	17.7×10⁴/μL	Na	142 mEq/L	Hp. IgG	<3 U/mL
凝固		K	4.3 mEq/L	免疫	
PT	>100%	Cl	104 mEq/L	抗壁細胞抗体	陰性
APTT	27.3 秒				

図48　［症例］新しいタイプの胃 NET．

　症例は30代の男性です（図48）．胃がん検診のバリウム検査で胃に異常を指摘されました．近医の内視鏡検査にて，胃体部に多数の小さな SEL が確認されました．これらの病変の生検結果より，NET G1 と診断され，がん研有明病院に紹介されました．

　血液検査では，ガストリン値が異常に高いことを除けば，特筆すべき異常は見当たりません．血清ピロリ菌抗体と抗壁細胞抗体は陰性でした．

　この症例における胃 NET の分類について考えてみましょう．まず胃 NET の基本的な分類について復習します（p.140の表3）．NET は大きく Type 1，Type 2，Type 3 に分けられ，それぞれが異なる背景をもっています．Type 1 は自己免疫性胃炎に関連しており，Type 2 はガストリノーマや MEN1 に関連しています．そして，Type 3 は散発性の背景をもつものとされています．

　胃 NET を理解する際，高ガストリン血症の有無で分類することも重要です（p.141の図4）．高ガストリン血症がない場合は Type 3 と考えられます．一方，高ガストリン血症がある場合は，Type 1 または Type 2 に分類され，それぞれ自己免疫性胃炎やガストリノーマなどが背景として考慮されます．

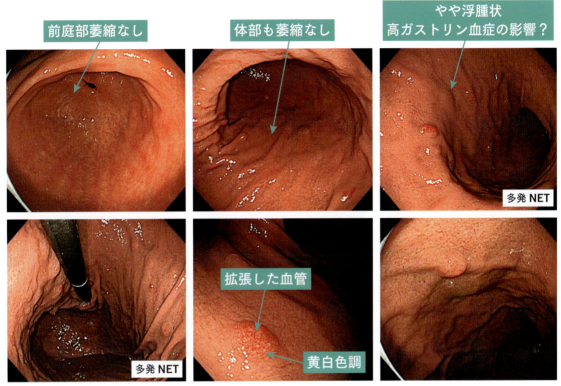

図49 ［症例］新しいタイプの胃NETの内視鏡像．

　内視鏡像について詳しくみていきましょう（図49）．まず，背景となる粘膜に関しては，胃全体にわたって萎縮の所見は認めません．つまり，自己免疫性胃炎は否定的です．粘膜自体はやや浮腫状であり，RACが不明瞭となっています．これは，高ガストリン血症の影響が考えられます．胃底腺領域では，数十個の黄白色調のSELが確認されており，拡張した血管を伴っています．血管が目立つため，遠景でみると発赤調のSELと認識できる病変もあります．これらはNETの典型的な所見といえます．また，これらのSELは小さく，最大でも5mm程度の大きさです．

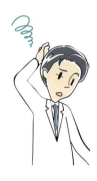

萎縮性胃炎はなく Type 1 ではない
どこかにガストリノーマが隠れているのか？

CT, EUS, MRI,
ソマトスタチン受容体シンチグラフィー
➡ガストリノーマは発見できない

しかし，マイクロガストリノーマは否定できない

　この症例では，高ガストリン血症が確認されていますが，自己免疫性胃炎の所見はみられません．そのため，ガストリノーマの可能性を疑いました．ガストリノーマは通常，膵臓や十二指腸に発生することが多いです．本症例では，CT, EUS, MRI, ソマトスタチン受容体シンチグラフィーを用いましたが，ガストリノーマは発見できませんでした．しかし，ガストリノーマは，5 mm 以下の小さな病変であってもホルモンを産生し臨床症状を示すことがあり，マイクロガストリノーマと呼ばれる画像診断が困難な病変が隠れている可能性も否定できません．

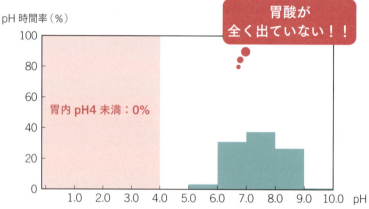

図50　24時間胃内 pH モニタリング．

　そこでガストリノーマの可能性を確認するために，24時間の胃内 pH モニタリングを実施しました（図50）．正常な胃内の pH は胃酸によって非常に低く，pH1〜2 の強酸性を示します．しかし，この症例の場合，胃内 pH が 4 未満である割合が 0％ で，胃酸が全く分泌されていない状況が明らかになりました．この結果により，ガストリノーマの可能性は否定されました．ガストリノーマが存在すれば，胃内 pH が 2 未満の holding time が 90％ 以上となるからです．

⑳壁細胞機能不全症

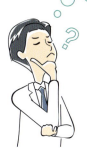

胃粘膜は正常なのに胃酸が出ない？？

壁細胞機能不全症

- 1995年にOoiらによって初めて報告された新しい疾患
- これまでに世界で9例の報告があり，いずれも多発胃NETを伴っている
- 胃底腺に存在する壁細胞内のプロトンポンプ（H^+/K^+-ATPase）が正常に機能しないことで，胃酸分泌不全を来す
- 胃内が低酸／無酸状態になり高ガストリン血症を来し，ガストリン依存性の多発胃NETを生じる
- 内視鏡像は，背景に粘膜萎縮はなく多発胃NETを生じ，胃底腺領域にWGAを伴うことが多い
- 組織像は，壁細胞ではプロトンポンプの構成蛋白であるα-subunitおよびβ-subunitの両方，またはいずれかのsubunitの免疫染色が陰性または弱陽性となる
- 遺伝子解析ではプロトンポンプをコードする *ATP4A* 遺伝子に変異を生じると報告されている

図51　壁細胞機能不全症[71-74]．

　胃の粘膜は正常なのに，なぜ胃酸が出ないのか？　実はこの症例は，壁細胞機能不全症（parietal cell dysfunction）という比較的新しい疾患が背景にあったのです（図51）．この病気は1995年にOoiらによって初めて報告され[71,72]，これまでに世界で9例の報告があり，いずれも多発性胃NETを伴っています．この疾患の病態は，胃底腺に存在する壁細胞内のプロトンポンプが正常に機能せず，結果として酸分泌不全が引き起こされます．これにより胃内が低酸または無酸状態になり，高ガストリン血症が生じます．そして，ガストリン依存性の胃NETが発生します．

　内視鏡像では，背景に粘膜萎縮はみられず，胃底腺領域にWGA（white globe appearance）を認めることが多いです[73]．そして，多発性胃NETを伴っています．組織学的には，壁細胞内のプロトンポンプの構成蛋白であるα-subunitおよびβ-subunitの免疫組織化学染色は，陰性または弱陽性となります．また，遺伝子解析では，プロトンポンプの機能にかかわる *ATP4A* 遺伝子に異常がみられることが報告されています[74]．

Note
プロトンポンプ（H^+/K^+-ATPase）とは？

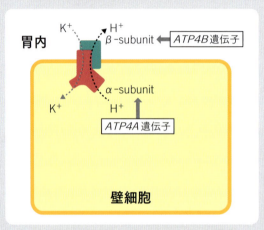

図 52　プロトンポンプ（H^+/K^+-ATPase）の構造.

　空腹時の正常な人の胃内は，pH1～2 という非常に酸性度の高い環境です．この酸性環境によって，食物の消化および異物の殺菌が行われています．では，なぜ胃の中に pH1～2 もの強酸性環境が作り出されるのでしょうか？　その鍵を握っているのが，壁細胞の細胞膜に存在するプロトンポンプです（図52）．プロトンポンプとは，その名の通り，酸（プロトン，H^+）を胃の中に輸送する（ポンプする）タンパク質で，α-subunit および β-subunit によって構成されています．α-subunit をコードする遺伝子は *ATP4A* と呼ばれ，β-subunit は *ATP4B* 遺伝子によってコードされています．

　プロトンポンプは，アデノシン三リン酸（ATP）を加水分解する際に生じるエネルギーを使って，細胞外の K^+ を細胞内に，細胞内の H^+ を細胞外へと 1：1 の割合で能動輸送します．その結果，胃内の pH は 1～2 以下に達し，細胞の内外に 400 万倍にも達する H^+ の濃度勾配が形成されます．このプロトンポンプの構造と機能に関する理解は，壁細胞機能不全症の病態を把握するうえで重要です．

㉑症例の経過

経過

- 壁細胞機能不全症による多発胃 NET を疑った
- 病理部に背景粘膜のプロトンポンプの免疫染色を依頼
- 壁細胞ではプロトンポンプの α-subunit および β-subunit の両方の免疫染色が陰性となり，壁細胞機能不全症と診断した

図 53　［症例］新しいタイプの胃 NET の経過.

この新しいタイプの胃NETの症例の経過についてお話しします（図53）．壁細胞機能不全症による多発胃NETを疑い，病理部に背景粘膜の生検検体のプロトンポンプに関する免疫組織化学染色の実施を依頼しました．

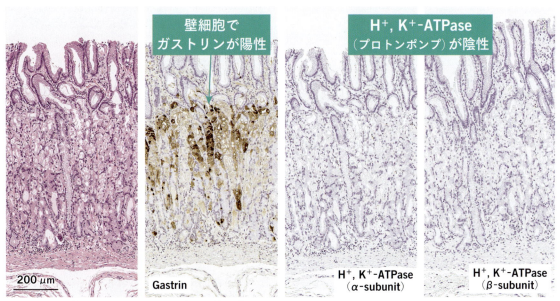

図54　［症例］壁細胞機能不全症の病理組織像①．

　図54に病理組織像を示します．HE染色では，胃底腺粘膜に萎縮がほとんどみられず，正常な組織構造が保たれていることが確認されました．さらに，Gastrin染色では，壁細胞でのガストリンの陽性が観察されます．重要な点は，プロトンポンプのα-subunitおよびβ-subunitの両方が陰性であることです．これは，壁細胞においては存在するはずの正常なプロトンポンプがこの症例では存在していないことを示しています．通常，壁細胞のガストリン受容体にガストリンが結合すると，プロトンポンプが活性化されて酸が分泌されます．しかしこの症例では，壁細胞機能不全症により正常なプロトンポンプが存在しないため，酸の分泌が起こらないのです．以上の経過から，この症例は壁細胞機能不全症と診断されました．

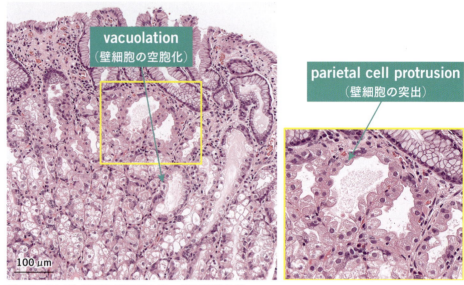

図 55 ［症例］壁細胞機能不全症の病理組織像②.

　さらに，病理組織像について詳細にみていきます（図 55）．壁細胞を詳細に確認すると，いくつかの興味深い所見が確認されました．まず，parietal cell protrusion と呼ばれる現象がみられます．これは壁細胞の細胞質が膨らんで腺腔側に突出した状態を指します．さらに，vacuolation という現象も観察され，これは壁細胞内に空胞が形成されている状態です．これらの所見は，PPI を長期間投与された症例でよくみられます．これらの現象は，高ガストリン血症によって引き起こされている可能性が高いと考えられます．

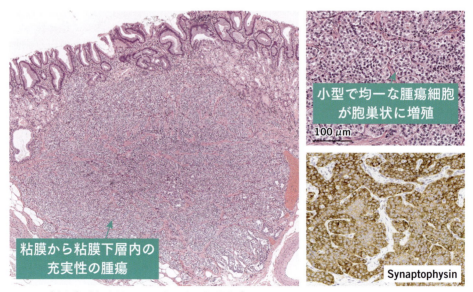

図 56 ［症例］壁細胞機能不全症の病理組織像③.

次に，この症例における多発SELの病理組織学的特徴を詳細にみていきましょう (図56). まず，弱拡大でみると，粘膜の深層から粘膜下層にかけて充実性の腫瘍が確認できます．さらに，強拡大でみると，小型で均一な形をした腫瘍細胞が胞巣状に増殖していることが観察されます．これらの腫瘍細胞はSynaptophysinが陽性であり，この病変がNETであるという診断に至りました．

表10 胃NETの分類．

	頻度	背景疾患	胃酸分泌	高ガストリン血症	発生形態	転移率
Type 1	80〜90%	自己免疫性胃炎	↓	+	多発	1〜3%
Type 2	5〜7%	ガストリノーマ MEN1	↑	+	多発	10〜30%
Type 3	10〜15%	散発性	→	−	単発	50%
Type 4?	?	壁細胞機能不全症	↓	+	多発	?

胃のNETの分類についてもう一度振り返ってみます (表10)．壁細胞機能不全症の病態は，通常のType 1からType 3のいずれのカテゴリーにも当てはまらないため，一部の専門家はこれを「Type 4」と呼んでいます[75]．

壁細胞機能不全症は，一見正常にみえる胃粘膜の背後に隠されていることがあります．特に粘膜萎縮を伴わない多発性の胃NETのケースにおいては，壁細胞機能不全症を疑わなくてはいけません．

萎縮を伴わない多発胃NETは壁細胞機能不全症が隠れている！

9 │ 神経内分泌腫瘍（NET） **181**

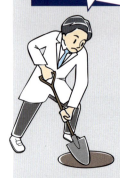

NEC について

さらに掘り下げ！

　神経内分泌癌（neuroendocrine carcinoma；NEC）＊は典型的な SEL の形態を示すことはまれですが，WHO 分類では，NEC と NET はともに NEN（neuroendocrine neoplasia）という幅広いカテゴリーに包括されています．このため，NET に関する議論のなかで，NEC についても理解を深めておくことが重要です．ここでは，NEC に関する詳細を説明していきたいと思います．

＊『胃癌取扱い規約（第 15 版）』[25] では「内分泌細胞癌」と記載されている．

①NEC とは？

- 腺癌や扁平上皮癌から二次分化により発生した腫瘍性内分泌細胞が主な発生経路
- 急速に発育浸潤し，進行した状態で発見される
- 早期より脈管侵襲，リンパ節転移，肝転移を認める
- きわめて予後が悪い

図 1　NEC の臨床像．

　NEC は，通常，腺癌や扁平上皮癌からの二次分化を経て発生する腫瘍性内分泌細胞が主な起源とされています．この疾患の特徴的な点は，その急速な発育性です．早期から脈管侵襲，リンパ節転移，肝転移を伴うことが一般的であり，多くの場合，進行した状態で発見されます．NEC は，その進行速度のために，非常に予後が悪いとされています[76,77]（図 1）．

②NET が NEC に変わるのか？

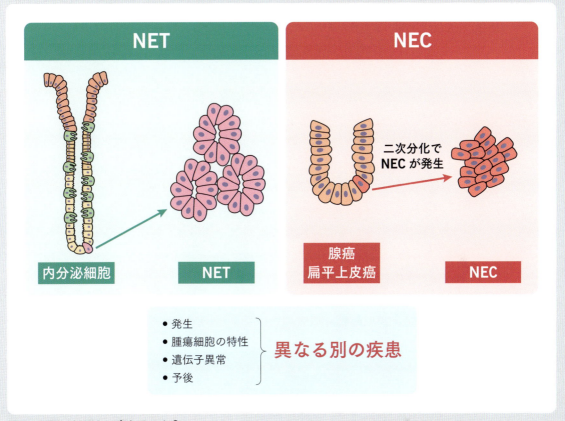

図2　NET が NEC に変わるのか？

　ここで，NET が NEC に変化することについての疑問が生じます（図2）．NET は内分泌細胞から発生する腫瘍ですが，NEC の場合は異なります．NEC は，まず腺癌や扁平上皮癌が存在し，その後これらの細胞が二次分化して NEC が発生します．このため，NET と NEC は，発生の起源，腫瘍細胞の特性，遺伝子異常，そして予後において全く異なる別の疾患です．結論として，NET から NEC に変わるということはありません．これらは根本的に異なる疾患として認識してください．

 Point!

NET と NEC は別の疾患

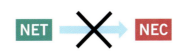

③ NEC の内視鏡像

- NEC は進行が速いため，発見時には進行癌の Type 2, Type 3 の形態をとることが多い
- 壊死や出血が目立つ
- 辺縁は SEL の形態をとることもある
- 一般型の胃癌と鑑別することは困難なことが多い

図 3　NEC の内視鏡像．

　NEC の内視鏡像について説明します（図3）．NEC はその進行が非常に速いため，発見時にはしばしば進行した状態でみつかります．そのため，胃癌の肉眼分類の Type 2 や Type 3 の形態を示すことが一般的です．壊死や出血が目立つことが多く，病変の辺縁部は SEL 様の形態を示すこともあります．しかし，内視鏡像だけでは，NEC を一般型胃癌と区別することは困難であることが多いため，NEC の診断には病理学的な評価が不可欠です．

④ 症例提示（NEC）

症例 1

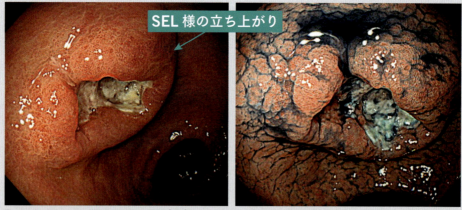

Type 2, 34 mm, NEC＞tub1, T3（SS）
図 4　［症例 1］胃 NEC 内視鏡像．

　症例 1（図4）では，病変の辺縁部が SEL 様の立ち上がりを示した Type 2 の所見を呈しています．この病変は，34 mm の NEC であり，tub1 の成分も混在していました．比較的小さな病変ですが，深達度は漿膜下層（SS）まで達していました．

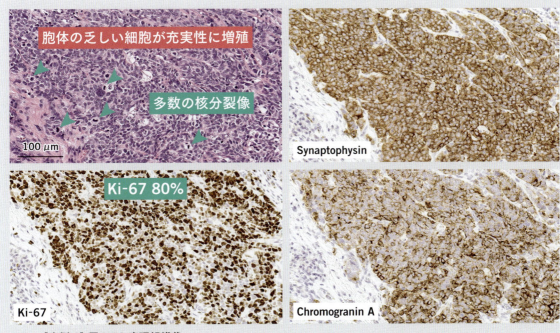

図5 ［症例1］胃 NEC 病理組織像.

　図5に示される病理組織像をみると，腫瘍の強拡大像では，胞体の乏しい細胞が充実性に増殖しており，多数の核分裂像が確認できます．Ki-67 陽性率は 80％と非常に高く，Synaptophysin と Chromogranin A が陽性です．これらの所見から，この病変は NEC と診断されます．

症例 2

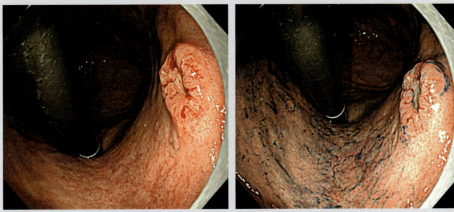

Type 2, 15 mm, NEC, T3（SS）
図6 ［症例2］胃 NEC 内視鏡像①.

　症例2（図6）では，小型の Type 2 の形態を示しています．一般型の胃癌との区別は難しいといえます．

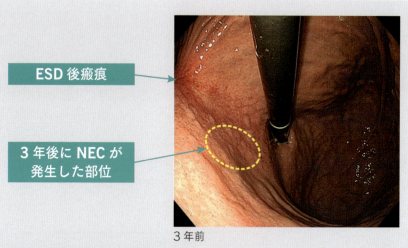

3年前

図7 ［症例2］胃NEC内視鏡像②．

　実は，この症例の3年前の内視鏡画像（図7）があります．NECは黄色点線の領域から発生したと考えられますが，3年前の時点では何の異常もみられませんでした．わずか3年で，何の異常もみられなかった箇所が，いきなり進行癌になったのです．このような急速な変化は，NECの特徴の1つといえるでしょう．

症例3

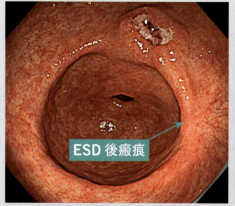
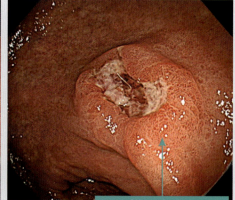

Type 2, 15 mm, NEC, T1b2（SM2）
図8 ［症例3］胃NEC内視鏡像①．

　症例3（図8）をみてみましょう．こちらは前庭部小彎に位置する小型のType 2の肉眼型を呈し，辺縁にはSEL様の所見が認められます．この病変は15 mmのNECで，SM2の深さに達していました．

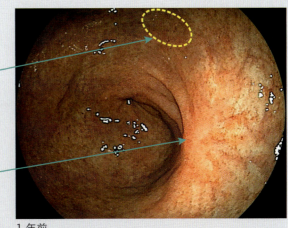

1年後にNECが発生した部位

ESD後瘢痕

1年前

図9 ［症例3］胃 NEC 内視鏡像②.

さて，図9はこの症例の1年前の内視鏡画像です．後壁側にはESD後の瘢痕があります．比較してみると，黄色点線の領域に1年後に突如としてこのような病変が現れたことがわかります．このような症例は，NECの特性を理解するうえで非常に貴重なものといえるでしょう．

症例4

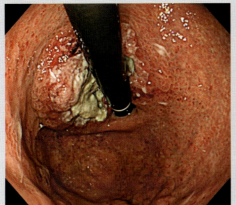 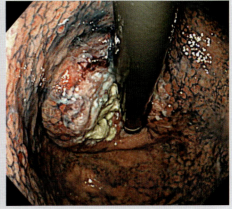

Type 2, 40 mm, NEC, T4a (SE), H1
図10 ［症例4］胃 NEC 内視鏡像.

症例4（図10）をご覧ください．こちらは噴門小彎に位置するType 3の病変ですが，一般型胃癌との鑑別は非常に難しいと思われます．この病変は40 mmのNECであり，肝転移も確認されています．

これらの症例から，NECは非常に進行が速く，悪性度が高い疾患であることがわかります．

NEC は進行がとても速い！

📝 Note
NET，胃底腺型腺癌，MALTリンパ腫は内視鏡像が似ている？

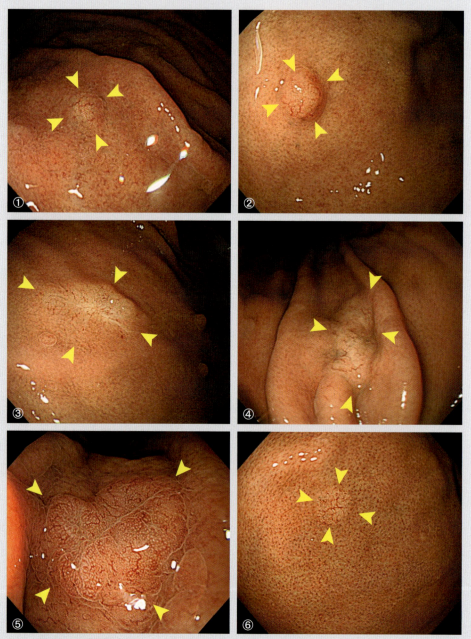

図1 類似した内視鏡像．

　図1の①〜⑥の内視鏡像をみてみましょう．これらは，胃底腺型腺癌，MALTリンパ腫，NETのいずれかの画像です．それぞれどの疾患でしょうか？

答えは，①胃底腺型腺癌，②NET，③MALTリンパ腫，④胃底腺型腺癌，⑤MALTリンパ腫，⑥胃底腺型腺癌でした．これらの症例はいずれも似たようなSELの所見を示し，やや黄色味がかった色調に拡張・蛇行した血管がみられる点が共通しています．これは，粘膜深層に何らかの充実性の腫瘍がある場合に現れる所見です．つまり，病変の主座が粘膜深層から粘膜下層にかけて存在する胃底腺型腺癌，MALTリンパ腫，NETでとりうる内視鏡所見といえます．内視鏡所見からだけでは，これらの疾患を鑑別することができないことも多いです．そのため，生検時にはこれらの3つの疾患を疑っていることを病理医に伝えることが重要です．

病変の主座が粘膜深層

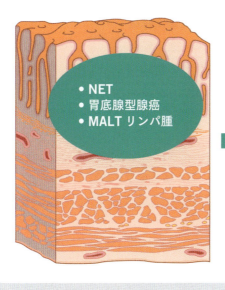

- NET
- 胃底腺型腺癌
- MALTリンパ腫

- SEL
- 黄色調
- 表面に拡張・蛇行した血管

10 グロムス腫瘍

①グロムス腫瘍とは？

今回は，比較的まれなグロムス腫瘍に関してお話しします．そもそも，グロムスとは何でしょうか？

グロムス体とは？

- 体温や血流の調整に関与している神経筋血管組織構造
- 主に四肢末端の真皮層に存在
- 平滑筋細胞，神経線維，動静脈シャントで構成
- 低温では皮膚表面から血液をシャントして熱の損失を防ぐ
- 高温では皮膚への血流を最大にして熱を放散させる

図1 グロムス体（glomus body）とは？

体温や血流を調整するための神経筋血管組織構造のことをグロムス体（glomus body）といいます（図1）．この組織構造は主に四肢末端の真皮層に存在し，平滑筋細胞，神経線維，動静脈シャントで構成されています．低温環境下では，皮膚表面から血液をシャントして熱の損失を防ぎ，反対に高温環境下では皮膚への血流を最大限にして熱を放散させる役割を担っています．

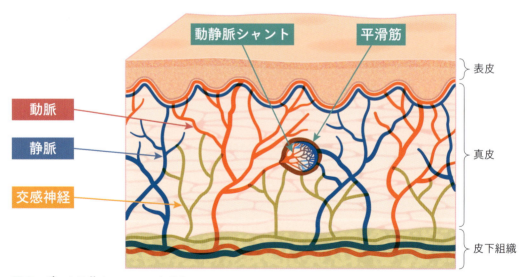

図2 グロムス体（glomus body）のシェーマ．

　　図2のグロムス体のシェーマが示すように，平滑筋に囲まれた動静脈シャントから構成されています．

> **グロムス腫瘍とは？**
>
> - グロムス体に由来する非上皮性腫瘍
> - 四肢末端に好発する有痛性の良性腫瘍
> - まれに胃内に発生する

図3 グロムス腫瘍とは？

　グロムス腫瘍は，グロムス体に由来する非上皮性の腫瘍です（図3）．主に四肢末端に好発し，有痛性の良性腫瘍です．

②症例提示（グロムス腫瘍）

症例1

- 40代女性
- 数年来の指の痛み
- 冷水や寒冷刺激で増強する．

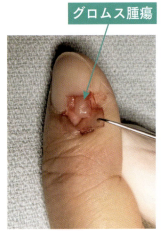

図4 ［症例1］四肢末端のグロムス腫瘍．（画像提供：谷脇祥通先生）

　四肢末端に発生したグロムス腫瘍の症例を提示します（図4）．40代の女性，数年にわたり指に痛みを感じており，特に冷水や寒冷刺激でその痛みは増強しました．外見上は目立った異常はみられません．痛みの部位にマークを付け，皮膚を切開すると，その直下にグロムス腫瘍が確認されました．

胃グロムス腫瘍の臨床像

- 前庭部が好発部位
- EUS は第 4 層と連続するやや高エコーで内部不均一な類円形腫瘤
- 造影 CT では早期相から濃染し，後期相まで持続
- 国内外で 334 例が報告され，転移・再発 7 例（2.1%）
- 転移リスク
  - 腫瘍径 5 cm 以上
  - 病理組織像：atypia and mitoses ≧2/10 HPF
- リンパ節転移はまれで局所切除が有用

図 5　胃グロムス腫瘍の臨床像[78, 79].

　グロムス腫瘍は胃内にもまれに発生します（図 5）．好発部位は前庭部です．EUS では，固有筋層（第 4 層）と連続する内部エコーが不均一な類円形から紡錘形の腫瘍として観察されます．造影 CT では早期相から濃染し，後期相までその濃染が持続します．これまで国内外で 334 症例が報告されており，このうち 7 例（2.1%）で転移や再発が確認されました[78]．腫瘍径が 5 cm 以上の場合や，病理組織像で，10 視野に 2 個以上の異型性や核分裂像が観察される場合には転移リスクが高まります[79]．リンパ節転移はまれであり，一般的には局所切除が有効な治療法とされています．

- 40 代女性
- 【現病歴】検診 EGD で SEL を指摘された．CT で造影効果を認め GIST 疑いで紹介となった
- 【既往歴】子宮筋腫手術
- 【内服】　なし
- 【嗜好】　たばこ（−），アルコール（−）

図 6　［症例 2］胃グロムス腫瘍.

　胃グロムス腫瘍の症例を提示します（図 6）．患者さんは検診の内視鏡検査で SEL を指摘されました．CT では造影効果を認める腫瘍として描出され，GIST の疑いで当院に紹介されました．

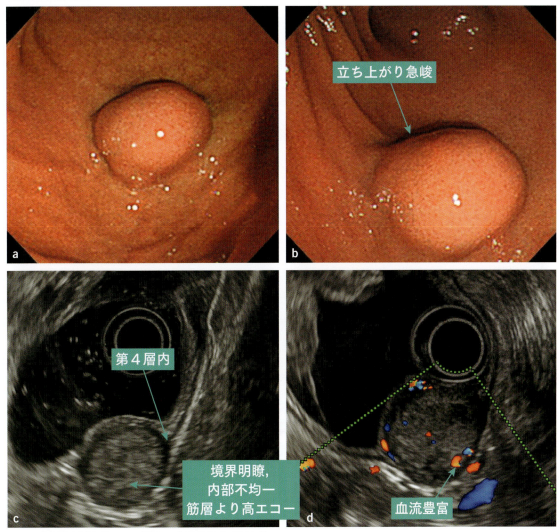

図7 ［症例2］胃グロムス腫瘍の内視鏡像とEUS像.

　内視鏡像（図7a, b）では，胃角の対側に急峻な立ち上がりの2 cm大のSELを認めます．EUS像（図7c, d）では，固有筋層（第4層）と連続し，境界が明瞭な類円形の腫瘤であり，内部エコーは不均一な高エコーを示しています．ドップラー検査を行うと，豊富な血流が観察されました．

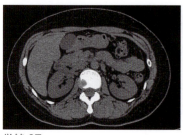 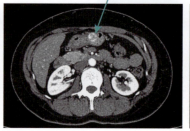 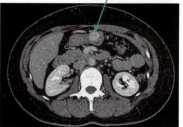

単純 CT　　　　　　　　　造影 CT（早期相）　　　　　　造影 CT（後期相）

図 8　［症例 2］胃グロムス腫瘍の CT 像.

　CT（図 8）では，早期相から強い造影効果がみられ，後期相でもその効果が持続していました．

経過

- EUS では第 4 層と連続するやや不均一な高エコー腫瘍
  ➡ GIST，平滑筋腫，神経鞘腫，グロムス腫瘍を鑑別
- CT では強い造影効果
  ➡ グロムス腫瘍？
- EUS-FNA で組織診断を行う方針となった
  ➡ グロムス腫瘍の診断となり LECS で局所切除を行った

図 9　［症例 2］胃グロムス腫瘍の経過.

　EUS 所見からは GIST，平滑筋腫，神経鞘腫，グロムス腫瘍を鑑別に挙げました（図 9）．CT では強い造影効果を認めることより，グロムス腫瘍の可能性を強く疑いました．そして，EUS-FNA を行い，組織診断でグロムス腫瘍と診断され，その後，LECS による局所切除を行いました．

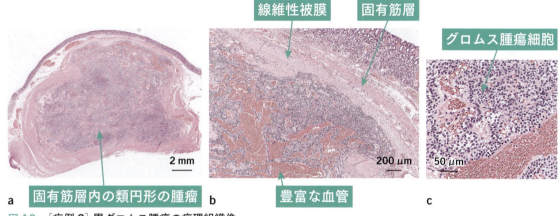

図10 ［症例2］胃グロムス腫瘍の病理組織像.

病理組織像を図10に示します．弱拡大像（図10a）では，固有筋層内に類円形の腫瘤が確認されます．中拡大像（図10b）では，腫瘤は線維性被膜に覆われており，内部には豊富な血管が目立ちます．強拡大像（図10c）では，均一な類円形細胞（グロムス腫瘍細胞）が細血管で区切られて胞巣状に増殖している様子が観察されます．

症例3

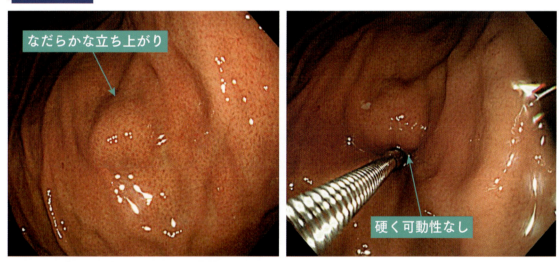

図11 ［症例3］胃グロムス腫瘍の内視鏡像.

症例3（図11）では，なだらかな立ち上がりを示す1cm弱のSELが観察されます．鉗子で触れてみると硬く，可動性はありません．

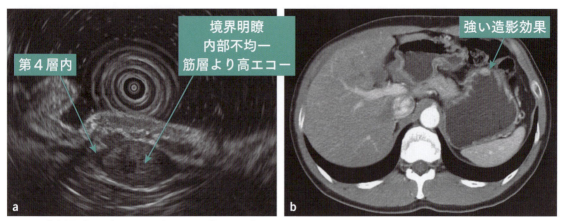

図12 ［症例3］胃グロムス腫瘍のEUS像とCT像.

EUS像（図12a）では，固有筋層（第4層）と連続した紡錘形の腫瘤を認めます．エコー輝度は，固有筋層よりもやや高エコーを示し，内部エコーは不均一です．腫瘍径は7 mmでした．

CTでみると（図12b），腫瘍は強い造影効果を示しています．

この症例では，EUSの固有筋層と連続する不均一な高エコーとCTの強い造影効果の所見から，グロムス腫瘍を疑うことは比較的容易です．

症例4

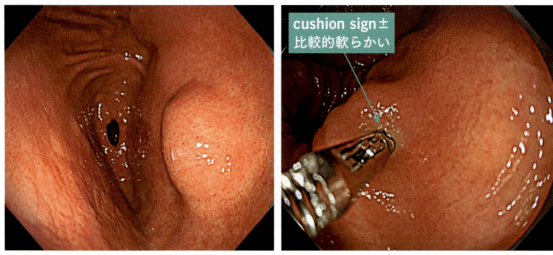

図13 ［症例4］胃グロムス腫瘍の内視鏡像.

症例4（図13）は，前庭部，後壁に位置するSELを認め，鉗子触診では少し軟らかい印象を受けます．

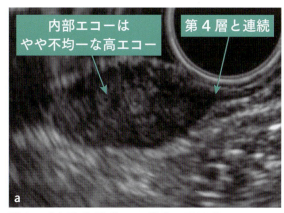
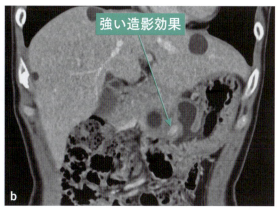

図14 ［症例4］胃グロムス腫瘍のEUS像．

EUS像（図14a）では，固有筋層（第4層）と連続し，内部エコーが不均一でやや高エコーの腫瘤が確認されます．腫瘍径は11 mmでした．この症例はエコー輝度があまり高エコーでないため，GISTとの鑑別で悩みます．しかし，その形態が紡錘形である点は，GISTよりもむしろグロムス腫瘍の可能性を示唆しています．このようにグロムス腫瘍のエコー輝度は，筋層よりもやや高エコーということが多いです．

CT像（図14b）では，病変に強い造影効果が確認されました．この造影効果の強さはグロムス腫瘍の特徴的な所見であり，この症例も画像診断からグロムス腫瘍を第一に考えます．

症例5

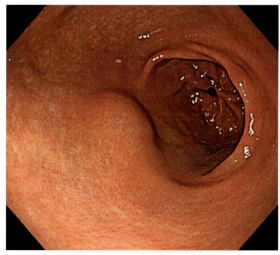
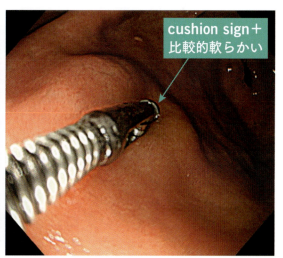

図15 ［症例5］胃グロムス腫瘍の内視鏡像．

症例5（図15）は前庭部前壁に位置するなだらかな立ち上がりのSELです．鉗子触診ではcushion sign陽性で，比較的軟らかい病変といえます．

10 ｜ グロムス腫瘍 **197**

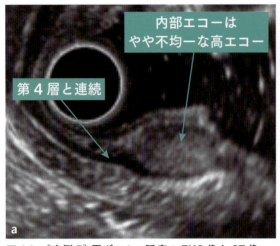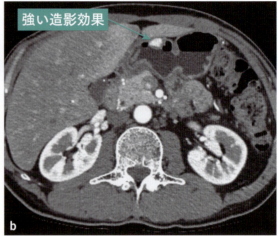

図16 ［症例5］胃グロムス腫瘍のEUS像とCT像

　EUS像（図16a）では，固有筋層（第4層）と連続した高エコーの腫瘤が確認されます．内部エコーはやや不均一です．腫瘤径は26 mmでした．CT像（図16b）では，この腫瘤に強い造影効果がみられ，これはグロムス腫瘍の典型的な所見です．

　GISTとグロムス腫瘍の画像診断における類似点と相違点についてお話ししましょう．GISTは消化管のなかでもよく知られた腫瘍ですが，グロムス腫瘍は比較的珍しく，画像診断においてしばしばGISTと誤診されることがあります．
　EUSにおいては，両者は固有筋層（第4層）と連続する不均一な腫瘤として映ります．しかし，グロムス腫瘍はやや高エコー（固有筋層より白いが，粘膜下層よりは黒い）を示すのに対し，GISTは低エコーを示すことが1つの大きな違いです．また，グロムス腫瘍は紡錘形の形態をとることが多く，これも重要な鑑別ポイントです．
　CTでは，造影効果の違いが鍵となります．グロムス腫瘍は強い造影効果を示すことが特徴的で，これを見逃さないことが重要です．
　したがって，EUSやCTの画像を細かく分析することにより，GISTとグロムス腫瘍の鑑別はある程度可能であると考えられます．

Point!

グロムス腫瘍をGISTと誤診しない

11 転移性腫瘍

①転移性腫瘍とは？

転移性胃腫瘍とは，他の臓器で発生した腫瘍がリンパ管や血管を通じて胃壁に転移した腫瘍です．

②症例提示（転移性腫瘍）

- 70代女性
- 【現病歴】近医で胃癌の診断で紹介
- 【既往歴】9年前乳癌手術，再発なく経過
- 【内服】なし
- 【家族歴】祖父，祖母：胃癌

図1 ［症例1］転移性腫瘍．

症例を提示します（図1）．70代の女性，近医のスクリーニング内視鏡検査で多発胃癌（生検でpor）と診断され紹介となりました．既往歴として9年前に乳癌の手術を受け，再発なく経過しています．

症例1

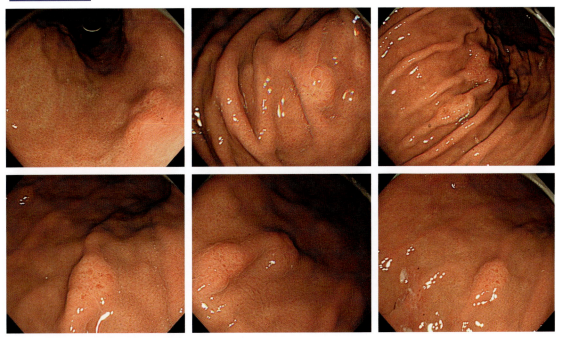

図2 ［症例1］転移性腫瘍の内視鏡像．

内視鏡検査(図2)では，胃内に多発する不整形の SEL が確認されました．そして，SEL の表面には陥凹やびらんを認めています．つまり，上皮性変化を伴う SEL が多発しているのです．

このような病変をどのように評価し，どのような対応をとるべきでしょうか？

図3　症例(転移性腫瘍)の考え方．

今回の症例では，不整形の多発 SEL が確認され，鑑別診断として悪性リンパ腫や転移性胃腫瘍が考えられます(図3)．一般型胃癌はこのように多発することはまずありません．患者さんには9年前の乳癌の手術の既往がありますので，まず乳癌の胃転移を疑わなければなりません．病理部に乳癌の免疫組織化学染色を依頼し，前医の乳癌手術時の病理も取り寄せました．

図4　経過．

当院の生検病理では，免疫組織化学染色ではエストロゲンレセプターとプロゲステロンレセプターと HER2 がすべて陽性でした[*1]．これは乳癌の転移に矛盾しません（図4）．さらに，胃の免疫組織化学染色である MUC5AC，MUC2，MUC6 がすべて陰性で，胃型，腸型の形質を示していないことから，乳癌の胃転移の可能性が高まります．9年前の乳癌の手術のプレパラートを確認したところ，今回の病変と過去の乳癌の組織学的形態は類似しており，免疫組織化学染色の結果も一致し，最終的に乳癌胃転移と診断しました．

このように，前医では胃癌と診断されていた症例でも，免疫組織化学染色を含めた詳細な検査を行うことで，実際には乳癌の胃転移であることが明らかになりました．HE 染色のみでは乳癌胃転移と原発性胃癌の区別が難しいことも多く，正確な診断のためには免疫組織化学染色が必須です．

転移性胃腫瘍の臨床像

- 固形癌の胃への転移の頻度は 5.4% （剖検例）
- 原発は，悪性黒色腫，乳癌，食道癌，肺癌の頻度が高い
- 転移性胃腫瘍が生前に診断されることはまれ
- 各種悪性腫瘍の治療法の進歩に伴い，長期生存患者が増加
  ➡ 転移性胃腫瘍に遭遇する機会が多くなる

図5　転移性胃腫瘍の臨床像[80]．

転移性胃腫瘍の内視鏡像

- 典型像は SEL の形態
- 多発することも多い（単発 64.8%，多発 35.2%）
- 一般型の胃癌と診断が困難なものもある
- 乳癌の胃転移ではスキルス胃癌と同様の内視鏡像を呈することがある

図6　転移性胃腫瘍の内視鏡像[81]．

転移性胃腫瘍について解説します（図5）．剖検例では，固形癌の胃への転移の頻度は 5.4% と報告されています[80]．原発として多い腫瘍は，悪性黒色腫，乳癌，食道癌，肺癌です．一般的に転移性胃腫瘍は，生前に診断されることは少なく，大抵は剖検時に発見さ

[*1]　最近では，胃で感度が高い HNF4a と，胃ではほぼ染まらない GATA3 を組み合わせて診断する傾向がある．

れます．これは，胃が管腔の比較的広い臓器であり，閉塞症状が認められにくいからです．しかし，近年，悪性腫瘍の治療法が進歩したことにより，長期生存する患者さんが増加しており，これに伴い転移性胃腫瘍に遭遇する機会が多くなると予想されます．

転移性胃腫瘍の内視鏡像は，典型的には多発するSEL様の形態を示します(図6)．しかし，単発が64.8%，多発が35.2%と報告されており，単発の症例にも注意が必要です[81]．

転移性胃腫瘍は，特に単発例において一般型胃癌との鑑別が困難な場合があります．そのため，患者さんの癌の既往歴や治療歴を考慮に入れたうえで，注意深く診断することが重要です．

その他の転移性胃腫瘍の症例をみてみましょう．

症例 2

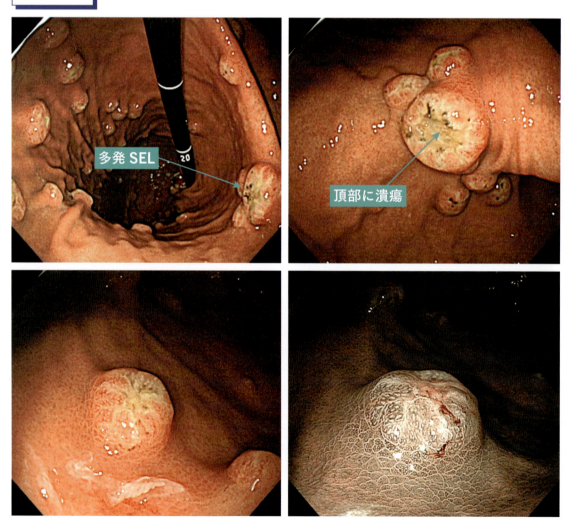

図7 [症例2] 転移性胃腫瘍の内視鏡像．

症例2（図7）は，大腸癌からの胃への転移です．多発するSELがみられ，その辺縁部はSEL様の特徴を示しており，頂部には潰瘍が確認できます．

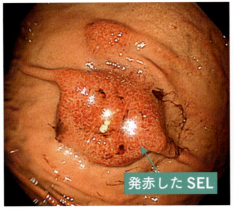
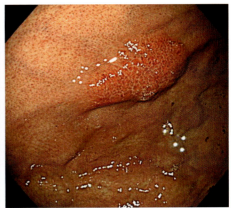

図8　［症例3］転移性胃腫瘍の内視鏡像．

症例3（図8）は食道癌の胃転移です．発赤したSELが多発しています．表層は腺窩上皮の過形成性様の粘膜構造を示しています．これは腫瘍が露出しているのではなく，表層近くに腫瘍が存在しているため，表層の腺窩上皮が過形成性を来したと考えられます．多発するSELは，転移性腫瘍を鑑別に挙げなくてはいけません．

多発するSEL
➡ 転移性腫瘍も鑑別に挙げる

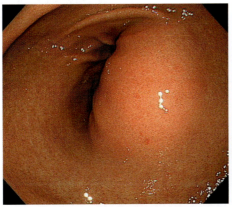
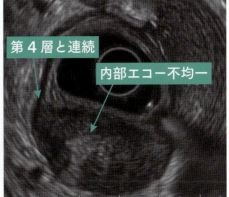

図9　［症例4］転移性胃腫瘍の内視鏡像とEUS像．

11 ｜ 転移性腫瘍　203

一方で，単発の転移性腫瘍も存在します．症例4（図9）は，子宮体癌の胃転移です．前庭部に単発の SEL がみられます．EUS で固有筋層（第4層）と連続しているため，当初は GIST が疑われましたが，EUS-FNA により子宮体癌胃転移と診断されました．

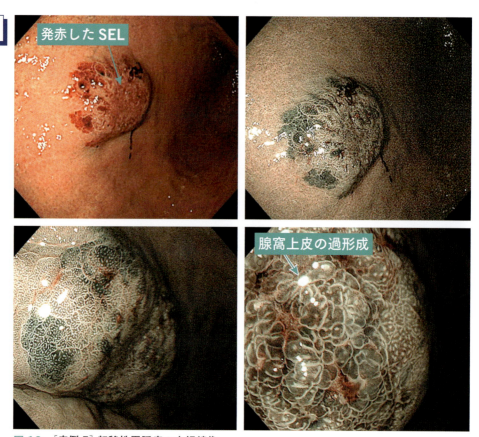

図10　［症例5］転移性胃腫瘍の内視鏡像．

　症例5（図10）は肺癌の胃転移の症例で，病変は単発です．胃中部前壁に発赤した SEL が確認され，拡大すると腺窩上皮過形成の形態を示しています．腫瘍自体は露出していませんが，表層近くの腫瘍の影響で，腺窩上皮が過形成の変化を来しているのです．

　他臓器の癌の既往歴がある SEL に対しては，常に転移性腫瘍の可能性を鑑別に含める必要があります．

単発の転移性腫瘍もある
➡ **他臓器癌の既往がある SEL は，転移性腫瘍も鑑別に挙げる**

12 | 脂肪腫

①脂肪腫とは？

最後に，脂肪腫について詳しくみていきましょう．

脂肪腫の臨床像と画像所見

- 良性の脂肪組織からなる良性腫瘍
- 非常に軟らかい
- EUS では粘膜下層の高エコー腫瘤
  （第3層と同様のエコー輝度）
- CT で著明な低吸収域
- 緩徐に増大

図 1　脂肪腫の臨床像と画像所見.

　脂肪腫は，脂肪組織からなる良性腫瘍です（図1）．この腫瘍の特徴は，脂肪から構成されているため，非常に軟らかい点です．EUS では，粘膜下層（第3層）内の高エコー腫瘤として認識されます．エコー輝度は粘膜下層と類似しています．CT では著明な低吸収域が確認できます．脂肪腫は緩徐に増大する傾向がありますが，その成長速度は比較的遅く，通常は症状を引き起こすことは少ないです．しかし，まれに潰瘍を伴い，出血などの症状を引き起こすこともあります[82]．

②症例提示（脂肪腫）

症例 1

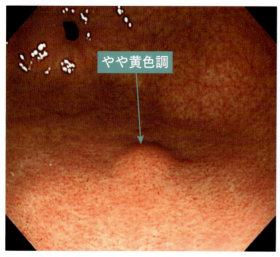
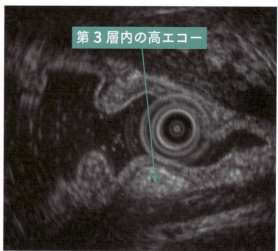

図 2 ［症例 1］脂肪腫の内視鏡像と EUS 像．

　症例 1（図 2）は，前庭部大彎に位置するやや黄色調の SEL です．EUS で観察すると，粘膜下層（第 3 層）内に高エコー腫瘤として描出されます．

症例 2

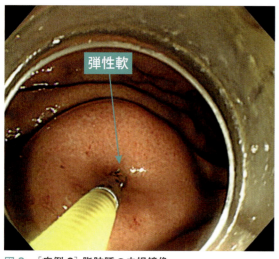
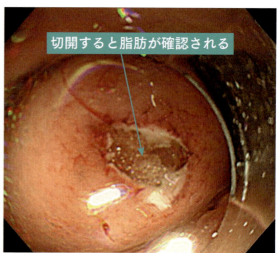

図 3 ［症例 2］脂肪腫の内視鏡像．

　症例 2（図 3）は鉗子触診で非常に軟らかいことが確認できます（cushion sign 陽性）．粘膜切開生検を行うと，脂肪組織が直接観察できます．

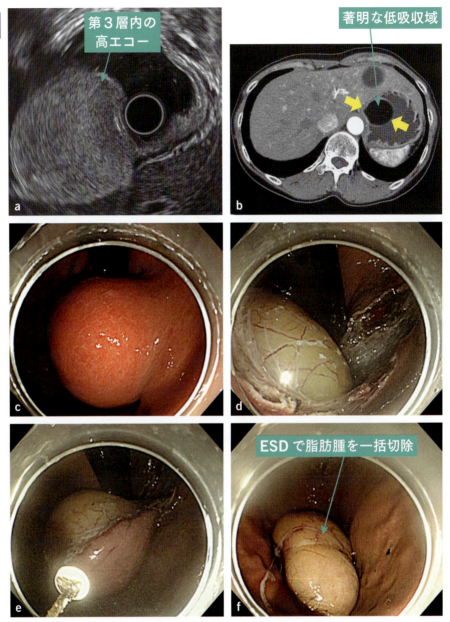

図4 ［症例3］脂肪腫の内視鏡像，EUS像，CT像とESD画像．

症例3は，EUSで粘膜下層（第3層）内に高エコー腫瘤が確認できます（図4a）．粘膜下層と同じエコー輝度のため，腫瘤と粘膜下層の境界は不明瞭です．CTでは，この腫瘤は著明な低吸収域であることがわかります（図4b）．この症例では特別な事情があり，経過観察ではなくESDによる切除が行われました（図4c〜f）．

症例 4

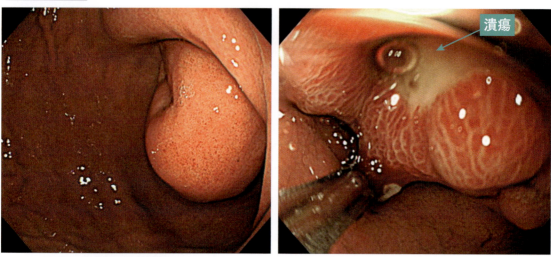

図 5　［症例 4］脂肪腫の内視鏡像．

　　症例 4（図 5）は潰瘍を伴った脂肪腫の症例です．頂部に潰瘍が形成されているのが確認できます．

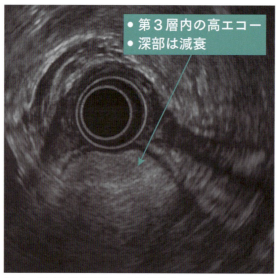

図 6　［症例 4］脂肪腫の内視鏡像と EUS 像．

　　EUS での観察では，粘膜下層（第 3 層）に高エコーの腫瘤として描出されます．大きな脂肪腫の場合，脂肪肝と同様に，病変の深部に向かってエコーの減衰が観察されます（図 6）．

文献

1) 藤田秋一, 置塩豊, 竹内正吉, 他. マウス腸管運動調節におけるカハールの介在細胞の役割. 日薬理誌 123：170-178, 2004

2) 日本癌治療学会（編）. GIST 診療ガイドライン 2022 年 4 月改訂 第 4 版. 金原出版, 2022

3) Hirota S, Ohashi A, Nishida T, et al. Gain-of-function mutations of platelet-derived growth factor receptor alpha gene in gastrointestinal stromal tumors. Gastroenterol 125：660-667, 2003

4) Heinrich MC, Corless CL, Duensing A, et al. PDGFRA activating mutations in gastrointestinal stromal tumors 299：708-710, 2003

5) 額原敦, 大森健, 益澤徹, 他. IV. 胃 GIST の診断と治療―現況と展望―. 癌と化療 40：1170-1174, 2013

6) 澤木明, 水野伸匡, 伯耆徳之, 他. GIST の自然史. 胃と腸 43：199-204, 2008

7) Min YW, Park HN, Min BH, et al. Preoperative predictive factors for gastrointestinal stromal tumors： Analysis of 375 surgically resected gastric subepithelial tumors. J Gastrointest Surg 19：631-638, 2015.

8) Yamada Y, Kida M, Sakaguchi T, et al. A study on myogenic tumor of the upper gastrointestinal tract by endoscopic ultrasonography. Dig Endosc 4：396-408, 1992

9) Rutkowski P, Bylina E, Wozniak A, et al. Validation of the Joensuu risk criteria for primary resectable gastrointestinal stromal tumour – the impact of tumour rupture on patient outcomes. Eur J Surg Oncol 37：890-896, 2011

10) Joensuu H. Risk stratification of patients diagnosed with gastrointestinal stromal tumor. Hum Pathol 39：1411, 2008

11) 術後のフォローはどうすればよいでしょうか？ 西田俊郎（編）. こうして鑑別 こうやって治療 SMT＆ GIST. pp64-65, メジカルビュー社, 2011

12) Kawanowa K, et al. High incidence of microscopic gastrointestinal stromal tumors in the stomach. Hum Pathol 37：1527-1535, 2006

13) GIST の自然史. 西田俊朗（編）. こうして鑑別 こうやって治療 SMT＆GIST. p17, メジカルビュー社, 2011

14) 山崎健路, 華井頼子, 河内隆, 他. 粘膜筋板由来胃 GIST の 1 例. 胃と腸 44：1037-1044, 2009

15) 木田光広, 川口祐輔, 宮田英治. 超音波内視鏡による粘膜下病変の診断. Gastroenterol Endosc 60： 1116-1131, 2018

16) Choi JW, Choi D, Kim KM, et al. Small submucosal tumors of the stomach：differentiation of gastric schwannoma from gastrointestinal stromal tumor with CT. Korean J Radiol 13：425-433, 2012

17) Yoon JM, Kim GH, Park DY, et al. Endosonographic Features of Gastric Schwannoma：A Single Center Experience. Clin Endosc 49：548-554, 2016

18) Zheng L, Wu X, Kreis ME, et al. Clinicopathological and immunohistochemical characterisation of gastric schwannomas in 29 cases. Gastroenterol Res Pract 2014：202960, 2014

19) Ruiz Pardo J, Sánchez Fuentes PA, García Redondo M, et al. Recurrence of gastric schwannoma. Rev Esp Enferm Dig 115：215-216, 2023

20) 河田加代子, 石黒信吾, 辻直子, 他. 粘膜下腫瘍様形態を示す胃癌の臨床病理学的特徴. 胃と腸 30： 739-746, 1995

21) 武本憲重, 馬場保昌, 加来幸生, 他. 粘膜下腫瘍の形態を示した胃癌の X 線診断. 胃と腸 30：759-768, 1995

22) 光永篤, 二見佐智子, 鈴木麻子, 他. 粘膜下腫瘍の形態を示した胃癌の内視鏡診断―典型症例の検討を中心に. 胃と腸 30：769-776, 1995

23) 長南明道, 望月福治, 結城豊彦, 他. 粘膜下腫瘍の形態を示した胃癌の内視鏡診断. 胃と腸 30：777-785, 1995

24) 結城豊彦, 佐藤匡, 石田一彦, 他. 粘膜下腫瘍様の形態を示した胃癌―臨床および画像的特徴と鑑別診断. 胃と腸 38：1527-1536, 2003

25) 日本胃癌学会（編）. 胃癌取扱い規約（第 15 版）. 金原出版, 2017

26) 上堂文也, 飯石浩康, 石黒信吾, 他. 粘膜下腫瘍様の形態を呈し術前診断が困難であった胃粘液癌の 1 例. 胃と腸 38：1557-1561, 2003

27) 赤坂理三郎, 鳥谷洋右, 永塚真, 他. 胃リンパ球浸潤癌の内視鏡診断. 胃と腸 57：922-930, 2022

28) Murphy G, Pfeiffer R, Camargo MC, et al. Metaanalysis shows that prevalence of Epstein-Barr virus-positive gastric cancer differs based on sex and anatomic location. Gastroenterol 137：824-833, 2009

29) 柳井秀雄, 西川潤, 吉山裕規, 他. EB ウイルス関連胃癌. 診断と治療社, 2016

30) 平澤俊明, 藤崎順子, 河内洋. SMT 様の病変. 臨消内科 33：119-123, 2017

31) 西川潤, 柳井秀雄, 坂井田功. EB ウイルス関連胃癌の内視鏡診断と治療. Gastroenterol Endosc 63：255-263, 2021

32) 上山浩也, 八尾隆史, 鈴木信之, 他. 胃底腺型胃癌. 消化器内視鏡 32：88-93, 2020

33) 上山浩也, 八尾隆史, 池田厚, 他. 胃底腺型胃癌. 消化器内視鏡 34：227-234, 2022

34) Hatano Y, Haruma K, Ayaki M, et al. Black spot, a novel gastric finding potentially induced by proton pump inhibitors. Intern Med 55：3079-3084, 2016.

35) 中川昌浩, 安部真, 高田晋一, 他. 胃底腺型胃癌の臨床的特徴―内視鏡所見を中心に. 胃と腸 50：1521-1531, 2015

36) Imagawa A, Sano N. Gastric adenocarcinoma of the fundic gland（chief cell predominant type）with brownish pigmentation. Gastroenterol Endosc 87：1358-1359, 2018

37) Okumura Y, Takamatsu M, Ohashi M, et al. Gastric Adenocarcinoma of Fundic Gland Type with Aggressive Transformation and Lymph Node Metastasis：a Case Report. J Gastric Cancer 18：409-416, 2018

38) 加留部謙之輔. Ⅱ. 内科医が知っておきたい悪性リンパ腫の最新病型診断. 日内会誌 110：1392-1403, 2021

39) 中村昌太郎, 松本主之. 消化管悪性リンパ腫：最近の話題. 日消誌 114：1933-1938, 2017

40) 一般社団法人日本血液学会. 造血器腫瘍診療ガイドライン 2023 年版（http://www.jshem.or.jp/gui-hemali/index.html）[2024.8.22 確認]

41) 中村昌太郎, 梁井俊一, 川崎啓祐, 他. 胃リンパ腫の分類―臨床の立場から. 胃と腸 52：45-52, 2017

42) 赤松泰次, 北原桂, 白川晴章, 他. 胃 MALT リンパ腫の内視鏡所見―早期胃癌や胃炎との鑑別診断―. 胃と腸 44：805-812, 2009

43) Nakamura S, Sugiyama T, Matsumoto T, et al（JAPAN GAST Study Group）. Long-term clinical outcome of gastric MALT lymphoma after eradication of Helicobacter pylori：a multicentre cohort follow-up study of 420 patients in Japan. Gut 61：507-513, 2012

44) Thiede C, Wündisch T, Alpen B, et al. Long-term persistence of monoclonal B cells after cure of Helicobacter pylori infection and complete histologic remission in gastric mucosa-associated lymphoid tissue B-cell lymphoma. J Clin Oncol 19：1600-1609, 2001

45) Ishioka M, Hirasawa T, Mishima Y. Latest trends in the incidence of Helicobacter pylori-uninfected gastric mucosa-associated lymphoid tissue lymphoma at the Cancer Institute Hospital, Japan. Int J Hematol 113：770-771, 2021

46) Nakamura S, Ye H, Bacon CM, et al. Clinical impact of genetic aberrations in gastric MALT lymphoma：a comprehensive analysis using interphase fluorescence in situ hybridisation. Gut 56：1358-1363, 2007

47) Nakamura T, Seto M, Tajika M, et al. Clinical features and prognosis of gastric MALT lymphoma with special reference to responsiveness to H. pylori eradication and API2-MALT1 status. Am J Gastroenterol 103：62-70, 2008

48) Oberndorfer S. Karzinoide tumoren des Dünndarms. Frankfurt Z Path 1：426-432, 1907

49) Von Askanazy M. Zur Pathogenese der Magenkarzinoide und über ihren gelegentlichen Ursprung aus angeborenen epithelialen Keimen in der Magenwand. Dtsch Med Wochenschr 49：49-51, 1923

50) Pearse AG, Polak JM. Neural crest origin of the endocrine polypeptide（APUD）cells of the gastrointestinal tract and pancreas. Gut 12：783-788, 1971

51) Williams ED, Siebenmann RE, Sobin LH（eds）. Histological typing of endocrine tumours. World Health Organization, Geneva, 1980

52) Hamilton SR, Aaltonen LA（eds）. Pathology and Genetics of Tumours of the Digestive System. IARC, Lyon, 2000

53) Bosman FT, Carneiro F, Hruban RH, et al（eds）. WHO Classification of Tumours of the Digestive System, 4th ed. IARC, Lyon, 2010

54) WHO Classification of Tumours Editorial Board（eds）. WHO Classification of Tumours, Digestive System Tumours, 5th ed. IARC press, Lyon, 2019

55) 日本神経内分泌腫瘍研究会（JNETS）, 膵・消化管神経内分泌腫瘍 診療ガイドライン第 2 版作成委員会（編）. 膵・消化管神経内分泌腫瘍 診療ガイドライン第 2 版. 金原出版, 2019

56) 平澤俊明, 河内洋, 市村崇, 他. 神経内分泌腫瘍. 胃と腸 52：63-73, 2017

57) Hirasawa T, Yamamoto N, Sano T. Is endoscopic resection appropriate for type 3 gastric neuroendocrine tumors？Retrospective multicenter study. Dig Endosc 33：408-417, 2021

58) Rindi G, Luinetti O, Cornaggia M, et al. Three subtypes of gastric argyrophil carcinoid and the gastric

neuroendocrine carcinoma：a clinicopathologic study. Gastroenterology 104：994-1006, 1993

59）NCCN Clinical Practice Guidelines in Oncology. Neuroendocrine and Adrenal Tumors. Version 2.2024（https://www.nccn.org/guidelines/guidelines-detail?category=1&id=1448）［2024.8.22 確認］

60）Kaltsas G, Grozinsky-Glasberg S, Alexandraki KI, et al. Current concepts in diagnosis and management of type 1 gastric neuroendocrine neoplasms. Clin Endocrinol 81：157-168, 2014

61）森田竜一，中西真由子，宮崎啓，他．高ガストリン血症を呈した Helicobacter pylori 慢性胃炎に伴う多発性胃神経内分泌腫瘍の 1 例．Gastroenterol Endosc 63：2460-2466，2021

62）Terao S, Suzuki S, Yaita H, et al. Multicenter study of autoimmune gastritis in Japan：Clinical and endoscopic characteristics. Dig Endosc 32：364-372, . 2020

63）丸山保，吉井重人，景岡正信，他．A 型胃炎の画像所見―通常内視鏡所見を中心に．胃と腸 54：998-1009，2019

64）Lahner E, Norman GL, Severi C, et al. Reassessment of intrinsic factor and parietal cell autoantibodies in atrophic gastritis with respect to cobalamin deficiency. Am J Gastroenterol 104：2071-2079, 2009

65）鎌田智有，渡辺英伸，古田隆久，他．自己免疫性胃炎の診断基準に関する附置研究会からの新提案．Gastroenterol Endosc 65：173-182，2023

66）Panzuto F, Ramage J, Pritchard DM, et al. European Neuroendocrine Tumor Society（ENETS）2023 guidance paper for gastroduodenal neuroendocrine tumours（NETs）G1-G3. J Neuroendocrinol 35：e13306, 2023

67）Fave GD, O'Toole D, Sundin A, et al. ENETS Consensus Guidelines Update for Gastroduodenal neoplasms. Neuroendocrinology 103：119-124, 2016

68）赤松泰次，海崎泰治，斉藤裕輔．Type Ⅲ（sporadic type）胃カルチノイド腫瘍の多施設集計．胃と腸 48：1023-1028，2013

69）Kwon YH, Jeon SW, Kim GH, et al. Long-term follow up of endoscopic resection for type 3 gastric NET. World J Gastroenterol 19：8703-8708, 2013

70）Hirasawa T, Yamamoto N, Sano T. Is endoscopic resection appropriate for Type 3 gastric neuroendocrine tumors？Retrospective multicenter study. Dig Endosc 33：408-417, 2021

71）Ooi A, Ota M, Katsuda S, et al. An unusual case of multiple gastric carcinoids associated with diffuse endocrine cell hyperplasia and parietal cell hypertrophy. Endocr Pathol 6：229-237, 1995

72）Ishioka M, Hirasawa T, Kawachi H, et al. Enterochromaffin-like cell neuroendocrine tumor associated with parietal cell dysfunction. Gastrointest Endosc 90：841-845, 2019

73）渡邊昌人，平澤俊明，中野薫．壁細胞機能不全症の 1 例．春間賢（監），加藤元嗣，井上和彦，村上和成，他（編）．胃炎の京都分類 第 3 版．pp196-197，日本メディカルセンター，2023

74）Ihara Y, Umeno J, Hori Y. Type IV Gastric Carcinoids in the Stomach Caused by ATP4A Gene Mutations. Clin Gastroenterol Hepatol 18：A22, 2020

75）海崎泰治．【胃】A 型胃炎とカルチノイド．胃と腸 49：1370-1376，2014

76）中平博子，上堂文也，荒尾真道，他．胃内分泌細胞癌の内視鏡所見の特徴―胃内分泌腫瘍との比較から．胃と腸 52：413-422，2017

77）海崎泰治，細川治，浅海吉傑，他．消化管内分泌細胞腫瘍の病理学的特徴―上部消化管（食道・胃・十二指腸）を中心に．胃と腸 48：957-970，2013

78）浜畑圭佑，田中敬太，吉村文博，他．腹腔鏡下胃局所切除術（Lift & Cut 法）を施行した胃 glomus 腫瘍の 1 例．臨床と研究 98：1381-1386，2021

79）Papke DJ Jr, Sholl LM, Doyle LA, et al. Gastroesophageal Glomus Tumors：Clinicopathologic and Molecular Genetic Analysis of 26 Cases With a Proposal for Malignancy Criteria. Am J Surg Pathol 46：1436-1446, 2022

80）Oda I, Kondo H, Yamao T, et al. Metastatic tumors to the stomach：analysis of 54 patients diagnosed at endoscopy and 347 autopsy cases. Endosc 33：507-510, 2001

81）荒尾真道，髙田淳，井深貴士，他．転移性胃腫瘍の画像診断・形態学的特徴―乳癌胃転移を中心に．胃と腸 57：1007-1017，2022

82）鎌田嗣正，望月能成，越川克己，他．経過観察中に出血をきたした胃脂肪腫の 1 例．日臨外会誌 70：2682-2685，2009

Dr. 平澤俊明の

白熱講義
実況中継

第4章

胃SELの診断と治療
（各論）

〈非腫瘍性〉

1 | 胃 SEL の主な疾患（非腫瘍性）

腫瘍性	• 消化管間葉系腫瘍（GIST，平滑筋腫，神経鞘腫） • SEL 形態を示す胃癌 • 悪性リンパ腫 • 神経内分泌腫瘍（NET） • グロムス腫瘍 • 転移性腫瘍 • 脂肪腫
非腫瘍性	• 異所性膵 • 炎症性類線維ポリープ（inflammatory fibroid polyp；IFP） • 粘膜下異所性胃腺 • 囊胞 • hamartomatous inverted polyp（HIP） • アニサキスなどの異物による肉芽腫 • 壁外圧排

図 1　**胃 SEL の主な疾患**（非腫瘍性）．

　次は，非腫瘍性の上皮下病変（subepithelial lesion；SEL）について解説します（図 1）．以前，**非腫瘍性病変は一般的に粘膜下腫瘍**（submucosal tumor；SMT）と呼ばれていました．しかし，これらの病変が実際には腫瘍（tumor）ではないため，"tumor" という用語の使用は正確ではないと考えられるようになり，より適切な表現として「病変（lesion）」という用語が使われるようになりました．病変の性質をより正確に反映した呼称が用いられるようになったのです．本章では，"tumor" ではない病変についてお話ししていきます．

2 | 異所性膵

　まずは，異所性膵について説明します．異所性膵は比較的よく目にする疾患ですが，特に胃体部の病変では GIST などに誤診されることもあります．実は診断が意外と難しいのです．そのため，症例を多く提示して詳細に解説しようと思います．

①異所性膵とは？

異所性膵のまとめ

- 胎児期に背側膵原基の一部が胃に迷入
- Heinrich 分類
  - Ⅰ型：Langerhans 島，腺房細胞，導管
  - Ⅱ型：腺房細胞，導管
  - Ⅲ型：導管
- 前庭部の半球状からやや平坦な SEL が典型例
- 頂部に開口部，陥凹
- 比較的軟らかい

図2　異所性膵のまとめ．

　胃の異所性膵は，胎児期に背側膵原基の一部が胃の粘膜下層から固有筋層に迷入したものです（図2）．胃の前庭部によくみられ，異所性膵の組織学的な特徴によって，3つのタイプに分けられます（Heinrich 分類）．Ⅰ型は Langerhans 島，腺房細胞，導管を含み，Ⅱ型は腺房細胞と導管，Ⅲ型は導管のみから構成されています．異所性膵の典型的な内視鏡像は，前庭部の半球状からやや平坦な SEL であり，しばしば頂部に開口部や陥凹が観察されます．鉗子触診では比較的軟らかい感触があり，これは膵臓が本来軟らかい組織であるためです．異所性膵の診断には，この軟らかさがヒントになることもあります．

異所性膵の EUS 像

- 第3～4層を中心とする低エコー腫瘤で，内部に高エコーが混在
- 第4層（固有筋層）の肥厚が特徴的
- 境界が比較的不明瞭な紡錘形の形態
- 導管様や囊胞状の無エコーを認めることがある

図3　異所性膵の EUS 像．

　異所性膵を EUS でみると，通常，粘膜下層から固有筋層（第3～4層）にかけて位置し，やや低エコーの紡錘形の腫瘤として描出されることが多いです（図3）．異所性膵が存在する部位は症例ごとに異なり，粘膜下層のみ，固有筋層のみ，あるいは両者にまたがって存在することがあります．この異所性の膵組織は散在するため，その境界がしばしば不明瞭になるのが特徴です．病変内部には，実際の膵実質にみられるような点状や線状の高エコー，導管様エコー，または導管が拡張して形成された囊胞状エ

2 ｜ 異所性膵　　**215**

コーを認めることもあります．固有筋層を押し広げる形で膵組織が存在する場合，固有筋層の肥厚がみられます．そして，**導管様エコー**や**固有筋層の肥厚**は，異所性膵を疑う重要な手がかりとなります．

CTでは，正常膵と同様の造影効果を示し，診断に有用となることも多いです．

異所性膵の診断と治療方針

- 典型的な所見があれば組織診断は不要で経過観察
- 内視鏡診断が困難な場合はEUS-FNAや粘膜切開生検による組織診断を検討
- 悪性化は非常にまれ

図4　異所性膵の診断と治療方針．

異所性膵の診断と治療方針についてお話しします（図4）．異所性膵が典型的な所見を示している場合は，組織学的診断は必要としません．特に前庭部にみられる異所性膵は，しばしば頂部に陥凹や開口部を伴い，特徴的な内視鏡像を示すため，経過観察で十分です．一方，胃体部に存在する異所性膵の場合，開口部がないことが多く，内視鏡診断が難しいことがあります．このような症例では，EUS-FNAや粘膜切開生検による組織診断が求められることがあります．また，非常にまれですが，異所性膵の悪性化が報告されています[1]．

②症例提示（異所性膵）

症例1

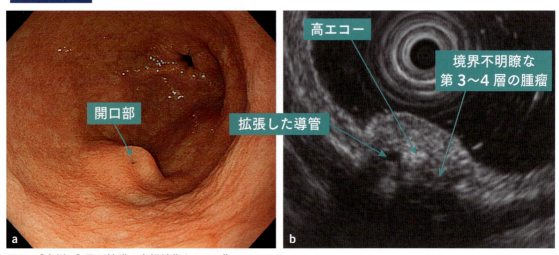

図5　[症例1] 異所性膵の内視鏡像とEUS像．

症例を提示していきます．症例1（図5）では，前庭部大彎に開口部を伴う半球状のSELがみられます．これは典型的な異所性膵の所見です．鉗子触診で軟らかい病変であることを確認すれば，EUSを実施する必要性は必ずしも高くありません．

EUSでは，粘膜下層から固有筋層（第3〜4層）に境界不明瞭な低エコー腫瘤を認め，内部に高エコーが散在しています．この高エコーは小さな腺腔が多発している部位と考えられます．また，拡張した導管と思われる無エコー領域も確認できます．

症例2

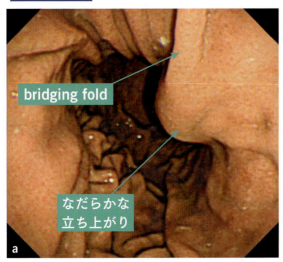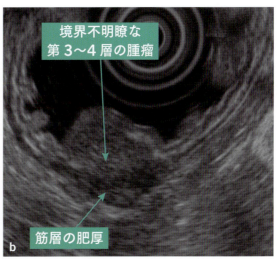

図6 ［症例2］異所性膵の内視鏡像とEUS像．

症例2（図6）は胃体部の症例です．体中部後壁になだらかな立ち上がりのSELを認めます．異所性膵のような軟らかい病変は，立ち上がりはなだらかで隆起の高さも比較的低いことが多いです．この症例では，開口部は確認できません．胃体部の異所性膵は開口部がみられないことが多く，そのため診断が難しいケースがあります．EUSでは，粘膜下層から固有筋層（第3〜4層）の低エコー腫瘤として認識され，筋層の肥厚が特徴的です．異所性の膵組織が固有筋層を押し広げる形で存在しているため，固有筋層が肥厚した所見を呈しています．この筋層の肥厚は異所性膵の重要な特徴の1つとして知られています．

症例3

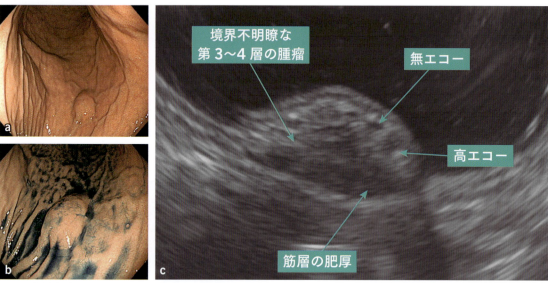

図7 ［症例3］異所性膵の内視鏡像とEUS像.

症例3（図7）は，体中部大彎のなだらかな隆起のSELの所見を呈しています．開口部は認めません．EUSでは，粘膜下層から固有筋層（第3～4層）の境界不明瞭な低エコー腫瘤として描出されます．そして，内部に高エコーと，拡張した導管と考える無エコーが散在しています．この症例も筋層の肥厚が目立ち，この所見から異所性膵を疑います．

症例4

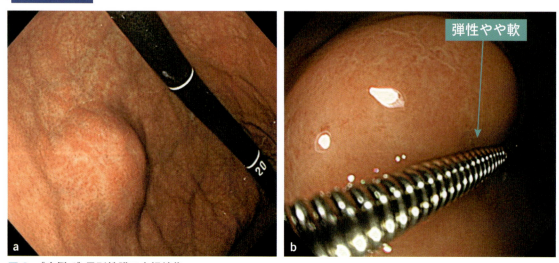

図8 ［症例4］異所性膵の内視鏡像.

症例4（図8）も胃体部の病変で，開口部を伴わないSELです．鉗子で押すと弾力があり，比較的軟らかい印象のため，この軟らかさから異所性膵を疑います．

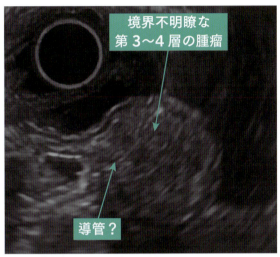

図9 ［症例4］異所性膵のEUS像．

EUSでみると（図9），粘膜下層から固有筋層（第3～4層）に境界が不明瞭な低エコー腫瘤を認め，内部には拡張した導管と思われる無エコー領域が散在しています．

症例5

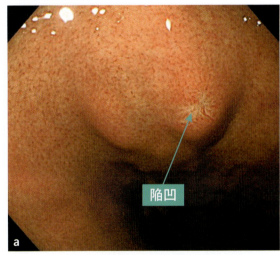
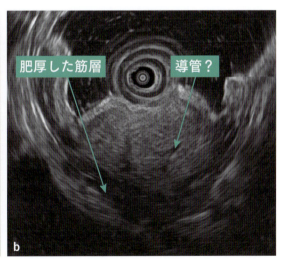

図10 ［症例5］異所性膵の内視鏡像とEUS像．

症例5（図10）も胃体部の病変で，頂部に陥凹がみられます．EUSでの観察では，肥厚した筋層（第4層の肥厚）が確認でき，これは異所性膵の特徴的な所見です．また，導管と思われる無エコー領域が確認できます．このように，異所性膵はEUSの特徴的な所見により診断します．

症例 6

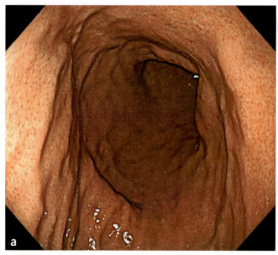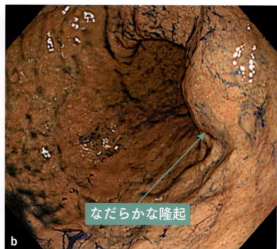

図 11　［症例 6］異所性膵の内視鏡像.

　　　　症例 6（図 11）は胃体部の病変で，なだらかな隆起の SEL です．異所性膵はこのようになだらかな隆起のことが多いものの，この所見からだけでは異所性膵を疑うことが難しいところです．

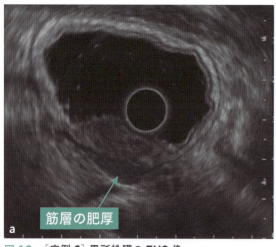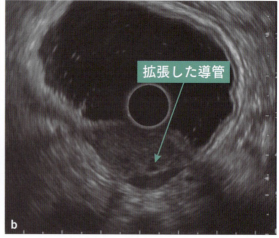

図 12　［症例 6］異所性膵の EUS 像.

　　　　EUS を施行すると，粘膜下層と固有筋層（第 3 層と第 4 層）に境界がやや不明瞭な紡錘形の低エコー腫瘤を認め，筋層の肥厚と拡張した導管と思われる無エコー領域がみられます（図 12）．これらの EUS 所見は，異所性膵を強く示唆します．

図 13 ［症例 7］異所性膵の内視鏡像と EUS 像.

　症例 7（図 13）は胃体部前壁にみられるなだらかな隆起の SEL です．EUS による観察では，固有筋層（第 4 層）と連続する紡錘形の低エコー腫瘤が確認されました．内部には高エコー領域も混在しています．これらの特徴から，GIST などの GIMT，グロムス腫瘍などが鑑別診断に挙げられました．

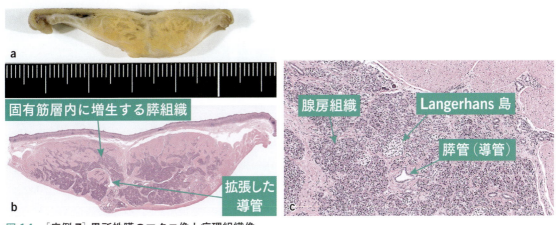

図 14 ［症例 7］異所性膵のマクロ像と病理組織像.

　診断的治療として，LECS による局所切除術が行われました．図 14a は，LECS で局所切除した切除検体のマクロ像です．固有筋層は肥厚しており，固有筋層内も黄色調の充実性の病変を認めます．弱拡大像（図 14b）では，固有筋層内に増生する膵組織により，固有筋層が押し広げられて肥厚した所見が確認できます．膵組織は腫瘤をつくるというよりも，筋層内にバラバラと存在しており，特に辺縁ではその傾向が強いです．また，拡張した導管も認めます．この症例では粘膜下層には異所性膵組織は確認できません．強拡大像（図 14c）では，膵組織は Langerhans 島，腺房組織，導管から構成されています．これらの所見は Heinrich 分類の I 型に該当します．

このように，胃体部の異所性膵で固有筋層のみに病変が存在する場合は，GIST やグロムス腫瘍と誤診されやすいので注意しましょう．

体部の異所性膵を GIST と誤診しない！

③異所性膵は癌化するのか？

非常にまれな異所性膵が癌化したケースを提示します．

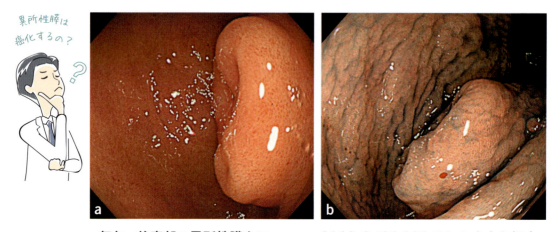

毎年，前庭部の異所性膵をフォロー．CA19-9 が 1,000 U/mL となり紹介

図 15　異所性膵由来の膵癌の内視鏡像．

図 15 の症例は，毎年，前庭部の異所性膵を内視鏡検査で経過観察されていましたが，内視鏡像に大きな変化は認めていませんでした．しかし，CA19-9 が 1,000 U/mL まで上昇したため紹介されました．

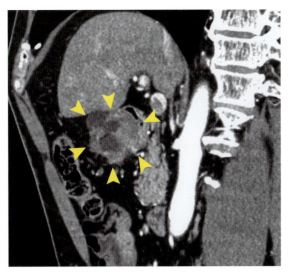

図16 異所性膵由来の膵癌のCT像.

CT画像（図16）では，前庭部に接する腫瘍が明確に認められています．

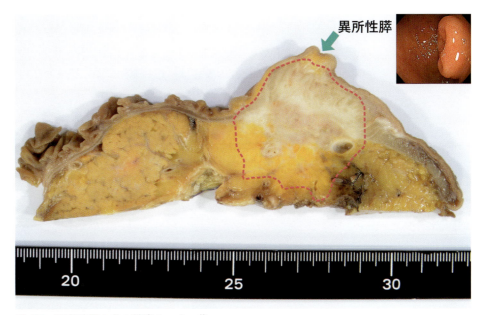

図17 異所性膵由来の膵癌のマクロ像.

外科的切除術が行われました．図17は手術による切除検体のマクロ像です．赤い点線が膵臓癌です．胃内腔から確認できる異所性膵から発生した膵癌と診断されました．胃内腔から確認できる部分は，実際の病変のごく一部に過ぎず，まさに「氷山の一角」といえるでしょう．

この症例が示すように，まれではありますが，異所性膵が癌化するということもあるため，その点を頭に入れておくことが大切です．

3 | 炎症性類線維ポリープ

①炎症性類線維ポリープとは？

次に，炎症性類線維ポリープ（inflammatory fibroid polyp；IFP）について説明していきます．前庭部という好発部位と，その特徴的な粘膜表面の変化を認識することが，この疾患を診断する重要なポイントです．

IFP のまとめ

- 粘膜固有層から粘膜下層を主座とする炎症性ポリープ
- 好発部位は前庭部
- 蠕動運動による粘膜障害と過剰な修復反応が原因
- 生検で診断がつくことはまれ
- 診断的治療として ESD が行われることも多い

図 1　IFP のまとめ[2]．

IFP は，粘膜固有層から粘膜下層を主座とする炎症性のポリープで，好発部位は前庭部です（図 1）[2]．この病変の成因は，蠕動運動による機械的な粘膜の刺激と，それに伴う過剰な修復反応と考えられています．つまり，前庭部は蠕動運動が激しいため，IFP が好発するのです．通常，生検によって診断が確定することはまれであり，診断的治療として ESD が行われることも多いです．ESD で病変全体を切除することにより，病変の全容が明らかになり，正確な診断が可能となります．

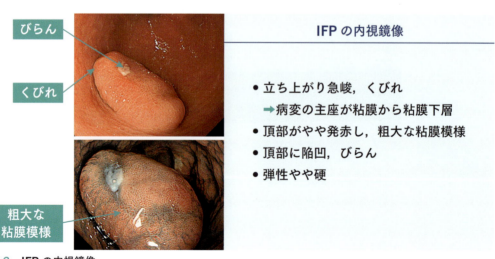

図 2　IFP の内視鏡像．
［平澤俊明，藤崎順子，河内洋．連載 Dr. 平澤の上部消化管内視鏡教室―この症例にチャレンジしてください―これは過形成性ポリープ？ 臨消内科 33：457-461，2018 の p457 の①②を一部改変して転載］

IFPでは，病変辺縁の立ち上がりの急峻さがみられます（図2）[3]．これは病変の主座が粘膜から粘膜下層に存在する病変に多く認められる所見です．くびれを有し亜有茎性の形態をとることもあります．また，頂部は軽度発赤し，周囲の粘膜と比較して粗大な粘膜模様を示します．多くの場合，頂部には陥凹やびらんを伴います．典型例では陰茎亀頭様の特有な外観を呈すると教科書に書かれていますが，個人的にはそのような典型例を経験したことはありません．亀頭様外観の症例はさほど多くないという報告もあります[4,5]．炎症成分と線維成分が混在しているため，鉗子触診では，一般的に弾力性があり，やや硬いと感じられます．

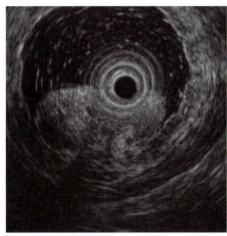

図3　IFPのEUS像．
［平澤俊明，藤崎順子，河内洋．連載 Dr.平澤の上部消化管内視鏡教室―この症例にチャレンジしてください―これは過形成性ポリープ？ 臨消内科 33：457-461，2018 の p457 の④を一部改変して転載］

EUSでは，IFPは粘膜深層から粘膜下層（第2～3層）の内部がやや不均一な低エコー腫瘤として描出されます（図3）[3]．その境界はしばしばやや不明瞭で，これは炎症の特性によるものです．腫瘍とは異なり，炎症性病変では境界が不明瞭になることが多いからです．

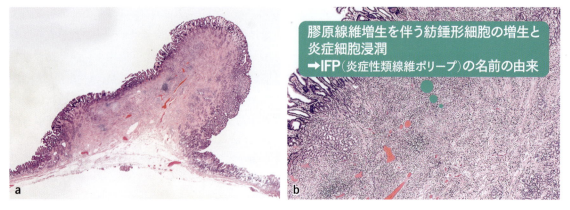

- 表層は腺窩上皮の過形成
- M から SM に炎症細胞浸潤と膠原線維増生

図4 IFP の病理組織像.
［平澤俊明，藤崎順子，河内洋．連載 Dr. 平澤の上部消化管内視鏡教室―この症例にチャレンジしてください―これは過形成性ポリープ？ 臨消内科 33：457-461, 2018 の p460 の HE 像 2 点を一部改変して転載］

　IFP の病理組織像を示します（図4）[3]．弱拡大像（図4a）では，基部にくびれを有する隆起性病変を認めます．この病変の表面は軽度の過形成性変化を示す腺窩上皮に覆われています．

　中拡大像（図4b）では粘膜固有層から粘膜筋板水準を主座として，一部は粘膜下層表層にかけて，炎症細胞浸潤を伴う膠原線維の増生がみられます．これらの炎症細胞の浸潤と膠原線維の増生によって構成される病変の特性から，「炎症性類線維ポリープ」という名前が付けられています．

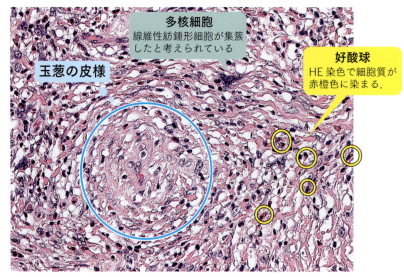

図5 IFP の病理組織像.
［平澤俊明，藤崎順子，河内洋．連載 Dr. 平澤の上部消化管内視鏡教室―この症例にチャレンジしてください―これは過形成性ポリープ？ 臨消内科 33：457-461, 2018 の p461 の HE 像を一部改変して転載］

強拡大像では，図5に示されているように，膠原線維の増生と異型の乏しい線維細胞や線維芽細胞の増生が目立ちます[3]．種々の炎症細胞の浸潤がみられますが，なかでも好酸球（黄円部）の存在が目立つことが特徴的です．多核細胞も散見されます．また，血管を取り巻くような構造（渦巻状，玉葱の皮様，青円部）もIFPの特徴的な所見です．

②症例提示（炎症性類線維ポリープ；IFP）

症例1

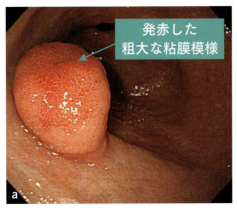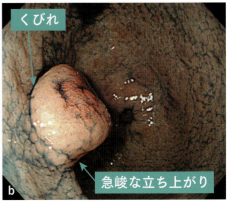

図6 ［症例1］IFPの内視鏡像．
［平澤俊明, 藤崎順子, 河内洋. 連載 Dr. 平澤の上部消化管内視鏡教室―この症例にチャレンジしてください―これは過形成性ポリープ？ 臨消内科 33：457-461, 2018 のp459の症例①の画像2点を一部改変して転載］

症例1（図6）[3]では，前庭部に急峻な立ち上がりをもつSELであり，くびれもみられます．頂部の表面は発赤し，周囲に比べて粗大な粘膜模様を示しており，これは腺窩上皮の過形成を示しています．

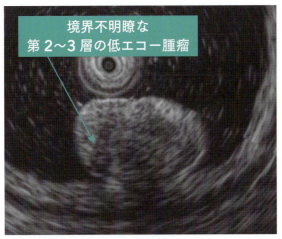

図7 ［症例1］IFPのEUS像．

EUSでは，粘膜深層から粘膜下層（第2〜3層）に位置する境界不明瞭な低エコー腫瘤が確認されます（図7）．

症例2

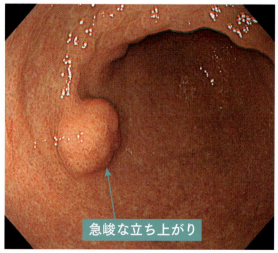
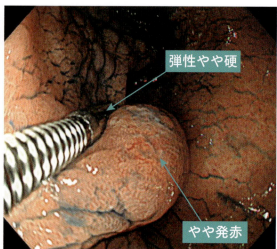

図8　［症例2］IFP の内視鏡像.

　次に，症例2（図8）をみてください．この病変も前庭部に位置する SEL で，急峻な立ち上がりと鉗子触診の弾性でやや硬い所見が特徴です．頂部はやや発赤しています．

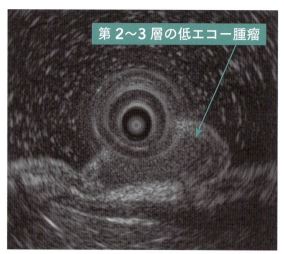

図9　［症例2］IFP の EUS 像.

　EUS では，粘膜深層から粘膜下層に（第2～3層）に位置する低エコーの腫瘤が確認されます（図9）．この病変は境界が明瞭です．このように境界が明瞭な IFP も存在します．

症例 3

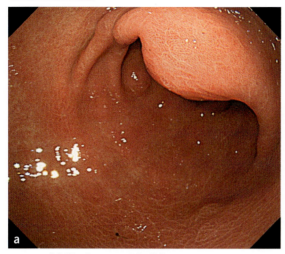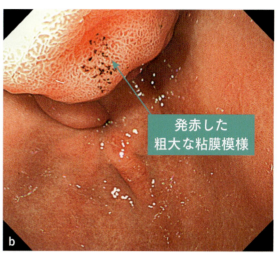

図 10 ［症例 3］IFP の内視鏡像．

　症例 3（図 10）では，前庭部小彎に位置する SEL がみられます．この病変も頂部の発赤と粗大な粘膜模様が特徴的です．

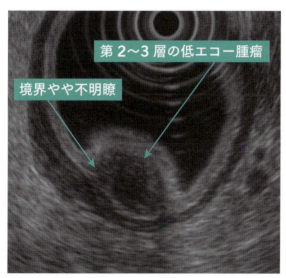

図 11 ［症例 3］IFP の EUS 像．

　EUS での所見は，粘膜深層から粘膜下層（第 2～3 層）の低エコー腫瘤です（図 11）．この病変の境界は一部では不明瞭でした．

症例4

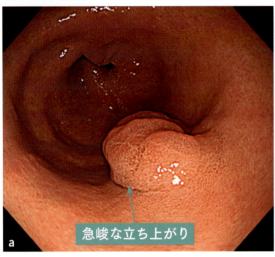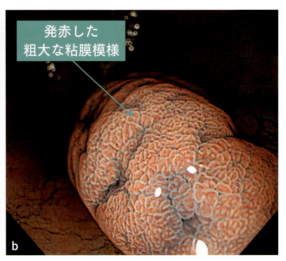

図12 ［症例4］IFP の内視鏡像.

　最後に，症例4（図12）ですが，こちらも急峻な立ち上がりの SEL で，表面の発赤と粗大な粘膜模様が確認されます．

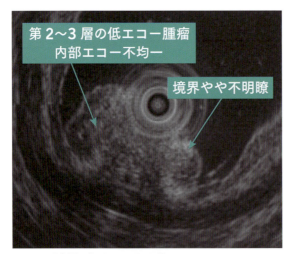

図13 ［症例4］IFP の EUS 像.

　EUS では，粘膜深層から粘膜下層（第2～3層）に位置する低エコー腫瘤がみられ，内部エコーはやや不均一です（図13）．また，病変の境界はやや不明瞭です．

- 前庭部の SEL
- 立ち上がりが急峻
- 頂部が発赤した粗大な粘膜模様

IFP を疑う

　このように，前庭部の SEL で，立ち上がりが急峻で，頂部が発赤して，粗大な粘膜模様を呈するものは IFP を疑います．

4 | 粘膜下異所性胃腺

次に，粘膜下異所性胃腺について解説します．この疾患は，しばしば目立たない低い隆起として現れるため，内視鏡検査中に見逃されがちです．そのため，内視鏡検査を行う際には，粘膜のわずかな隆起にも注意を払うことが重要です．

①粘膜下異所性胃腺とは？

粘膜下異所性胃腺のまとめ

- 胃粘膜の腺管が粘膜下層内に異所性に存在するもの
- 腺管は拡張して嚢胞状の形態をとる
- 単発から，びまん性までさまざま
- 慢性的な炎症により，再生腺管が粘膜下層に侵入
- びまん性粘膜下異所性胃腺の症例では，高率に胃癌を合併する

図1　粘膜下異所性胃腺のまとめ[6,7]．

粘膜下異所性胃腺とは，本来は胃粘膜内に存在する腺管が，異所性に粘膜下層内に嚢胞状の腺管として存在するものです（図1）[6,7]．異所性胃粘膜と呼ばれることもあります．この疾患は単発のものから，びまん性に多発するものまでさまざまです．一般的には，慢性的な炎症，びらん，潰瘍を繰り返すことにより，再生腺管が粘膜下層に侵入することによって生じると考えられています．

びまん性粘膜下異所性胃腺の症例では，主に萎縮性胃炎や腸上皮化生が進行した胃粘膜でみられ，丈の低い小さな隆起が多発します．特筆すべき点は，これらの病変がびまん性に存在する背景粘膜では，胃癌の発生リスクが高いことです．これは，粘膜下異所性胃腺の中に癌を合併するのではなく，粘膜下異所性胃腺がびまん性に存在する背景粘膜では，胃癌のリスクが高いということです．したがって，このような病変を確認した際は，「胃癌が隠れていないか」慎重に観察する必要があります．

②症例提示（粘膜下異所性胃腺）

症例1

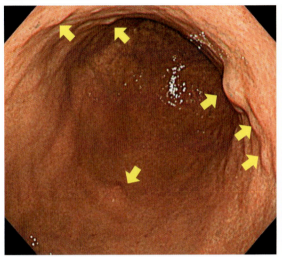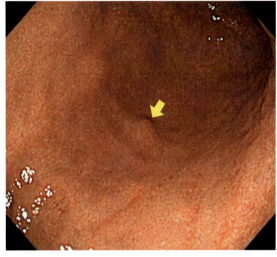

図2 ［症例1］粘膜下異所性胃腺の内視鏡像．

　症例1（図2）はびまん性粘膜下異所性胃腺の典型的な内視鏡像です．背景粘膜はO-2の萎縮を示し，大小さまざまな大きさの丈の低いSELが多発しています（黄色矢印）．大きな隆起はすぐに気が付きますが，小さな隆起は意識しないと見逃してしまいます．このような萎縮性胃炎を背景にした多発SELをみた場合は，びまん性粘膜下異所性胃腺の存在を疑います

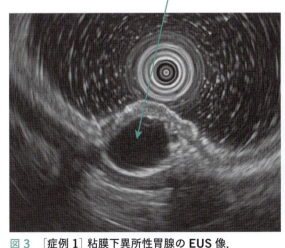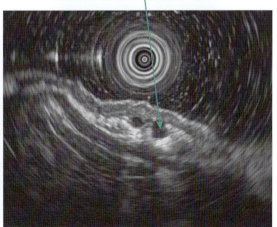

図3 ［症例1］粘膜下異所性胃腺のEUS像．

EUSでは，大小さまざまな囊胞が粘膜下層に多発していることが観察されます（図3）．また，内視鏡検査では確認できないような小さな囊胞も多数存在していることがわかります．

症例2

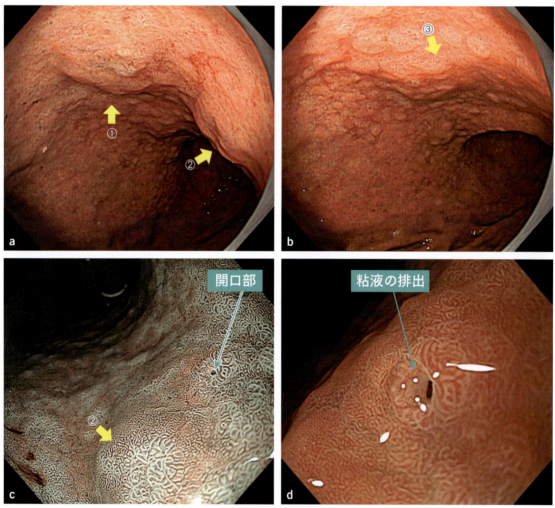

図4 ［症例2］粘膜下異所性胃腺の内視鏡像．

症例2（図4）は，3つのなだらかな隆起のSELを認めます（矢印①〜③）．近接して観察すると小さな開口部を認め（図4c），開口部から粘液が出てくるところが確認できました（図4d）．粘膜下異所性胃腺では，このような開口部が比較的よく存在します．しかしながら，これらの開口部は非常に微小であり，注意して観察しないと気が付きません．実際，この症例では，若手の先生が最初に観察した際には開口部を見落としており，私が内視鏡を手替りしてからその存在に気づきました．

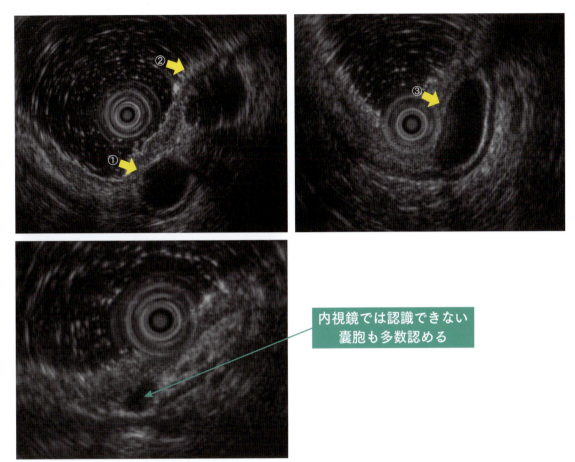

図 5 ［症例 2］粘膜下異所性胃腺の EUS 像．

　　EUSによる観察（図5）では，これらの隆起の部位に一致して粘膜下層内に無エコーを認め，囊胞と診断できます．また，この症例も胃体部の粘膜下層には，内視鏡では認識できない囊胞を多数認めました．つまり，びまん性粘膜下異所性胃腺と診断できます．

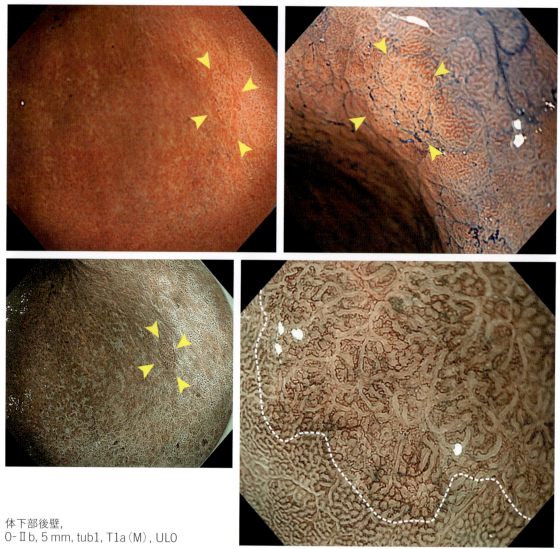

体下部後壁,
0-Ⅱb, 5 mm, tub1, T1a(M), UL0

図6 ［症例2］びまん性粘膜下異所性胃腺を背景にした微小胃癌.

　この症例は，レジデントがEUSを担当していました．私はレジデントに「びまん性粘膜下異所性胃腺の症例は胃癌がどこかに隠れているかもよ」と指導し，EUS後にもう一度胃内を観察してもらいました．そうすると，なんと，体下部後壁に微小胃癌が見つかりました（図6）．このように，びまん性に粘膜下異所性胃腺を認める症例は，胃癌のリスクが高いということに気をつけましょう．

- 萎縮を背景とした多発SELは粘膜下異所性胃腺を考える
- びまん性粘膜下異所性胃腺は胃癌のリスクが高い

5 | 囊胞

①囊胞とは？

次に，囊胞についてお話しします．特に前腸由来の囊胞は分類・診断名が混沌としているため少しわかりにくい部分もあるので，その点についても詳しく解説します．

囊胞のまとめ

- **分泌物が袋状に貯留する**
- **EUS では均一な無エコーから低エコー**
- **原因**
  - リンパ管腫
  - 前腸由来の囊胞
    （enteric cyst, bronchogenic cyst など）
- **基本的に経過観察**

図1　囊胞のまとめ．

囊胞とは，分泌物などの液体が袋状に貯まる病態のことです．EUS において囊胞は，均一な無エコーから低エコーで，境界明瞭な類円形の形態を示します．充実性成分を伴うことはまれです．その原因にはリンパ管腫や先天奇形である前腸由来の囊胞などがあります（図1）．

囊胞の多くは経過観察で問題ありませんが，通過障害や増大傾向，EUS で結節成分を認める際には，切除を検討します．また，術前診断が難しい場合には，診断的治療として切除が選択されることもあります．

リンパ管腫は，粘膜固有層から粘膜下層にかけて拡張したリンパ管が集簇し腫瘤状となった組織奇形の一種です．十二指腸や大腸では比較的よくみられますが，胃では珍しいとされています．当院でも胃リンパ管腫の経験はありません．

一方，前腸由来の囊胞は，特に胃噴門部周囲に発生することがあり，私たちの施設でもそのような症例を数例経験しています．本項では前腸由来の囊胞について症例を提示して解説したいと思います．

②前腸由来の囊胞

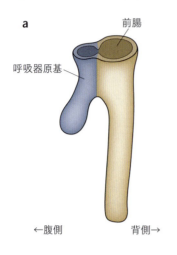
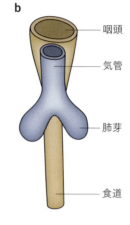

図2 前腸からの呼吸器原基と食道の発達.
a：胎生第3週末（側面），
b：胎生第4週中（腹側）.

まず，図2より前腸の発生学を復習しましょう．ヒトの消化管は内胚葉から発生します．内胚葉から消化管の基となる原始腸管が発生するのです．この原始腸管は，その後，前腸，中腸，後腸という3つの区分に分かれ，それぞれが特有の器官の形成に寄与します．前腸はこのなかで最も口側に位置し，咽頭から食道，胃，そして十二指腸の近位部までの消化管を形成し，肝臓，膵臓，胆管の発生の起点となります．また，興味深いことに，胎生4週ごろに前腸の口側部分はさらに腹側と背側に分かれ，腹側からは呼吸器原基が，背側からは食道が形成されるのです（図2b）．つまり，前腸からは消化器のみならず，呼吸器系も形成されることを覚えておきましょう．前腸由来の囊胞は，この前腸の一部が正常な位置や構造から逸脱して形成される，先天性の奇形と考えられています．

前腸由来の囊胞のまとめ

- 前腸の分化の過程で遺残した先天性囊胞
- その起源により enteric cyst，bronchogenic cyst などに分類される※
- 消化管筋層との連続性がある duplicated（非分離型）と，連続性がない isolated（分離型）に分類される※
- 囊胞内面が消化管上皮で覆われて，胃に隣接しているものは胃重複症と呼称されることもある
- EUS，CT で囊胞性病変として描出される
- まれに，悪性化する

図3 前腸由来の囊胞のまとめ．
※多数の分類・診断名が存在しており，混沌としている．

先天性の奇形である前腸由来の囊胞は，Sharma らの分類では，消化管に由来する enteric cyst，気管に由来する bronchogenic cyst などに分類されます[8]（図 3）．enteric cyst は消化管固有筋層に類似した平滑筋の 2 層構造がみられ，bronchogenic cyst は気管支腺や軟骨といった構造が確認されます．囊胞を形成する上皮の種類に条件はありません．胎生期の前腸は一時期，線毛円柱上皮に覆われていることから，囊胞の上皮が線毛円柱上皮であることは前腸由来であることを意味しています．つまり，線毛円柱上皮が存在するから bronchogenic cyst というわけではありません．

　また，前腸由来の囊胞は消化管筋層と連続性がある duplicated と連続性がない isolated に分類されます．duplicated を非分離型，isolated を分離型と分類することもあります[9]．また，囊胞内面が消化管上皮で覆われて，胃に隣接しているものは胃重複症（重複胃）と呼ばれることがあります．前腸に由来する囊胞は複数の分類法が存在し，その診断名はしばしば混乱を招きます．しかし，概念として「発生期の前腸に生じた良性の先天性奇形」と理解しておけばスッキリすると思います．

　診断は EUS が有効です．duplicated（非分離型）の場合，EUS では胃の固有筋層（第 4 層）に連続してみえる囊胞性病変として描出されます．これは，囊胞が食道や胃壁と直接連続している状態を指します．一方，isolated（分離型）では，食道や胃壁との直接的な連続性は認められず，独立した囊胞性病変として確認されます．囊胞を形成する壁には本来の胃粘膜と同じく EUS で第 1〜3 層の構造を認めることがあります．これは粘膜と粘膜下層が形成されていることを示しています[10]．内部は主に液体で構成されているため，EUS においては無エコー，つまり超音波を反射しない領域として描出されるのが一般的です．しかし，液体の性状（出血や蛋白成分など）によっては低エコーや，場合によってはやや高エコーを示すこともあります．特に，液体成分の違いにより 2 層に分離している場合，EUS でもエコー輝度が異なる 2 層の構造を示します．CT では境界が明瞭な類円形の低濃度の腫瘤として描出されます．EUS と CT の所見から前腸由来の囊胞と平滑筋腫の鑑別が困難な場合があり，その際には MRI が有用です[11]．

　画像診断の結果を総合して，前腸由来の囊胞を疑うことは可能です．しかしながら，術前に病理組織診断を行うことは困難です．これらの囊胞性病変は，EUS-FNA では液体成分のみを採取してしまい，組織的な診断材料を得ることが難しいからです．また，EUS-FNA による囊胞内感染のリスクも伴います．

　これらの前腸由来の囊胞の悪性化については，まれですが報告されています[12-14]．EUS で囊胞内に結節を認めた場合は，癌の合併を考慮して慎重な対応が必要です．臨床現場では，悪性化の可能性と術前診断が困難なことから，診断的治療として腹腔鏡下での局所切除術が行われることもあります．

③症例提示（前腸由来の囊胞）

ここで前腸由来の囊胞を3症例提示します．

症例1

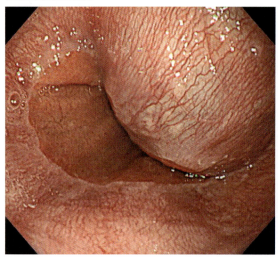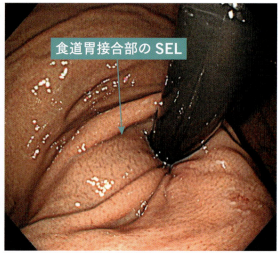

図4 ［症例1］前腸由来の囊胞の内視鏡像．

症例1（図4）は食道胃接合部に25 mm大の表面平滑なSELを認めます．

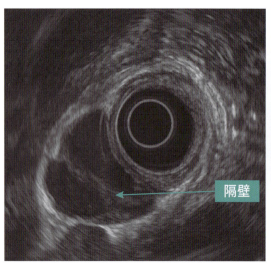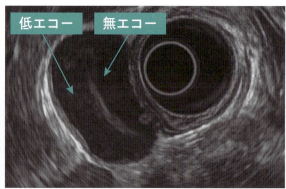

図5 ［症例1］前腸由来の囊胞のEUS像．

EUSでみると，固有筋層に接して無エコーから低エコーの腫瘤を認めます（図5）．内部に隔壁が確認されます．

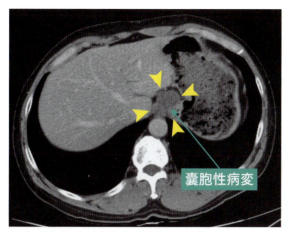

図6 ［症例1］前腸由来の囊胞のCT像．

CTでは食道胃接合部に類円形の低濃度の腫瘤を認め，囊胞性病変と診断できます（図6）．

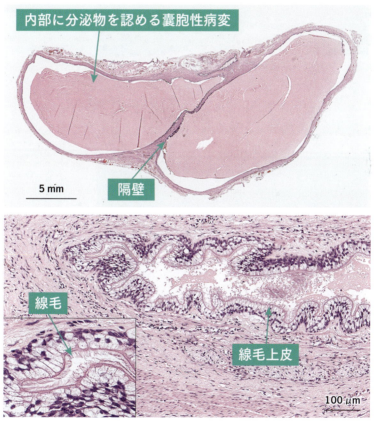

図7 ［症例1］前腸由来の囊胞の病理組織像．

病理組織像を図7に示します．弱拡大像では，内部に分泌物を認める囊胞性病変を認め，隔壁を伴っています．中拡大像，強拡大像では，囊胞の内腔は円柱上皮に覆われ，強拡大像では線毛が確認できます．気管支軟骨や気管支腺はなく消化管に由来する enteric cyst と診断しました．なお，標本上は消化管壁が確認できなかったので，duplicated か isolated かの判断はできません．

症例 2

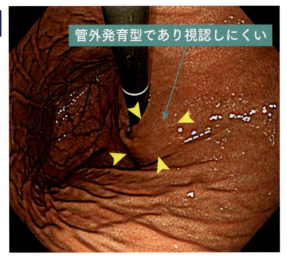

図8 ［症例2］前腸由来の囊胞の内視鏡像．

症例2（図8）も食道胃結接合部の SEL です．管外発育型で内視鏡による胃内腔からの観察では認識しにくい病変です．

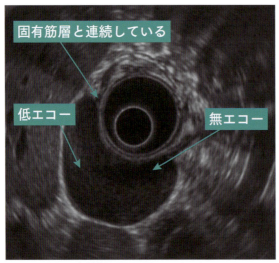

図9 ［症例2］前腸由来の囊胞の EUS 像．

EUS では，固有筋層と接する囊胞性病変を認め，内部は無エコーの領域と低エコーの領域が確認されます．囊胞内部に異なる液体成分の存在を疑います（図9）．

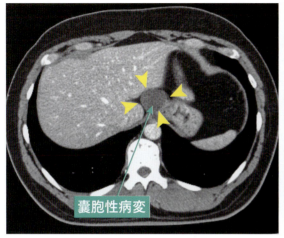
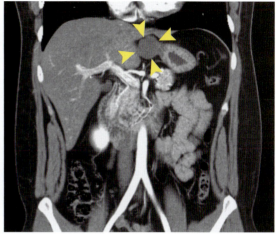

図10 ［症例2］前腸由来の囊胞のCT像.

CTでは胃壁と接するように低濃度の腫瘤を認め，囊胞性病変と診断できます（図10）.

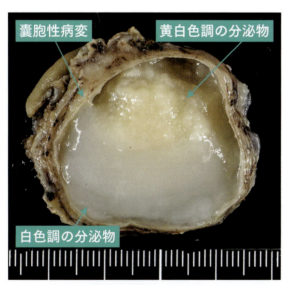

図11 ［症例2］囊胞性病変のマクロ像.

切除検体のマクロ像では，囊胞性病変の内部には黄色調と白色調の異なる分泌物を認めました（図11）.

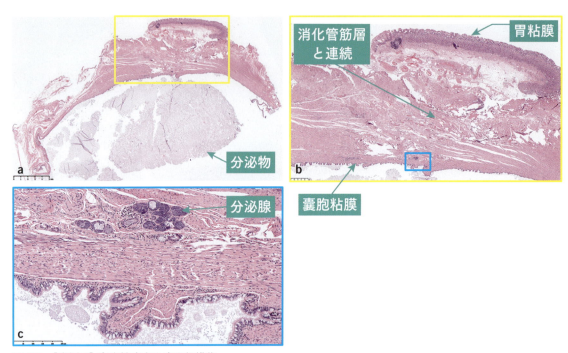

図12 ［症例2］嚢胞性病変の病理組織像.

　弱拡大像（図12a），中拡大像（図12b）では，嚢胞はしっかりとした平滑筋層に包まれており，既存の消化管筋層との連続性が一部にみられます．強拡大像（図12c）では，気管支腺と考えられる分泌腺が確認できます．bronchogenic cyst（duplicated）と診断しました．

症例3

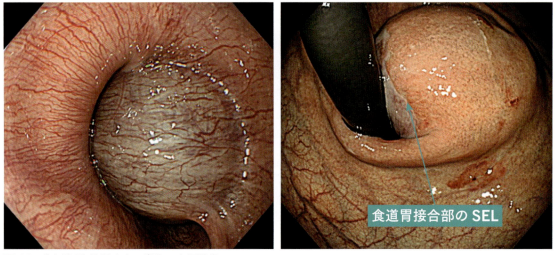

図13 ［症例3］前腸由来の嚢胞の内視鏡像.

症例3（図13）は食事のつかえ感を主訴に内視鏡検査を行い，食道胃接合部のSELを指摘された症例です．

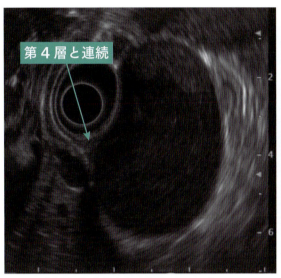 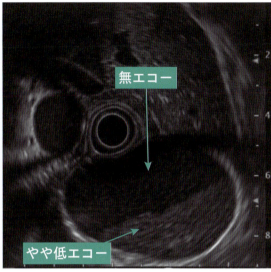

図14　[症例3] 前腸由来の囊胞のEUS像．

EUSでは固有筋層（第4層）と連続する囊胞性病変であり，囊胞内部は無エコーと低エコーできれいに二分されています（図14）．検査時にやや低エコーの部位は実質性成分が疑われましたが，体位変換によって低エコーの部位は変形するため，液体成分であると確認できました．まるで，絶食で胆泥が貯まった胆囊のような所見です．

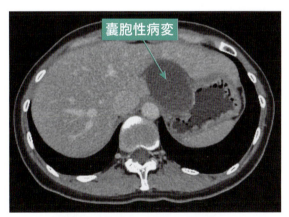

図15　[症例3] 前腸由来の囊胞のCT像．

CTでは食道胃接合部に接する5cm大の低濃度の腫瘤を認め，囊胞性病変と診断できます（図15）．症例3では腹腔鏡下局所切除術を施行し，病理組織診断はenteric cyst（duplicated型）でした．術後につかえ感の症状は消失しました．

食道胃接合部の囊胞性病変
⬇
前腸由来の囊胞を疑う

6 | hamartomatous inverted polyp

① hamartomatous inverted polyp とは？

次に，hamartomatous inverted polyp (HIP) について説明します．この疾患の特徴的な内視鏡像と EUS 像を覚えましょう．

HIP のまとめ

- 粘膜下に異所性胃腺が増生し，胃内腔にポリープ状に発育
- 体上部および穹窿部が好発部位
- 有茎性のポリープ型と SEL 型がある
- 頂部には陥凹や開口部を有する
- EUS では第 2〜3 層内の境界不明瞭で不均一な内部エコーを呈し，多発する無エコーが特徴的
- 生検による術前診断は困難
- 癌化例はまれ
- 経過観察および診断的 ESD が行われている

図1　**HIP のまとめ**[15-20]．

HIP は，粘膜下層を主体に異所性に腺管の増生を認め，胃内腔に膨張性に発育してポリープ状の形態を示す病変です．組織学的にみると粘膜下層主体の異所性腺管の増生と，嚢胞状に拡張した腺管や樹枝状に増生した平滑筋の存在が特徴です（図1）[15,16]．HIP の病態は，粘膜下層の異所性の胃腺組織なので，孤発性の粘膜下異所性胃腺と分類されることがあります[17]．しかし，pp.232〜236 で取り上げた粘膜下異所性胃腺とは異なり，ポリープ状の形態であり，隆起が目立ち，腺窩上皮の内反が内視鏡でも確認できるため，HIP という呼び名のほうが形態を正確に表しているのではないかと私は考えています．

この病変は，主に胃の体上部や穹窿部に好発し，形態としては有茎性のポリープ型と SEL 型の 2 種類があります[18,19]＊．病変の大部分は正常粘膜に覆われていますが，頂部はしばしば陥凹を示し，腺窩上皮が内反している所見や開口部がみられることが多いです．

＊ Aoki らの論文では HIP を polyp type と SMT type に分類しているが[18]，本書では SMT type は SEL 型と表現する．

EUSでは，粘膜深層から粘膜下層（第2〜3層）に境界が不明瞭で内部エコーが不均一な腫瘤として描出され，拡張した腺管である無エコー領域を含んでいます．EUSの所見だけでは，異所性膵との鑑別が難しい症例もあります．
　この病変は，生検による術前診断が難しいことが知られています．HIPの病理組織診断には全体像の把握が必要であり，病変の一部しかみることができない生検では，確定診断ができないのです．HIPは基本的には良性の疾患ですが，まれに癌化する例も報告されています[20]．そのため，慎重な経過観察や診断的治療としてESDが行われます．

②症例提示（HIP）

　症例1は胃のポリープの精査のために，当院に紹介された症例です．

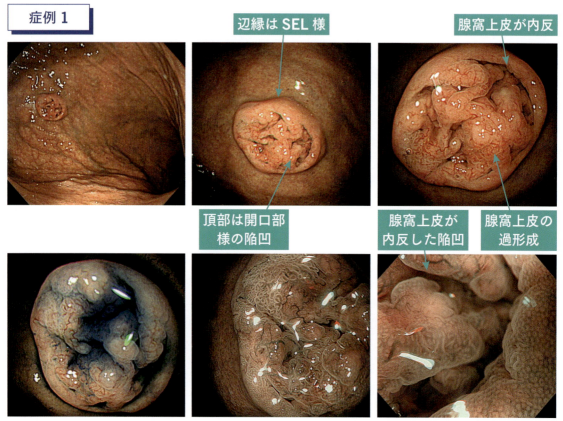

図2　［症例1］HIPの内視鏡像．

　内視鏡像は，体上部大彎に辺縁がSEL様で頂部は開口部様の陥凹を認めています（図2）．近接でみていくと，腺窩上皮の過形成性変化を認め，腺窩上皮が内反している所見が確認できます．NBIで拡大観察すると，この腺窩上皮の内反がさらに明瞭となります．

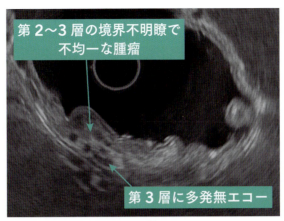

図3 ［症例1］HIPのEUS像.

EUSでは，粘膜深層から粘膜下層（第2〜3層）に境界が不明瞭で内部エコーが不均一な腫瘤がみられ，粘膜下層（第3層）には多発する無エコー領域が確認されました（図3）.

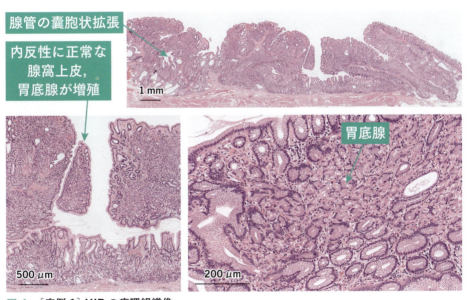

図4 ［症例1］HIPの病理組織像.

病理組織像では，異型性が乏しい胃底腺と腺窩上皮からなる胃粘膜成分が粘膜下層側に内反性に増殖しています．深部では腺管の囊胞状拡張がみられ，これがEUSで観察された無エコー領域に相当すると考えられます（図4）．SEL型のHIPと診断されました．

症例2

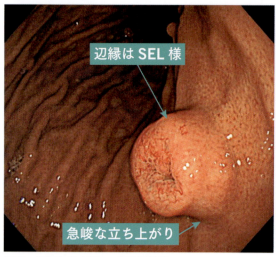 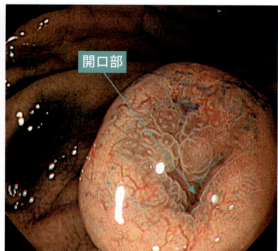

図5 ［症例2］HIP の内視鏡像①.

症例2（図5）をみていきます．これも SEL 型の HIP です．正常粘膜に覆われた急峻な立ち上がりの SEL で，頂部には開口部が確認できます．

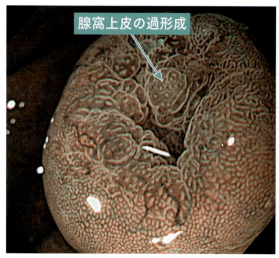 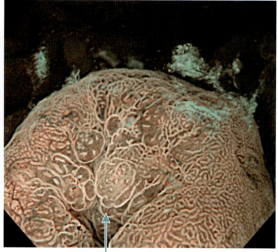

図6 ［症例2］HIP の内視鏡像②.

NBI を用いて近接で観察していくと頂部で腺窩上皮が過形成性変化を呈し，腺窩上皮が内反している所見がよくわかります（図6）．

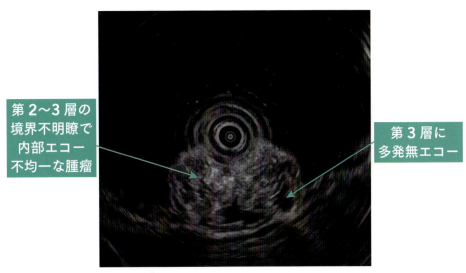

図7 ［症例2］HIP の EUS 像.

　EUS では，粘膜深層から粘膜下層（第2～3層）の境界不明瞭で内部エコーが不均一な腫瘤像を呈しています（図7）．また，粘膜下層（第3層）に多発する無エコー領域を認めます．

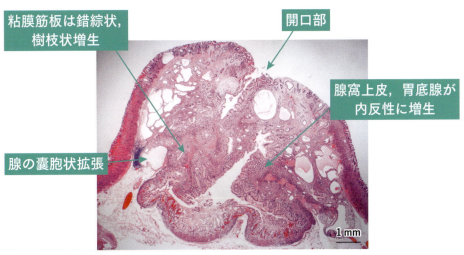

図8 ［症例2］HIP の病理組織像.

　病理組織像（図8）では，頂部には開口部があり，異型の乏しい胃底腺と腺窩上皮からなる成分が粘膜下層側に内反性に増生しています．また，粘膜筋板は錯綜状，樹枝状増生を示しています．大小さまざまな腺の囊胞状拡張も確認されます．

症例 3

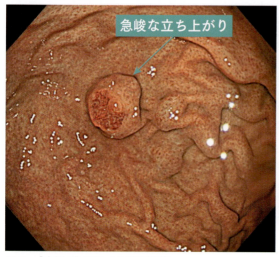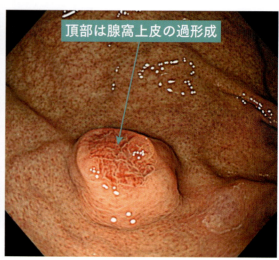

図 9 ［症例 3］HIP の内視鏡像①．

　　　症例 3（図 9）も SEL 型の HIP です．急峻な立ち上がりの SEL で，頂部は腺窩上皮の過形成性変化を認め，発赤が目立ちます．

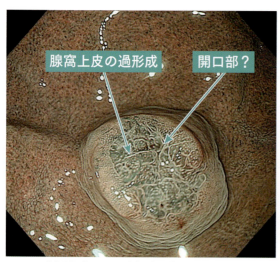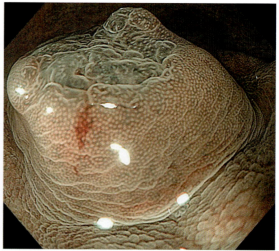

図 10 ［症例 3］HIP の内視鏡像②．

　　　NBI で近接観察すると，同様に腺窩上皮の過形成性の所見が確認され，一部開口部が疑われる部位がみられます（図 10）．

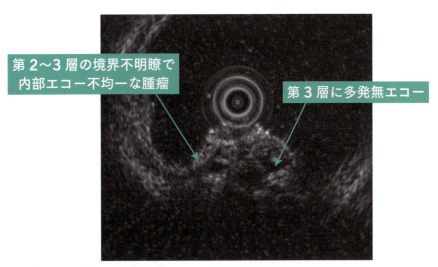

図11 ［症例3］HIP の EUS 像．

　EUS を行うと，粘膜深層から粘膜下層（第2～3層）の境界不明瞭で内部エコー不均一な腫瘤が確認されます（図11）．特に注目すべき点は，第3層に多発する無エコー領域の存在です．無エコーの所見は腺管の囊胞状拡張と考えられ，HIP を強く疑うことができます．

症例4

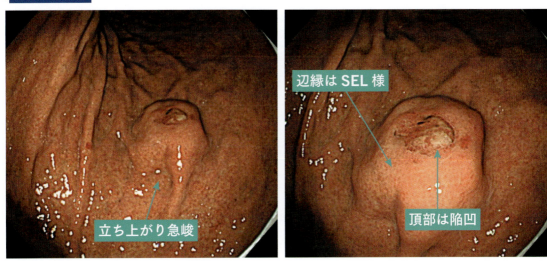

図12 ［症例4］HIP の癌化例の内視鏡像①．

　次に，症例4（図12）にて HIP の癌化症例を提示します．この症例では，体中部大彎に位置する 25 mm の大きさの正常粘膜に覆われた急峻な立ち上がりの SEL が確認されています．特に注目すべき点は，病変の頂部に陥凹がみられることです．また，全体的にやや緊満感が感じられます．

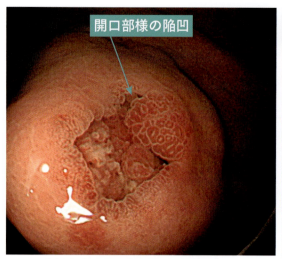 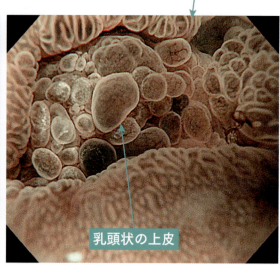

図13 ［症例4］HIP の癌化例の内視鏡像②．

近接観察すると，陥凹部は開口部様になっており，腺窩上皮の内反が認められます（図13）．さらに，陥凹部では乳頭状の上皮構造がみられます．

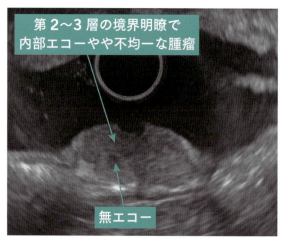

図14 ［症例4］HIP の癌化例の EUS 像．

EUS では，粘膜深層から粘膜下層（第2～3層）に境界は明瞭で内部エコーがやや不均一な低エコー腫瘤が確認され，一部に無エコー領域が存在します（図14）．

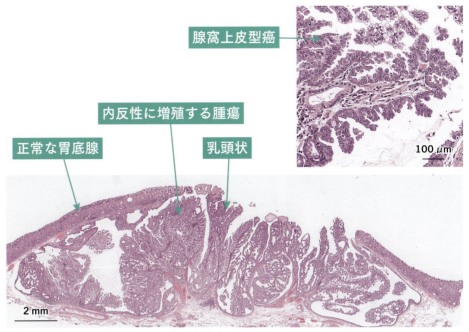

図15 ［症例4］HIP の癌化例の病理組織像.

　病理組織像（図15）をみると，弱拡大像で病変の辺縁が正常な胃底腺で覆われていることが確認できます．頂部では開口部を形成し，内反性に増殖する腫瘍が認められます．この腫瘍の一部は乳頭状の形態を呈しています．強拡大像では腫瘍細胞の細胞異型や構造異型が強く，腺窩上皮型の癌と診断されます．この特徴的な形態から HIP からの癌化と考えられました．

症例5

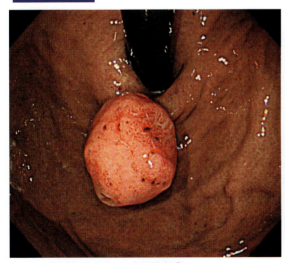
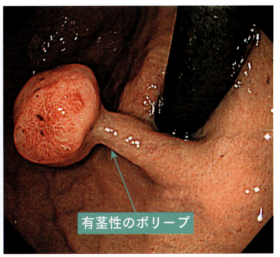

図16 ［症例5］HIP の内視鏡像①.

症例5（図16）は，HIPのポリープ型の病変です．この症例では，有茎性のポリープが認められ，表面には一部発赤がみられます．

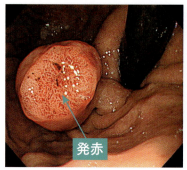
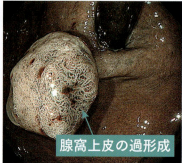
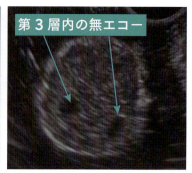

図17　［症例5］HIPの内視鏡像②とEUS像．

近接すると，発赤した部位は腺窩上皮の過形成性変化であることがわかります．EUSでは，粘膜下層（第3層）内に無エコー領域が複数みられます（図17）．

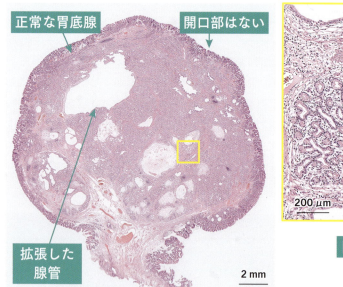
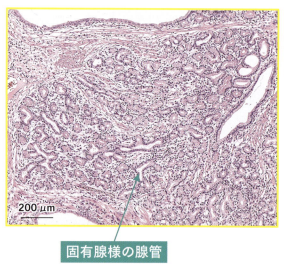

図18　［症例5］HIPの病理組織像．

病理組織像では，弱拡大像で正常の胃底腺に覆われたポリープ状の病変が確認されます（図18）．明確な開口部はみられませんでした．粘膜下層には，拡張した腺管が多発しています．中拡大像では，固有腺に類似する構造が確認されます．

症例 6

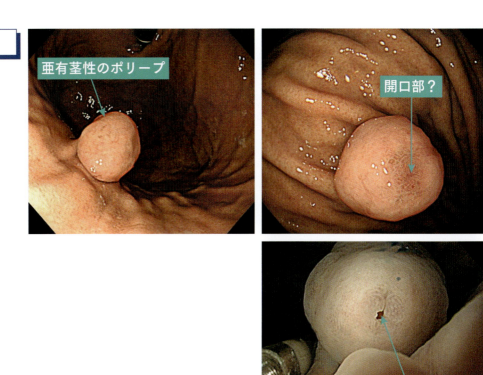

図 19 ［症例 6］HIP の内視鏡像．

　症例 6（図 19）は，HIP のポリープ型の病変です．この症例では，亜有茎性のポリープの形態を呈し，一部に開口部の存在を示唆する所見があります．浸水下での観察により，小さな孔状の開口部がより明確になります．

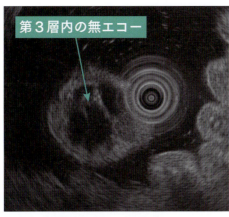

図 20 ［症例 6］HIP の EUS 像．

　EUS では，粘膜下層（第 3 層）に無エコー領域が確認されます（図 20）．

6 | hamartomatous inverted polyp　257

症例 7

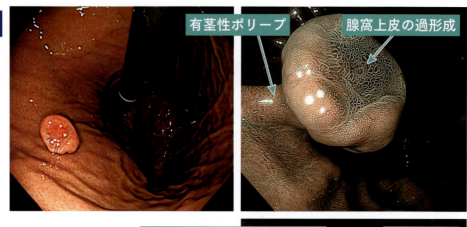

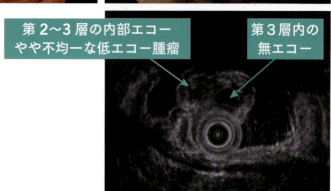

図 21　[症例 7] HIP の内視鏡像と EUS 像．

　症例 7（図 21）も，HIP のポリープ型の病変です．病変の形態は亜有茎性のポリープ状であり，頂部は発赤し，腺窩上皮の過形成性変化が観察されます．EUS では，粘膜深層から粘膜下層（第 2～3 層）に内部エコーがやや不均一な低エコー腫瘤が確認され，第 3 層内には無エコー領域が多発しています．

　これらの症例から，体上部や穹窿部で頂部に陥凹や開口部を伴う SEL がみられる場合，HIP の可能性を考慮することが重要です．また，HIP には SEL 型とポリープ型の 2 つの形態が存在します．

体上部，穹窿部で頂部に陥凹，開口部を伴う SEL
↓
HIP を疑う

HIP には SEL 型とポリープ型がある

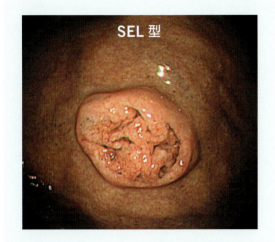

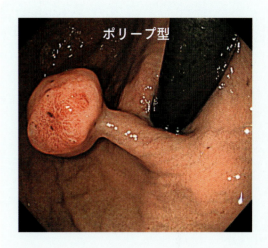

6 | hamartomatous inverted polyp 259

7 | アニサキスなどの異物による肉芽腫

①アニサキスによる肉芽腫とは？

次に，アニサキスによる肉芽腫について解説します．この疾患の内視鏡像は非特異的な SEL の所見であり，その診断は容易ではありません．そのため，しばしば原因不明の SEL として，診断されずに経過観察されることがあります．診断の鍵は EUS を用いてアニサキス虫体を確認することです．

アニサキス症

胃アニサキス症

アニサキスを摂取 2〜8 時間後に発症．虫体が胃壁に穿入して激しい腹部症状を引き起こす．

腸アニサキス症

アニサキスを摂取して数日後に腹部症状が出現．まれに腸閉塞や腸穿孔を併発．

図1　アニサキス症．

アニサキス症は，ヒトに摂取されたアニサキスが消化管粘膜から侵入した際に起こる腹部症状の総称です．この症状は，アレルギー反応が関与すると考えられています．また，アニサキス症は，胃アニサキス症と腸アニサキス症の 2 つのタイプがあります（図1）．胃アニサキス症は，アニサキスを摂取してから 2〜8 時間後に激しい心窩部痛，悪心，嘔吐などが起こるのが一般的です．これらの症状は，アニサキス虫体が胃壁に侵入し，虫体の分泌物などが引き起こすアレルギー反応によって生じるものです．

一方，腸アニサキス症は摂取から数日経ってから，小腸壁にアニサキスが侵入し，アレルギー反応により腹痛，悪心，嘔吐が現れ，極めてまれですが腸穿孔や腸管の浮腫による腸閉塞の合併症を起こすこともあります．私は研修医時代に，原因不明の腸閉塞に対して手術をしたところ，腸アニサキス症が原因だった症例を経験しました．また，症状を伴わない無症候型のアニサキス感染が内視鏡検査で偶然発見されることも珍しくありません．これは，アニサキスに対するアレルギーがない人では症状が現れないためです．アニサキス症はアレルギー反応によって引き起こされるため，その症状の現れ方に幅広いバリエーションがあります．

アニサキス症への対処法としては，まず内視鏡を用いた虫体の除去が望ましいです．この方法は，症状を劇的に改善させることができます．しかし，内視鏡による処

置ができない状況でも，治療の選択肢はあります．抗アレルギー薬やステロイドの投与により，症状は緩和されると報告されています[21]．正露丸®の内服で効果があったという論文もありました[22]．このような薬物治療は，内視鏡検査が不可能な場合においても非常に有効です．

📝 Note
アニサキスアレルギー

　本邦のように生魚を食べる習慣のある文化では，アニサキスによるアレルギーは意外にも多くみかけます．都内の大学病院の報告では，成人のアナフィラキシー症例の10～30％程度でアニサキスが原因であったとされています[23-25]．長らく「青魚アレルギー」と診断されていた人のなかには，実際にはアニサキスアレルギーであるケースも珍しくありません．実は，私自身もアニサキスアレルギーをもっています．

　アニサキスアレルギーでは，現在までにアニサキスから排泄される物質や分泌物を含め，16種類の抗原が確認されています[26]．アレルギー症状は，アニサキスを含む魚類を摂取後すぐに現れる場合もあれば，数時間が経過してから発現する場合もあり，これは原因となる抗原の違いに起因すると推測されています．注目すべき点は，これらの抗原のなかには加熱に耐えうる種類が含まれており，加熱調理した魚を食べた後でもアレルギー反応を起こす可能性が存在するということです．さらに，アニサキスは冷凍によって死滅するものの，その抗原は活性を保持し続けるため，アレルギー反応が生じることがあるのです．これらの情報は，アニサキスアレルギーを理解し，適切に対応するうえで重要な意味をもちます．

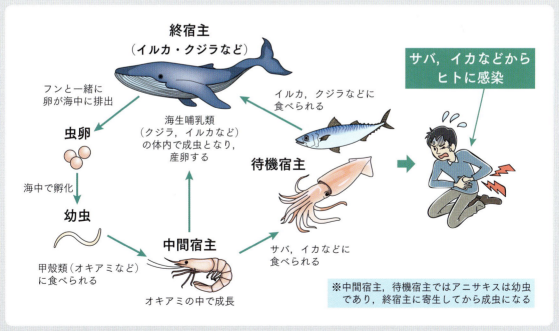

図2　アニサキスの生涯．

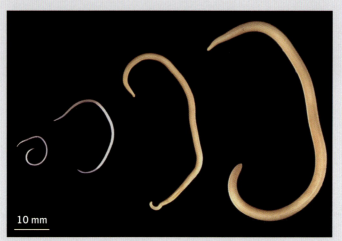

図3 アニサキスの幼虫と成虫.（画像提供：目黒寄生虫館）
左から第3幼虫，第4幼虫，成虫オス，成虫メス．

　アニサキスの不思議な生態についても触れておきましょう．アニサキスは，海生哺乳類であるクジラやイルカなどが終宿主となり，その体内で成虫へと成長します（図2, 3）．性成熟したアニサキスは交尾し，そして産卵します．その虫卵は糞とともに海中に排出され，虫卵の中で2回脱皮をした後に，孵化して幼虫になります．この幼虫は，オキアミなどの中間宿主に摂取され，さらにそのオキアミを食べたサバやイカなどの待機宿主の中で，幼虫のまま寄生します．そして，これらの中間宿主や待機宿主が終宿主であるクジラやイルカなどの海生哺乳類に食べられると，アニサキスの幼虫はその胃の中で素早く2回脱皮し，成虫に成長します．このようにして，アニサキスのライフサイクルが維持されます．つまり，これらの宿主とアニサキスは好適な宿主-寄生体関係にあり，また，終宿主の体内でないとアニサキスは繁殖することはできません．

　では，私たち人間がアニサキス症にかかるのはなぜでしょうか？　それは，私たちがこの自然のサイクルに偶然介入してしまうからです．アニサキスの幼虫が寄生しているサバやイカなどの海産物を生で食べた際に，アニサキス症が発症します．重要なのは，アニサキスは人間に寄生することはなく，人間の体内で成長し成虫になることはないということです．最終的には死んでしまうか，排出される運命にあるのです．

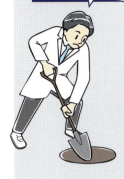

> **さらに掘り下げ！** アニサキスの成虫をみたことがありますか？

　多くの内視鏡医は，ヒトの胃内のアニサキスの幼虫を目にした経験があると思います．しかし，成虫を直接みたことがある方はまれではないでしょうか？　私はアニサキスについての興味から，「目黒寄生虫館」への取材を申し込み，ミンククジラの胃内に寄生するアニサキス成虫を実際に目にする機会を得ました（図4a）．そして，その成虫の驚異的な大きさに私は驚きました．なんとメスは約15 cm，オスは約10 cmまで大きくなるのです．これは，われわれが普段目にする1.5～2 cm程度の幼虫と比べて，10倍近い大きさです．

　図4bは，調査捕鯨船上でミンククジラの第2胃を開いた際に撮影されたものです．

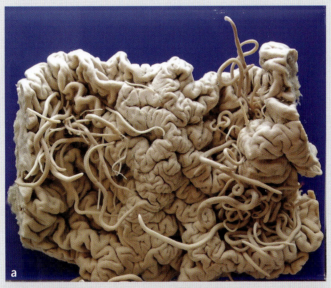

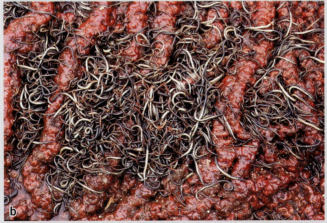

図4　ミンククジラの第2胃に寄生する多数のアニサキス成虫の標本（a）および生存中の成虫（b）．（画像提供：目黒寄生虫館）

写真には数千匹のアニサキスの成虫が寄生しているのが確認できます．これらのアニサキスはまだ生きており，胃壁に噛みついていますが，容易に胃壁から剥がすことが可能です．われわれが内視鏡検査でヒトの胃内で目にするアニサキスの幼虫は細い糸のような形状ですが，成虫のアニサキスはモヤシのように太く，大きなものでは15 cm程度の長さに成長します．

　目黒寄生虫館の館長である倉持利明先生から，直接お話を伺うことができました．倉持先生は，調査捕鯨船に研究者として参加し，捕獲されたミンククジラの胃内に寄生するアニサキスを研究されました．他の鯨類に比べて，特に，ミンククジラにおけるアニサキス成虫の寄生率・寄生数がともに大きかったことが明らかにされました[27]．ミンククジラには4つ胃があり，そのなかでもほとんどのアニサキスは第2胃に寄生していることがわかりました．調査されたすべてのミンククジラの胃内からは，数千匹ものアニサキスが発見されたとのことです．興味深いことに，これほど多くのアニサキスが寄生していても，ミンククジラの胃の粘膜には病理学的な炎症や変化がほとんどみられないのです[28]．これは，アニサキスとミンククジラが好適な関係にある証拠ともいえるでしょう．

　「なぜ，アニサキスはクジラやイルカの体内でのみ成虫になるのか？」という私の質問に対し，倉持先生の答えは「環境の違い」というものでした．この簡潔ながらも深い洞察には，生物学の基本原則が込められています．オキアミや魚類といった中間宿主や待機宿主は変温動物であり，体温が水温に近いのに対して，クジラやイルカのような海生哺乳類は恒温動物であり，体温が約37℃と高いのです．この顕著な温度差が，アニサキスがクジラやイルカの胃内で幼虫から成長するうえでの重要な要因であることが明らかになっています．しかし，温度だけがアニサキスの成長に影響を与える唯一の要素ではありません．興味深いことに，ミンククジラがもつ4つの胃のうち，第2胃のみがアニサキスの成長に適した環境となっています．なぜ第2胃がこのような役割を果たすのか，その理由はまだ完全には解明されていません．他にも多くの解明されていない環境要因が，この謎めいた寄生虫の生活サイクルに関与していると考えられています．

　一方で，ヒトの胃内環境はアニサキスにとって適切なものではなく，幼虫は成虫に成長することなく，胃壁内への侵入を試み，これがアレルギー反応と炎症反応を引き起こします．

　クジラの胃内に密集して寄生するアニサキスの成虫の標本を実際にみることができましたが，これは非常に貴重な体験でした．もし機会があれば，皆さんもこの驚異の世界を体験しに目黒寄生虫館へ出かけてみてはいかがでしょうか．

②胃アニサキス症の内視鏡像

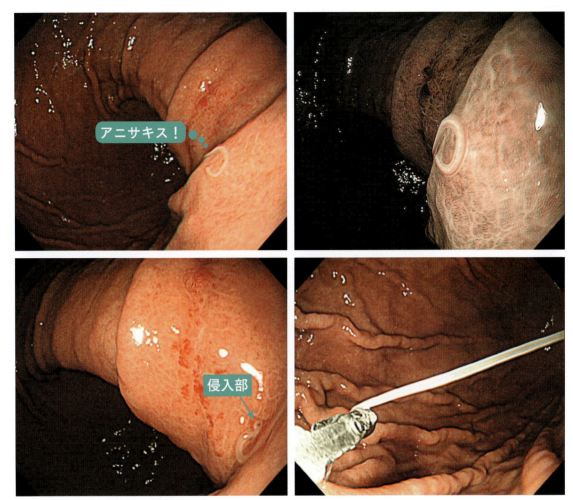

図5　胃アニサキス症の内視鏡像．

　胃アニサキス症の内視鏡像を示します(図5)．実はこの内視鏡像は私に感染したアニサキスです．私はこれまでに2回，胃アニサキス症を経験しています．いずれも激しい腹痛で発症しましたが，アニサキスが内視鏡で摘出されると，それまでの強い痛みが急速に和らぎました．2回目の感染ではアニサキスによるアレルギー反応として，眼瞼と口唇のクインケ浮腫と全身の蕁麻疹が出現しました．その後は，プレドニゾロンと抗アレルギー薬を常に持ち歩くようにしています．

> **アニサキスによる肉芽腫**
>
> - 劇症型：アレルギー反応による蜂窩織炎，時に巨大なvanishing tumorを来す（1〜3週間で消失），穹窿部に多い
> - 緩和型：初感染．無症状で慢性的に経過．膿瘍形成から肉芽腫へ移行．難治性の好酸球性肉芽腫
> - EUSで楕円形の高エコー領域（虫体を核とする肉芽，膿瘍）

図6　アニサキスによる肉芽腫．

　次に，アニサキスによる肉芽腫に関してお話しします（図6）．アニサキスによる肉芽腫には劇症型と緩和型の2つのタイプが存在します[29]．劇症型では，アレルギー反応が引き起こす蜂窩織炎がみられ，時に巨大なvanishing tumor（消失する腫瘍）が形成されます．これは1〜3週間で自然に消退することが一般的で，穹窿部で多くみられる傾向があります．一方で，緩和型は主に初めての感染で発生し，無症状で慢性的に進行することが特徴です．膿瘍形成から肉芽腫へと移行し，最終的には難治性の好酸球性肉芽腫になることがあります．

　EUSでは，粘膜深層から粘膜下層（第2〜3層），場合により固有筋層（第4層）の境界不明瞭な低エコー腫瘤として描出されます．そして，特徴的な所見として，低エコー腫瘤の内部に楕円形の高エコー領域を認めます．この高エコー領域は，虫体を中心とする肉芽組織や膿瘍に対応していると考えられます．

③症例提示（アニサキスによる肉芽腫）

症例1

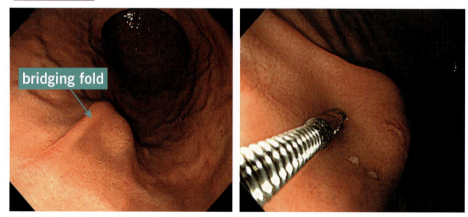

図7　［症例1］アニサキスによる肉芽腫の内視鏡像．
［平澤俊明，並河健，藤崎順子，他．診断に苦慮した胃粘膜下腫瘤様病変．臨消内科 34：1415-1419, 2019 のp1415の症例①③を一部改変して転載］

まず，緩和型のアニサキスによる肉芽腫の症例を提示します．症例1（図7）[30]では，毎年スクリーニング目的の内視鏡検査を受けていましたが，今回初めてSELを指摘されました．これまで腹痛などの症状はありませんでした．

内視鏡画像では，体中部大彎にSELを確認できます．このSELは，bridging foldを伴っており，表面は平滑で周囲の粘膜と同じような外観で，上皮性変化は認めません．鉗子触診では硬い感触でした．

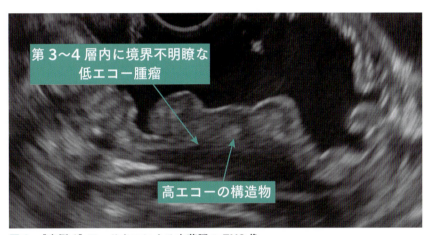

図8 ［症例1］アニサキスによる肉芽腫のEUS像．
［平澤俊明，並河健，藤崎順子，他．診断に苦慮した胃粘膜下腫瘍様病変．臨消内科 34：1415-1419, 2019のp1415の症例④を一部改変して転載］

EUSでは，粘膜下層から固有筋層（第3～4層）にかけて境界不明瞭な低エコー腫瘤を認め，粘膜下層（第3層）には円形の高エコーの構造物が確認できました（図8）．

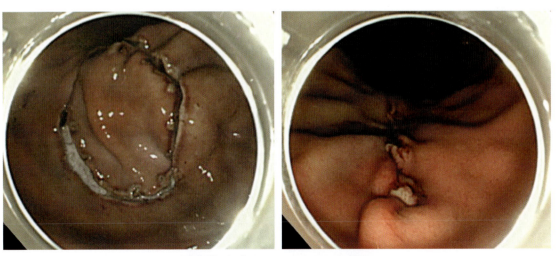

診断的治療としてLECSを施行

図9 ［症例1］アニサキスによる肉芽腫に対するLECS．
［平澤俊明，並河健，藤崎順子，他．診断に苦慮した胃粘膜下腫瘍様病変．臨消内科 34：1415-1419, 2019のp1418のLECS画像右2点を一部改変して転載］

この症例1は15年以上前の症例で，アニサキスによる肉芽腫は鑑別診断には挙げることができませんでした．EUS-FNAが行われましたが，少量の紡錘形細胞を認めるのみで，質的診断はできませんでした．診断的治療として，LECSが行われました（図9）．

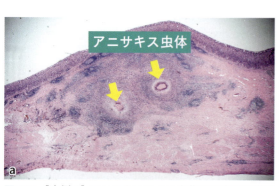
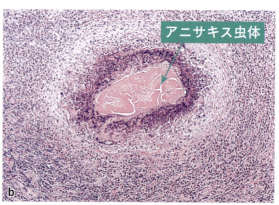

図10 ［症例1］アニサキスによる肉芽腫の病理組織像．
［平澤俊明，並河健，藤崎順子，他．診断に苦慮した胃粘膜下腫瘍様病変．臨消内科 34：1415-1419，2019のp1418の病理：アニサキスによる肉芽腫より画像2点を一部改変して転載］

病理組織像（図10）[30]について説明します．弱拡大像（図10a）では，粘膜下層から固有筋層にかけて好酸球やリンパ球による炎症細胞の浸潤が目立ち，肉芽腫や膿瘍の形成がみられます．中心部にはアニサキス虫体の断面が2か所確認できます．強拡大像（図10b）では，壊死に陥ったアニサキスの断面を詳細に確認でき，周囲には組織球の集簇と，好酸球，リンパ球の浸潤を認めます．

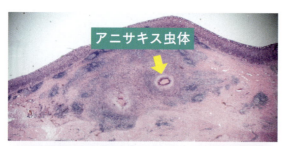
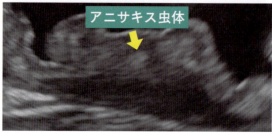

図11 ［症例1］アニサキスによる肉芽腫の病理組織像とEUS像の対比．
［平澤俊明，並河健，藤崎順子，他．診断に苦慮した胃粘膜下腫瘍様病変．臨消内科 34：1415-1419，2019のp1418の病理：アニサキスによる肉芽腫より画像2点を一部改変して転載］

病理組織像とEUS像を並べてみると，EUSで観察された高エコー構造とアニサキス虫体が一致していることがわかります（図11）．この症例の経験から私たちはアニサキスによる肉芽腫のEUSによる診断方法を学びました．そして，その後はEUSを活用してアニサキスによる肉芽腫の診断を行うようになりました．

症例 2

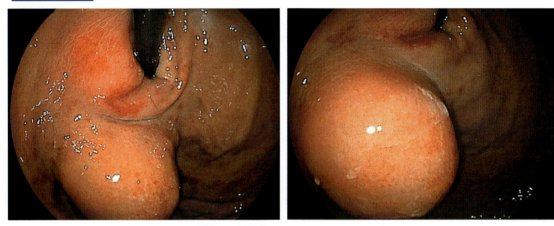

図12　［症例2］アニサキスによる肉芽腫の内視鏡像（発症翌日）．（画像提供：石井賢一先生）

次に劇症型アニサキス症について説明します．症例2（図12）では，寿司を食べた数時間後に強い腹痛が生じました．翌日に行った内視鏡検査で穹窿部大彎に3 cmのSELを認めました．

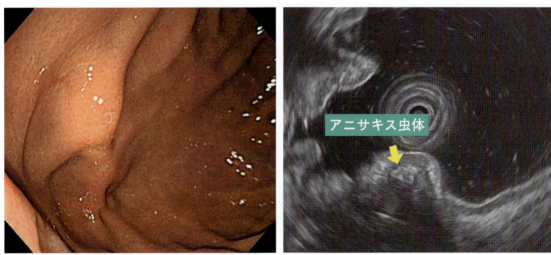

図13　［症例2］アニサキスによる肉芽腫の内視鏡像とEUS像（発症1か月後）．

SELの精査目的で，発症から1か月後にがん研有明病院に紹介となりました．当院の内視鏡検査では，SELは顕著に縮小していることが観察されました（図13）．

EUSでは粘膜深層から粘膜下層(第2～3層)に境界不明瞭な低エコー腫瘤を認め，内部にアニサキス虫体が疑われる高エコーの構造物が確認されました．

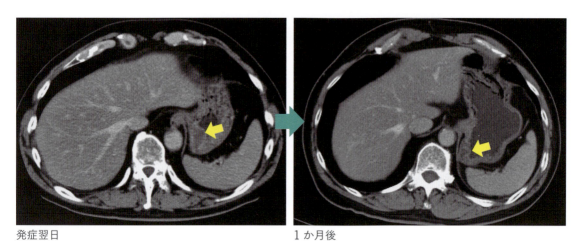

発症翌日　　　　　　　　　　　　　　　1か月後
図14　[症例2] アニサキスによる肉芽腫のCT像．

CT検査でも，1か月の経過で腫瘤が大幅に小さくなっていることが確認されました(図14)．

臨床経過と典型的なEUS像から，劇症型アニサキス症と診断しました．

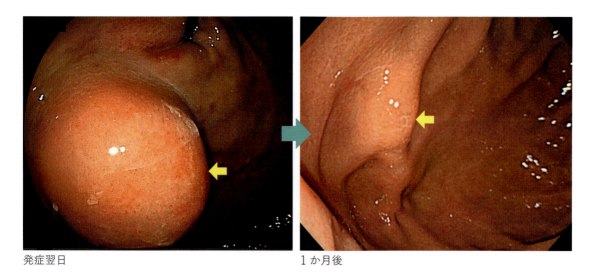

発症翌日　　　　　　　　　　　　　　　1か月後
Vanishing tumor
図15　[症例2] アニサキスによる肉芽腫の経時変化．

このように劇症型アニサキス症のSELは短期間で顕著に縮小するため，この病変は「消失する腫瘍＝vanishing tumor」と呼ばれています(図15)．

症例 3

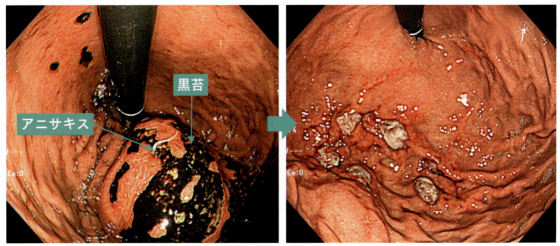

図 16 ［症例 3］アニサキスによる肉芽腫の内視鏡像．（画像提供：山田貴教先生）

　症例 3（図 16）も劇症型アニサキス症です．患者さんはイワシの刺身を食べた翌日に激しい腹痛を訴え，緊急内視鏡検査が行われました．内視鏡検査では，穹窿部に 4 cm 大の発赤調の SEL が観察され，その表面の一部は黒苔に覆われていました．この病変には，胃粘膜に侵入しているアニサキスが確認されました．3 日後のフォローアップ内視鏡検査では，この SEL は驚くほど急速に縮小し，複数の潰瘍性病変へと変化していました．まるで風船が破裂してしぼんだようです．まさに，「vanishing tumor」を示しています．

　次の症例 4 は，胃癌の疑いで紹介された緩和型アニサキス症による肉芽腫の症例です．患者さんは 10 年前にピロリの除菌治療を受け，その後毎年，内視鏡検査を行っていました．今回の検査で，胃に隆起性病変がみられ，胃底腺型腺癌の可能性が疑われたため，当院に紹介されました．生検は前医で行われておらず，これまで自覚症状はありませんでした．

症例4

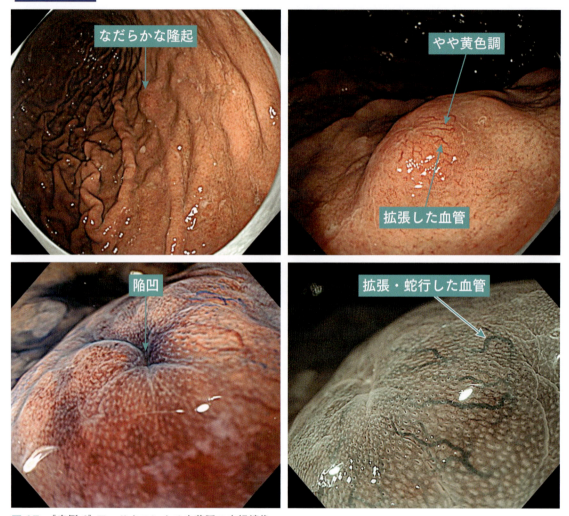

図17 ［症例4］アニサキスによる肉芽腫の内視鏡像.

　当院での内視鏡検査では，体中部後壁に1cm大のやや黄色味を帯びた，なだらかな隆起のSELが確認されました（図17）．この病変は，拡張・蛇行した血管を伴っており，頂部は陥凹していましたが，びらんや潰瘍の存在はみられませんでした．また，鉗子触診では硬く可動性は認めませんでした．

　このような黄色味を帯びたSELで拡張・蛇行した血管を伴っている所見は，病変が粘膜深層から粘膜下層に位置していることを示唆しており，胃底腺型腺癌，MALTリンパ腫，NETが疑われます．

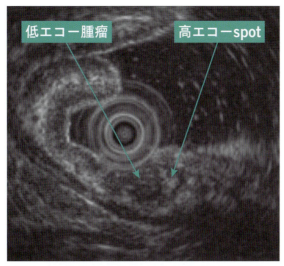

図18 [症例4] アニサキスによる肉芽腫のEUS像.

EUSでは，粘膜深層から粘膜下層（第2～3層）にかけて，境界不明瞭で内部エコー不均一な低エコー腫瘤がみられ，内部には高エコーの領域が確認されました（図18）.

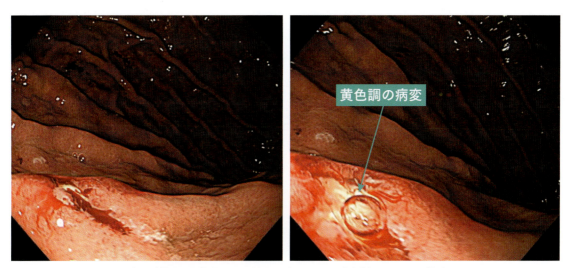

垂直に鉗子が当たるようにボーリング生検（6個）を施行.
途中で黄色調の病変がみえてきた

図19 [症例4] アニサキスによる肉芽腫に対するボーリング生検.

この所見からアニサキスによる肉芽腫が疑われ，その場でボーリング生検を行い，検体を6個採取しました（図19）.

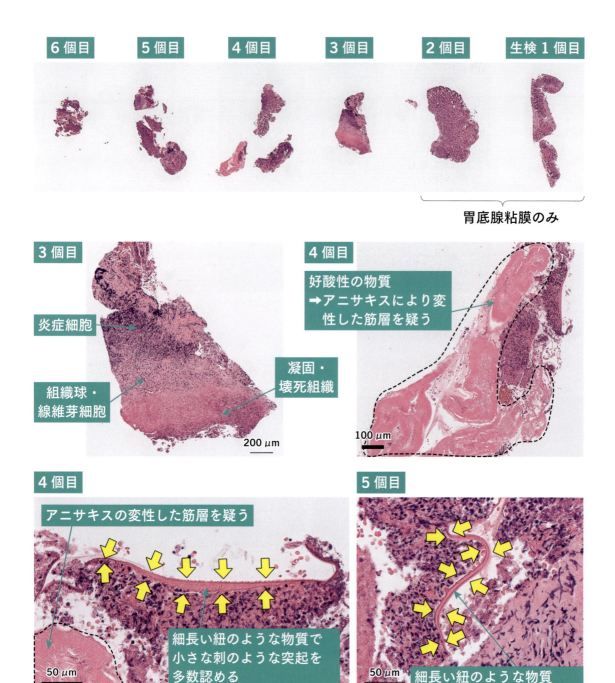

図20 ［症例4］アニサキスによる肉芽腫に対するボーリング生検の病理組織像．

　　病理組織像を示します（図20）．初めの2つの生検では胃底腺粘膜のみが確認されましたが，3番目の生検で炎症細胞の浸潤と組織球・線維芽細胞，そして凝固・壊死組織がみられ，肉芽腫性病変が示唆されました．さらに，4個目と5個目の生検では，アニサキスにより変性した筋層と角皮を疑う所見が確認されました．臨床所見と合わ

せて，緩和型のアニサキス症による肉芽腫と診断しました．

次の症例5は，粘膜切開生検でアニサキスによる肉芽腫と診断した症例です．患者さんは胃がん検診の内視鏡検査で胃のSELを指摘され，精査のために当院に紹介されました．1年前の内視鏡検査ではSELは認めていませんでした．

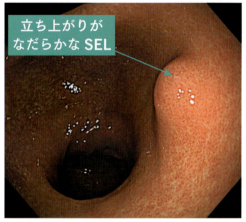

図21　［症例5］アニサキスによる肉芽腫の内視鏡像．

内視鏡像は，前庭部後壁に1cm大のSELを認め，病変の立ち上がりはややなだらかでした．鉗子触診では弾性があり，やや軟らかい印象でした（図21）．

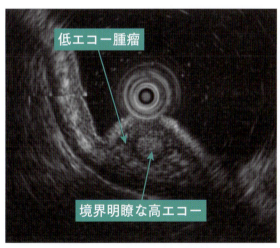 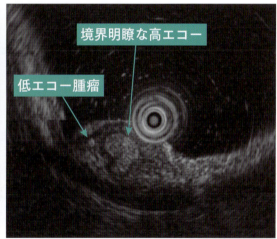

図22　［症例5］アニサキスによる肉芽腫のEUS像．

EUSの所見では，粘膜深層から粘膜下層（第2〜3層）にかけて，境界が不明瞭で，不均一な低エコー腫瘤がみられ，内部に高エコーの領域が確認されました（図22）．この高エコーの周囲を囲むように強い低エコーが存在するため，この高エコーの境界が明瞭となっていました．この所見から，アニサキスによる肉芽腫の可能性が高いと考えられました．

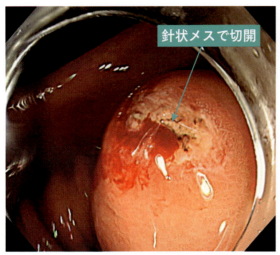 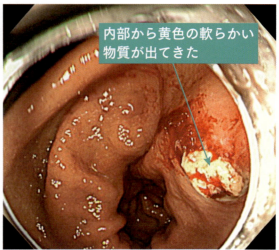

図23　［症例5］アニサキスによる肉芽腫の粘膜切開生検.

　粘膜切開生検を行ったところ，内部から黄色い軟らかい物質が出てきました．炎症細胞と壊死組織と考えられます（図23）.

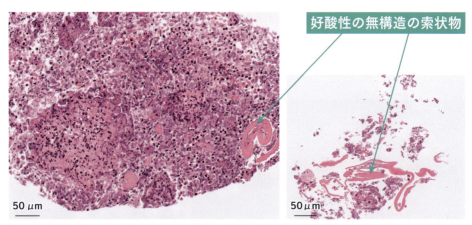

図24　［症例5］アニサキスによる肉芽腫の粘膜切開生検の病理像.

　生検検体の病理組織像では，検体のほとんどは壊死または変性した肉芽腫様組織でした．ところどころにアニサキス虫体と考えられる好酸性の無構造の索状物が散見されました（図24）.

　患者さんに詳しく伺ったところ，3か月前に刺身を食べた後に2日間ほど強い腹痛を経験していたことが判明しました．この強い腹痛の存在から，劇症型のアニサキスによる肉芽腫と診断しました．劇症型であっても，SELが数か月以上持続することがあるようです．このような劇症型が慢性の難治性の肉芽腫に移行するかに関してはわかっていません．

症例 6

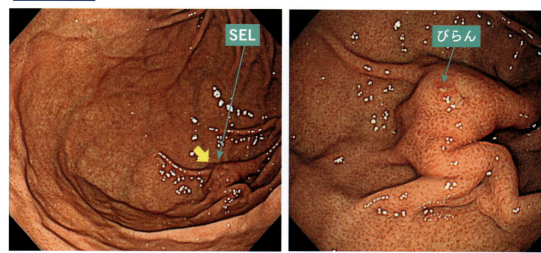

図 25 ［症例 6］アニサキスによる肉芽腫の内視鏡像（発症 10 日目）．

　最近，特にサンマを食べた後にアニサキスに感染する症例が増えています．症例 6 （図 25）は 30 代の男性で，夕食に生サンマのマリネを食べたその日の深夜に，強い心窩部痛が生じました．その後も腹痛は継続し，発症から 10 日後に近医を受診して，内視鏡検査で SEL が発見され，当院に紹介されました．なお，この患者さんは 1 年前の内視鏡検査では SEL を認めていません．図 25 は，発症から 10 日後の内視鏡像です．穹窿部大彎に 20 mm 大の SEL がみられ（黄矢印），SEL の頂部にはびらんが確認されます．

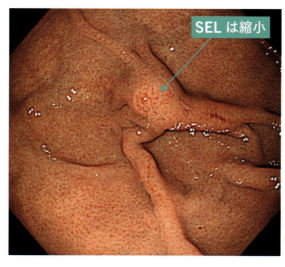

図 26 ［症例 6］アニサキスによる肉芽腫の内視鏡像（発症 30 日目）．

　発症から 30 日後の内視鏡像では SEL は 10 mm 程度に縮小していました（図 26）．

7 ｜ アニサキスなどの異物による肉芽腫　277

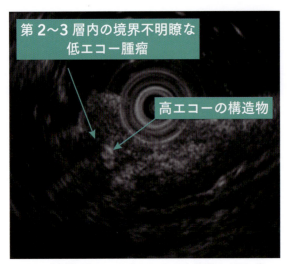

図27 ［症例6］アニサキスによる肉芽腫のEUS像（発症30日目）．

　EUSでは，SELは粘膜深層から粘膜下層（第2〜3層）の境界不明瞭な低エコー腫瘤として認識され，内部に高エコーの構造物が確認されました（図27）．臨床経過から生サンマから感染した劇症型のアニサキスによる肉芽腫と診断しました．

　アニサキスによる肉芽腫はその発見時期によってさまざまな形態を取りえます．診断が困難なため，診断されずに経過観察されているSELのなかには，アニサキス感染によるものも含まれている可能性があります．アニサキスによる肉芽腫は意外に頻度が高い疾患であることを念頭におく必要があります．

アニサキスによる肉芽腫は意外に多い

※診断がつかないSELはアニサキスが原因のこともある

アニサキスについてのよくある疑問点

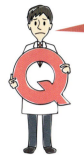
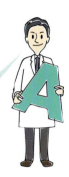

図28　アニサキスについての疑問点①．

　アニサキスに関してよくある疑問に答えていきましょう．まず，「酢でしめた場合，アニサキスは死ぬのか？」という疑問があります．残念ながら，酢でしめるだけではアニサキスは死滅しません．アニサキスは加熱処理（70℃以上で直ちに，60℃なら1分間）や十分な冷凍処理（-20℃で24時間以上）によって死滅します（図28）．

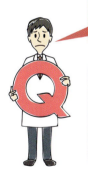
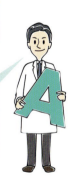

図29　アニサキスについての疑問点②．

　次に，「アニサキス症を診断した場合，保健所への届け出は必要か？」という疑問です．法律上，アニサキス症は食品衛生法において食中毒として扱われます．そのため，診断した医師は24時間以内に保健所への届け出を行う義務があります．厚生労働省の食中毒統計では年間500件程度のアニサキスによる食中毒の届け出があります．しかし診療報酬明細書に基づくレセプト解析では年間7,000件以上のアニサキス症の事例があると推測されています[31]．つまり，現実にはこの届け出がなされていないケースが多いとされています（図29）．この点についても，医療従事者や一般の方々の意識向上が求められます．

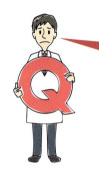
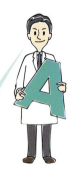

どのような魚から アニサキスに感染するの？

サバ，イワシ，アジが多いです．最近ではサンマも増えてきました．

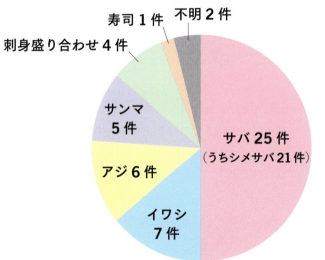

図30 アニサキスについての疑問点③〜アニサキス症の推定原因食品（東京都，2017年）．
[神門幸大，日向綾子，畠山薫，他．2017年の東京都におけるアニサキス症事例．Clin Parasitol 29：83-85, 2018 より作図]

　次に，「アニサキス症の原因となる海産物は何か？」という疑問です．2017年の東京都の報告によると，アニサキス症の原因となる最も一般的な魚はサバでした（図30）[32]．しかも，そのほとんどがシメサバです．次にイワシ，アジ，そしてサンマと続きます．最近ではサンマを生で食べる文化が根付いてきているため，サンマに対する警戒も必要です．個人的な経験をお話しすると，私自身がアニサキス症になったことが2回あり，1回目はサバ，2回目はイカが原因でした．このように，アニサキス症は日常的に食べている海産物から感染する疾患であり，皆さんも注意してください．

8 壁外圧排

①壁外圧排とは？

最後に，胃の壁外圧排についてお話しします．実は内視鏡で観察されるSEL様[*1]の隆起性病変の17〜38％が壁外圧排によるものと報告されていて，意外と多いのです[33-35]．つまり，SEL様隆起をみた場合は，まず壁外圧排を除外する必要があります．

壁外圧排のまとめ

- 胃は周囲臓器からの圧排を認めることが多い
  - 体部大彎 ➡ 横行結腸
  - 穹窿部・体上部大彎 ➡ 脾臓
  - 体部，穹窿部 ➡ 肝臓（囊胞）
  - 前庭部前壁 ➡ 胆嚢
  - 体上部後壁 ➡ 血管（脾動脈など）
- 通常内視鏡でSEL様隆起の17〜38％が壁外圧排
- 体位変換，吸気呼気，送気状態で変化

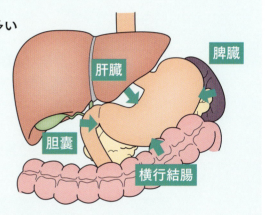

図1　壁外圧排のまとめ[33,34]．

　胃は多くの周囲臓器と接しており，これらからの圧迫，いわゆる壁外圧排を受けることがあります．例えば，体部大彎は横行結腸に，穹窿部から体上部の大彎は脾臓に，体部および穹窿部は肝臓（特に肝囊胞）に，前庭部前壁は胆嚢に，体上部後壁は血管（脾動脈など）に圧迫されやすいです（図1）[33,34]．これらの壁外圧排は，内視鏡において一般的にはなだらかな隆起性病変として認識されますが，時には急峻な立ち上がりを呈することもあります．壁外圧排の診断には，患者さんの体位変換による隆起の状態の変化や呼吸性変動をみることが重要です．また，送気により胃壁を過伸展させると隆起が目立つようになり，脱気をすると隆起がわかりにくくなります．これは，壁外圧排は胃と連続していないため，体位変換などで隆起のみえ方が変化するからです．通常内視鏡では壁外圧排の診断が困難な病変もあり，その場合はEUSやCTが有用です．

[*1] 胃壁外の病変をSELと呼ぶかどうかには議論がある．しかし，内視鏡検査時には，それが壁外圧排によるものか，胃壁内の病変によるものかを判断することが難しい場合が多い．そこで，本書では便宜上，壁外圧排を「SEL様」と表現する．

②症例提示（壁外圧排）

症例 1

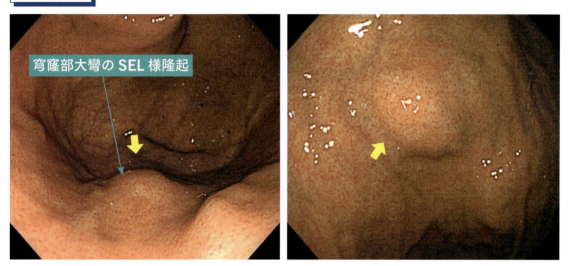

穹窿部大彎の SEL 様隆起

脾臓による壁外圧排は穹窿部や体上部の大彎に多い

図2　［症例1］壁外圧排（脾臓）の内視鏡像．

　症例1（図2）は脾臓による壁外圧排の症例です．脾臓による壁外圧排は，穹窿部や体上部の大彎に多くみられます．

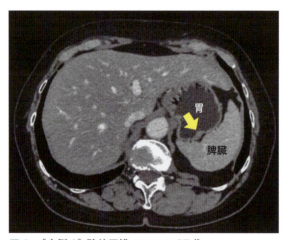

図3　［症例1］壁外圧排（脾臓）の CT 像．

　CT 画像では，脾臓が胃を圧迫している様子が明確に確認できます（図3）．内視鏡検査時には，送気で胃を膨らませているので，脾臓からの圧排による隆起がより強調されます．

症例2

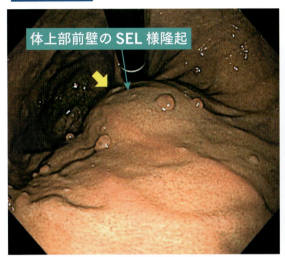
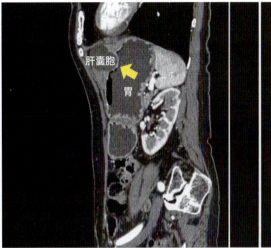

肝嚢胞による壁外圧排は体部・穹窿部に多い

図4 ［症例2］壁外圧排（肝嚢胞）の内視鏡像とCT像．

　症例2（図4）は肝嚢胞による壁外圧排の症例です．CT画像では，肝嚢胞が胃を圧迫している様子がはっきりと示されています．肝嚢胞による壁外圧排は体部や穹窿部でよくみられます．

症例3

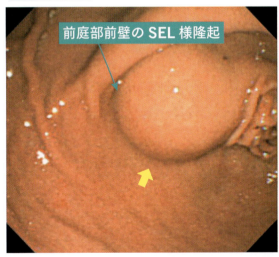
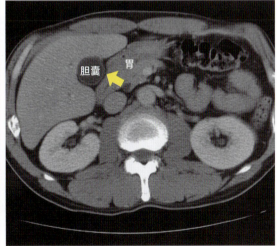

胆嚢による壁外圧排は前庭部前壁に多い

図5 ［症例3］壁外圧排（胆嚢）の内視鏡像とCT像．
〔平澤俊明．第7章-1 胃の構造と生理．平澤俊明（著），河内洋（病理監修）．Dr. 平澤の上部消化管内視鏡診断セミナー 下巻．羊土社，2022のp214 fig.11より一部改変して転載〕

症例3（図5）[36]は胆嚢による壁外圧排です．胆嚢による壁外圧排は前庭部前壁に多くみられます．特に空腹時や胆嚢炎で胆嚢が腫大している場合は，このような壁外圧排が目立ってきます．

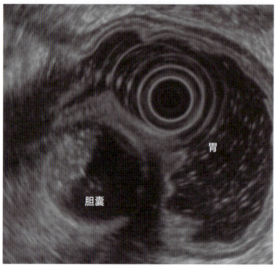

図6 ［症例3］壁外圧排（胆嚢）のEUS像．

EUSでは，胃壁外に腫大した胆嚢が描出され，内部にデブリスが溜まっている様子が観察できます（図6）．

症例4

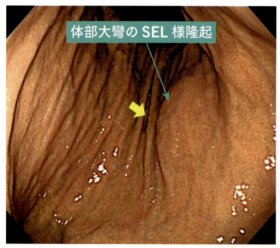
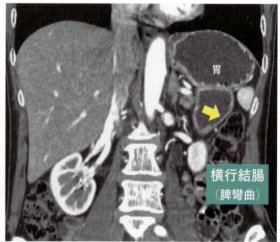

横行結腸による壁外圧排は体部大彎に多い

図7 ［症例4］壁外圧排（横行結腸）の内視鏡像とCT像．

症例4（図7）は，横行結腸による壁外圧排の典型例です．横行結腸による壁外圧排は体部大彎でよく観察されます．CTでは，便秘により横行結腸に便とガスが多く溜

まっている様子が確認できます．内視鏡で胃を伸展させると，横行結腸が胃を圧迫し，壁外圧排として観察されるわけです．

症例 5

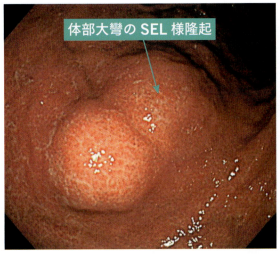
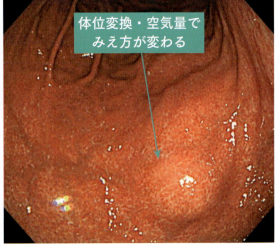

横行結腸による壁外圧排は体部大彎に多い

図 8 ［症例 5］壁外圧排（横行結腸）の内視鏡像．

同様に，症例 5（図 8）も横行結腸による壁外圧排の例です．壁外圧排は体位や胃内の空気量によってみえ方が変わることがあります．胃と周囲の臓器は単に接しているだけで，癒着しているわけではありません．そのため，体位変換や呼吸によって壁外圧排による隆起が動くのを観察することができます．これらの観察は，壁外圧排の診断において非常に重要です．

症例 6

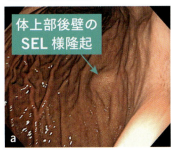
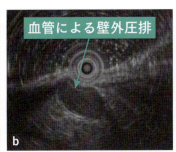
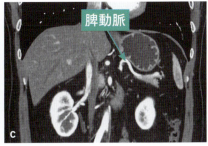

脾動脈による壁外圧排は体上部後壁に多い

図 9 ［症例 6］壁外圧排（血管）の内視鏡像と EUS 像と CT 像．

症例 6（図 9）は血管による壁外圧排です．内視鏡画像では体上部後壁になだらかな SEL 様隆起を認めます（図 9a）．EUS では胃壁の外に血管を認めます（図 9b）．CT で

は，この血管が脾動脈であることが確認できました（図9c）．このように体上部後壁は脾動脈の壁外圧排が比較的よくみられる部位であることを覚えておきましょう．

症例7

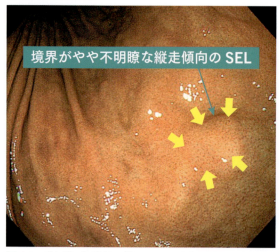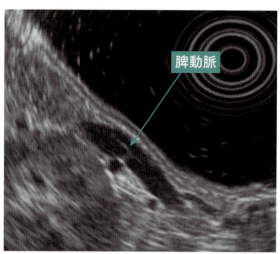

図10　［症例7］壁外圧排（血管）の内視鏡像と EUS 像．

　症例7（図10）も血管による壁外圧排です．内視鏡では，体上部後壁大彎に，丈の低い縦走する境界が不明瞭な SEL が観察されます．EUS では，この隆起が血管であることが明らかになります．部位的に脾動脈と考えられます．

③壁外圧排を診断するちょっとしたコツ

図11　壁外圧排を診断するちょっとしたコツ．

　次に，壁外圧排の診断におけるポイントについてお話ししましょう．壁外圧排は，胃壁に隣接している他臓器からの圧迫によって生じる現象です．重要なことは，これらは胃壁自体に癒着していないため，呼吸や体位の変化によって隆起が動く特性をもっているという点です（図11）．

呼吸性変動で壁外圧排と診断した症例8（図12）をみてみましょう．50代の女性で，スクリーニング内視鏡検査でSELを指摘され，当院に紹介されました．前医での生検結果はGroup 1でした．

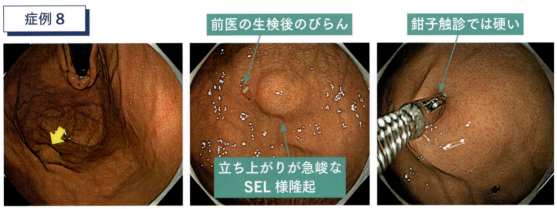

図12　［症例8］壁外圧排の内視鏡像．

内視鏡像（図12）では穹窿部大彎にSEL様隆起を認め，立ち上がりは急峻で，鉗子触診では硬い感触です．隆起の周囲に前医の生検後のびらんを認めます．この場所はGISTの好発部位でもあり，まずはGISTを念頭に観察し始めました．その他，この部位は脾臓による壁外圧排も鑑別に挙げなくてはいけません．そこで，体位変換を行いました．

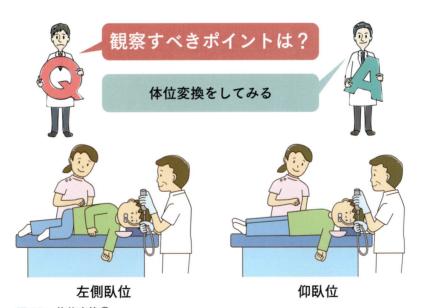

図13　体位変換①．
〔平澤俊明．体位変換で大彎を観察する！小野敏嗣（編）．教科書では教えてくれない！私の消化器内視鏡Tips. p23，医学書院，2018より転載〕

一般的に，内視鏡検査は患者さんを左側臥位にして行います．体位変換では，この状態から仰臥位，つまり背中を下にして仰向けに寝かせます．この際，患者さんの顔は左向きにして誤嚥を予防します（図13）．

体位変換により SEL 様隆起が移動することがわかる →

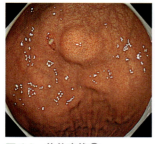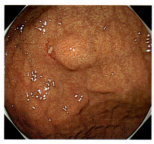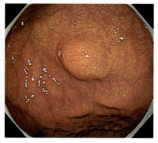

図 14　体位変換②．

　このような体位変換をすると，壁外圧排では SEL 様隆起が動くことが観察されます．この症例では SEL 様隆起とびらんの位置関係から，病変が動いていることが証明されます．病変が移動する様子を動画でも確認しましょう（図14，動画1）．
　このように，壁外圧排は体位変換で動くことから，CT などの追加検査を行わなくても，内視鏡検査中に簡単に判別できることがあります．

壁外圧排は体位変換で動く！

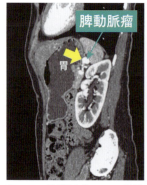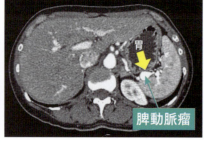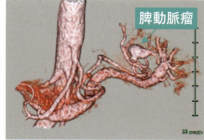

図 15　脾動脈瘤による壁外圧排の CT 像と脾動脈瘤による壁外圧排の CT の 3D 構築像．

　この症例の CT 像では，壁外圧排が脾動脈瘤によるものであることが明らかになりました．3D 構築像では，この脾動脈瘤が詳細に視覚化されています（図15）．

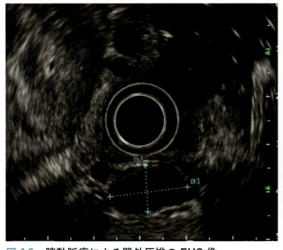 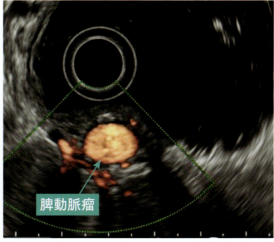

図16 脾動脈瘤による壁外圧排のEUS像.

また，EUSでドップラー検査を行うと，脾動脈瘤内に血流が確認できます（図16）.

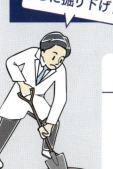

さらに掘り下げ！ **脾動脈瘤について**

脾動脈瘤のまとめ

- 腹部内臓動脈瘤の有病率は0.01～2％程度
- 発生部位は脾動脈瘤が最も多く約60％
- 動脈瘤の発生機序は，動脈硬化や血管炎，外傷，感染症，動脈形成不全，門脈圧亢進，妊娠に伴うエストロゲン値の変動を背景とした血管壁の弾性線維の障害などが挙げられる
- 脾動脈瘤が破裂した場合は致死率が高い
- 予防的な血管内治療としてコイル塞栓術があり，その適応は2cm以上の動脈瘤や仮性瘤，急速に瘤径が増大するもの

図17 脾動脈瘤のまとめ[37,38].

脾動脈瘤についてもう少し解説します（図17）[37,38]．腹部内臓動脈瘤は比較的まれで，有病率は0.01〜2％程度とされ，なかでも脾動脈瘤が最も一般的で，全内臓動脈瘤の約60％を占めています[37]．この動脈瘤の発生要因としては，動脈硬化，血管炎，外傷，感染症，動脈形成不全，門脈高血圧症，そして妊娠に伴うエストロゲン値の変動を背景とした血管壁の弾性線維の障害などが挙げられます．脾動脈瘤の破裂は致命的であり，高い致死率を伴います．破裂のリスクが高いとされる2 cm以上の大きさの動脈瘤や仮性瘤，急速に増大するものに対しては予防的なコイル塞栓術が行われることがあります[38]．今回の症例は，血管外科へ紹介し，経過観察されています．

もう1例，呼吸により病変の動きが観察される症例を提示します．症例は70代女性で，食欲不振のため近医で内視鏡検査を受けました．体上部小彎に5 cmのSEL様隆起を認め，当院に紹介されました．

症例9

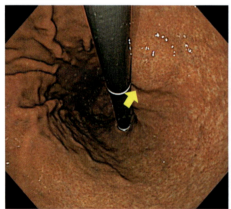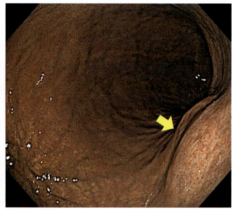

動画2

図18　[症例9] 壁外圧排の内視鏡像．

内視鏡像では，体上部から体中部の後壁になだらかなSEL様の隆起性病変を認めます．検査中に患者さんの呼吸に合わせてSEL様隆起が動く様子が観察されました．動画でも確認してみましょう（図18, 動画2）．

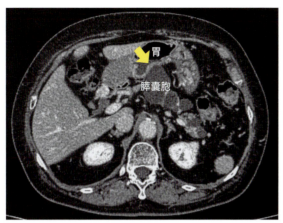

図19 膵囊胞による壁外圧排のCT像．

この呼吸によるSEL様隆起の移動は壁外圧排の特徴的な所見です．追加検査として行われたCTでは，このSELが膵囊胞によるものであることが明らかになりました（図19）．この症例は，壁外圧排の診断において呼吸性変動が重要な手がかりとなることを示しています．

壁外圧排は呼吸により動く！

文献

1) 吉田卓弘, 梅本淳, 山井礼道, 他. 胃異所性膵の癌化を認めた1例. 日消外会誌 40：1576-1581, 2007
2) 中尾栄祐, 平澤俊明, 河内洋, 他. 胃IFPの経過観察例. 胃と腸 56：875-879, 2021
3) 平澤俊明, 藤崎順子, 河内洋. 連載 Dr. 平澤の上部消化管内視鏡教室―この症例にチャレンジしてください―これは過形成性ポリープ？ 臨消内科 33：457-461, 2018
4) 長南明道, 望月福治, 池田卓, 他. 内視鏡的に切除された胃のInflammatory Fibroid Polyp（IFP）9例の検討. Gastroenterol Endosc 30：1504-1509, 1988
5) 山邉和生, 荻野信夫, 小川法次, 他. 巨大な胃Inflammatory fibroid polypの1例―本邦報告例138症例の集計および検討. 日臨外会誌 51：1972-1975, 1990
6) 平澤俊明, 藤崎順子, 河内洋. 粘膜下異所性胃腺上にできた胃癌. 消化器内視鏡 28：1306-1307, 2016
7) 岩永剛, 小山博記, 古河洋, 他. 胃における前癌性病変としてのびまん性粘膜下異所腺の意義. 日消誌 73：31-40, 1976
8) Sharma S, Nezakatgoo N, Sreenivasan P, et al. Foregut cystic developmental malformation：new taxonomy and classification--unifying embryopathological concepts. Indian J Pathol Microbiol 52：461-447, 2009
9) 池田光則, 佐藤元通, 東権広. 消化管重複症の2例 本症の定義についての考察. 日小外会誌 15：241-245, 1983
10) 邑田悟, 佐野俊和, 三上恵美子, 他. 術前診断に超音波内視鏡検査が有用であった胃重複症の1例. Gastroenterol Endosc 50：1104-1108, 2008
11) 谷穣, 三治哲哉, 緑川昌子, 他. 食道下部に発生したduplication cystの1例. Prog Dig Endosc 消内視鏡の進歩 49：100-103, 1996
12) Kuraoka K, Nakayama H, Kagawa T, et al. Adenocarcinoma arising from a gastric duplication cyst with invasion to the stomach：a case report with literature review. J Clin Pathol 57：428-431, 2004

13) 河村祐一郎，井上克彦，大佐古智文，他．囊胞内腔に早期癌を合併した胃重複囊胞の1例．日消外会誌 38：1709-1715，2005

14) 丹枝裕二，皆川のぞみ，本間重紀，他．重複胃に発生した胃癌の1例．日臨外会誌 75：1276-1281，2014

15) 山本安則，石山晃世志，城間翔，他．胃 SMT 様形態を示した Hamartomatous inverted polyp の2例．Prog Dig Endosc 消内視鏡の進歩 91：144-145，2017

16) Vyas M, Yang X, Zhang X. Gastric Hamartomatous Polyps-Review and Update. Clin Med Insights Gastroenterol 9：3-10, 2016

17) 外山雄三，長浜隆司．粘膜下異所性胃腺（異所性胃粘膜）．胃と腸 57：595，2022

18) Aoki M, Yoshida M, Saikawa Y, et al. Diagnosis and treatment of a gastric hamartomatous inverted polyp：report of a case. Surg Today 34：532-536, 2004

19) 松岡順子，板場壮一，槇原康亮．内視鏡的に切除した胃有茎性 hamartomatousinvertedpolyp の3例．日消誌 112：1030-1036，2015

20) 山際裕史，大西信行，寺田紀彦，他．胃腸管の Inverted hyperplastic polyp．消化器科 24：674680，1997

21) 村上晶彦．宮古地域で経験したアニサキス症の検討─新しい治療法も含めて─．岩手病医会誌 57：20-25，2017

22) Sekimoto M, Nagano H, Fujiwara Y, et al. Two cases of gastric Anisakiasis for which oral administration of a medicine containing wood creosote (Seirogan) was effective. Hepatogastroenterology 58：1252-1254, 2011

23) 宇野知輝，鈴木慎太郎，木村友之，他．昭和大学病院における成人アナフィラキシー症例の臨床的特徴のライフステージ別調査．日臨救急医会誌 24：761-772，2021

24) 立澤直子，玉井大地，竹内慎哉，他．帝京大学病院救急科における成人アナフィラキシー症例の検討．アレルギー 69：900-908，2020

25) 城理沙，伊藤友章，小林知子，他．東京医科大学病院皮膚科で診断したアナフィラキシー症例の統計．アレルギー 68：43-47，2019

26) 飯島茂子，小林征洋．アニサキスアレルギー．MB derma 332：1-8，2023

27) Kuramochi T, Machida M, Araki J, et al. Minke whales (Balaenoptera acutorostrata) are one of the major final hosts of Anisakis simplex (Nematoda：Anisakidae) in the northwestern North Pacific Ocean. Rep Int Whal Comm 46：415-419, 1996

28) Uchida A, Kawakami Y, Yuzu M, et al. Prevalence of parasites and histopathology of parasitisation in minke whale (Balaenoptera acutorostrata) from the Western North Pacific Ocean and the Southern Sea of Okhotsk. Rep Int Whal Comm 48：475-479, 1998

29) 小澤俊文．特徴的な超音波像を呈した胃アニサキス性好酸球性肉芽腫の1例．胃と腸 52：1348-1353，2017

30) 平澤俊明，並河健，藤崎順子，他．診断に苦慮した胃粘膜下腫瘍様病変．臨消内科 34：1415-1419，2019

31) 杉川広，森嶋康之，大前比呂之，他．アニサキスによる食中毒：届出に関わる法改正とレセプトデータに基づく患者数の推計．Clin Parasitol 24：44-46，2013

32) 神門幸大，日向綾子，畠山薫，他．2017 年の東京都におけるアニサキス症事例．Clin Parasitol 29：83-85，2018

33) Motoo Y, Oka T, Ohta H, et al. Endoscopic ultrasonograph in the diagnosis of extraluminal compressions mimicking gastric submucosal tumors. Endoscopy 26：239-242, 1994

34) Goto O, Kambe H, Niimi K, et al. Discrepancy in diagnosis of gastric submucosal tumor among esophagogastroduodenoscopy, CT, and endoscopic ultrasonography：a retrospective analysis of 93 consecutive cases. Abdom Imaging 37：1074-1078, 2012

35) Rösch T, Kapfer B, Will U,et al. German EUS Club. Endoscopic ultrasonography. Accuracy of endoscopic ultrasonography in upper gastrointestinal submucosal lesions：a prospective multicenter study. Scand J Gastroenterol 37：856-862, 2002

36) 平澤俊明．第7章-1 胃の構造と生理．平澤俊明（著），河内洋（病理監修）．Dr. 平澤の上部消化管内視鏡診断セミナー 下巻．p214，羊土社，2022

37) Sano M, Hoshina K, Kawahara T, et al. Egg-shell like Calcification as a Protective Factor for Splenic Artery Aneurysm Dilatation. Ann Vasc Surg 63：193-197, 2020

38) Ramesh J, Lal S, Martin DF, et al. Subepithelial gastric lesions：don't forget to look behind the stomach！Gastrointest Endosc 65：706-707, 2007

Dr. 平澤俊明の

白熱講義
実況中継

第5章

胃SEL治療の
実際

1 | 胃SELの治療方針

これまでは，SELの診断についてお話ししてきました．本章では，診断したSELをどのように治療するのか，または経過をみるのか，特にGISTを中心に解説していきたいと思います．

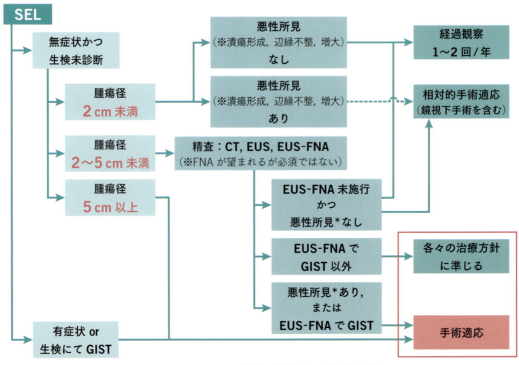

図1　胃SELの治療方針．
〔日本癌治療学会（編），GIST診療ガイドライン2022年4月改訂 第4版．金原出版，2022のp13のアルゴリズム4を参考に作成〕

図1に『GIST診療ガイドライン』[1]のSELの治療方針を示します．GISTでは，病変の局所切除が基本となります．しかし，GIST以外の疾患においては，各々の病態に応じた治療が必要です．例えば，アニサキスによる肉芽腫が疑われた場合には，経過観察が一般的に推奨されます．一方で，胃癌と診断された場合には，侵襲的な治療手段である胃切除とリンパ節の郭清を行う必要があります．また，胃MALTリンパ腫の場合には，病期のステージに応じて放射線療法や化学療法が考慮されます．このようにSELの治療に当たっては，正確な診断が非常に重要といえます．

疾患に応じた治療方針

アニサキスの肉芽腫 ➡ 経過観察
胃癌 ➡ 胃切除＋リンパ節郭清
GIST ➡ 局所切除
MALTリンパ腫 ➡ 放射線療法，化学療法

➡ 診断が重要

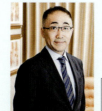

腹腔鏡下局所切除術 ┐
ESD   ┘ Laparoscopic and Endoscopic Cooperative Surgery

LECS

北里大学 上部消化管外科学 主任教授
（がん研有明病院　元胃外科部長）
比企直樹先生

図2　GIST の局所切除．

　ここからは GIST の治療に焦点を当てて説明していきます．GIST はリンパ節転移のリスクが低いため，術前に転移を認めない場合は，局所切除の適応となります．がん研有明病院では，胃 GIST に対して腹腔鏡下局所切除術と ESD を組み合わせた，いわゆる Laparoscopic and Endoscopic Cooperative Surgery，略して LECS を積極的に施行しています．この革新的な手法は，北里大学 上部消化管外科学 主任教授である比企直樹先生ががん研有明病院ご在籍中に発案され，われわれと共同で開発しました（図2）[2]．

　LECS は，腹腔鏡と内視鏡の技術を融合させることにより，GIST を含む消化管の病変を最小限の侵襲で効果的に治療する手技です．この方法により，患者さんの負担を最小限に抑えながら，病変部を確実に切除することが可能となります．

2 | 広義の LECS

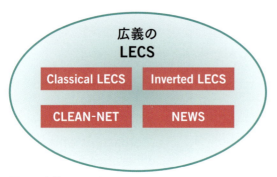

図1 広義のLECS.

　LECSには多くの関連手技が開発されています．まず，広義のLECSとは，腹腔鏡手術と内視鏡手技が連携するあらゆる治療法を指します．その広義のLECSのなかにClassical LECS，Inverted LECS，CLEAN-NET（combination of laparoscopic and endoscopic approaches to neoplasia with non-exposure technique），そしてNEWS（non-exposed wall inversion surgery）などの手技が含まれます（図1）．

　それぞれの手技について簡単に説明していきます．詳細については成書をご参照ください．

①Classical LECS

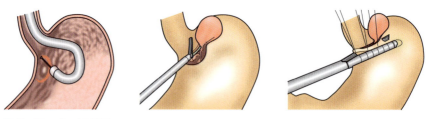

図2 Classical LECS.

　Classical LECS（図2）は，先ほどお話しした比企先生ががん研有明病院ご在籍中に開発された手技です[2]．Classical LECSのプロセスは，まず内視鏡を用いて胃内の病変を正確に同定することから始まります．内視鏡下でESDの技術を用いて全周切開し，その後，腹腔鏡と内視鏡を同時に使用して病変の全層切離を行います．その後，腹腔鏡で縫合し，腫瘍自体は腹腔鏡で体外へと回収します．

②Inverted LECS

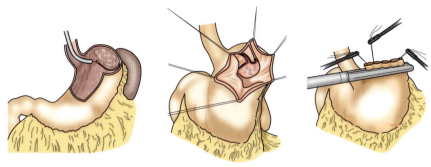

図3　Inverted LECS.

　従来のClassical LECSでは，胃内への開放に伴い腫瘍細胞の腹腔内への播種のリスクが懸念されていました．特に潰瘍を伴ったGISTや上皮性腫瘍の胃癌が，腹膜播種を来した場合は，患者さんの生命を脅かす重大な問題となります．Inverted LECS（図3）は，この問題に対する解決策として開発されました[3]．この手技は，切除の前に病変周囲を腹壁側に糸で吊り上げるのが特徴です．ESDの前に腹壁の外からエンドクローズ™（コヴィディエンジャパン株式会社）を用いて，病変の周囲全体を含む胃壁を糸で吊り上げます．その目的は，胃内容の腹腔内への流出の防止と，病変を胃内腔に落とし込むことで，病変が周囲臓器へコンタクトするのを防止するものです．胃壁を開放する手技ですが，腹膜播種を予防することができ，腫瘍の部位や大きさに関係なく施行できるため，汎用性は高いと考えます．

③CLEAN-NET

図4　CLEAN-NET.

CLEAN-NET（図4）は内視鏡と腹腔鏡の組み合わせで，**胃内腔を腹腔内に開放することなく胃の局所切除を行う手技です**[4]．主に腹腔鏡で処置をしていきます．まず，内視鏡で病変の範囲を確認し，マーキングを行います．その後，マーキングの部位を生検鉗子で，漿膜側に押し出します．腹腔鏡から押し出された部位を確認して，漿膜側にもマーキングを行います．内視鏡で粘膜下層に局注を行った後に，腹腔鏡で，漿膜側から病変の周囲の漿膜・筋層を切開します．その後，病変部を牽引すると，残存している粘膜と粘膜下層が伸展し，病変が腹腔内へと引き出されます．その後，自動吻合器で全層切離し，腹腔鏡で回収します．

④ NEWS

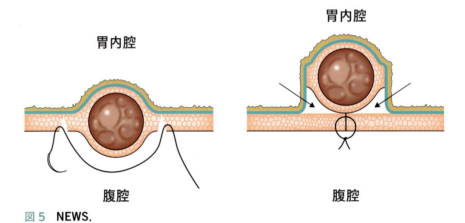

図5　NEWS．

　NEWS（図5）は CLEAN-NET と同様に**胃壁を開放しない手技です**[5,6]．CLEAN-NET と同様の手技で，腹腔鏡で漿膜・筋層切開を行います．その後，病変外の漿膜・筋層を縫合することにより，病変が胃内腔に内反します．内反した病変を内視鏡による ESD の手技で切離して，病変は内視鏡で口から回収します．口から回収できる大きさの病変が適応となるため，病変の大きさに制限があります．

⑤各 LECS の特徴

表1 各 LECS の特徴.

	Classical LECS	Inverted LECS	CLEAN-NET	NEWS
非適応部位	なし	なし	食道胃接合部近傍	食道胃接合部近傍
適応腫瘍径 （SEL）	≦5 cm	≦5 cm	≦5 cm	≦3 cm
胃内開放	あり	あり	なし	なし
胃癌，腫瘍の露出 を伴う SEL の適応	なし	あり	あり	あり

　それでは，LECS の各手法の特徴について，具体的にみていきましょう（表1）．まず，Classical LECS は，その適用範囲の広さが特徴です．胃のどの部位にでもアプローチすることが可能で，腫瘍の大きさが5 cm 以下であれば適応となります．しかし，この手法では胃の内腔が開放されるため，胃癌や腫瘍の露出が伴う SEL には適用できません．

　次に，Inverted LECS は，Classical LECS の弱点を克服するために開発されました．この手法は，胃内に腫瘍が開放されることはありますが，腹腔内への腫瘍の播種を防ぐ工夫が施されています．この処置により，腹腔内での腫瘍の拡散リスクを軽減できるため，Classical LECS では扱えない症例に対しても適応することが可能です．

　CLEAN-NET と NEWS では，胃の内腔を開放することなく，腫瘍を切除できます．そのため，胃癌や腫瘍の露出を伴う SEL にも適応することができ，より安全に腫瘍を取り扱うことが可能です．ただし，病変の周囲粘膜もある程度切除されてしまうため，食道胃接合部に切除ラインがかかる場合は，慎重に適応を考慮する必要があります．また，腫瘍の大きさには制限があり，口から病変を回収する NEWS は一般的に3 cm 以下の腫瘍に適応されます．

　これらの LECS 手法は，それぞれに特徴があり，適応する腫瘍の種類や大きさ，手術の安全性を考慮して選択されます．各施設の事情に合わせて，それぞれの症例に応じて最適な治療選択を行うことが重要です．

3 | 胃 SEL に対する LECS

①噴門部の管内発育型 SEL

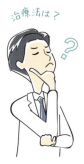
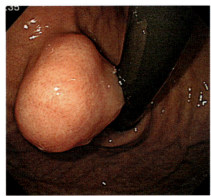
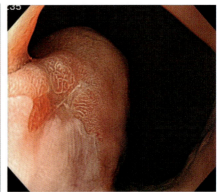

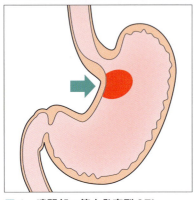

- 腹腔鏡による漿膜側からの観察（➡）では範囲診断が困難
- 過剰な胃壁の切除が行われてしまう
- 局所切除困難な場合は，胃全摘や噴門側胃切除が選択されることもある

図1　噴門部の管内発育型 SEL.

　LECS は特に噴門部に存在する SEL に対して，その価値を最大限に発揮します．例として，噴門近傍に位置する GIST の症例（図1）を考えてみましょう．管内発育型の腫瘍の場合，腹腔鏡を使用した漿膜側からの観察では，病変の正確な範囲を特定することが困難です．そのため，腹腔鏡のみを用いた切除を試みると，不必要に広範囲の胃壁を切除してしまうリスクが生じます．特に，食道胃接合部（esophagogastric junction；EGJ）近くの腫瘍では，局所切除が難しくなることがあり，状況によっては胃全摘術や噴門側胃切除術といった術後の生活の質（QOL）に影響を与える手術が選択されることもあります．

②噴門部の LECS

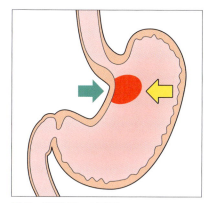

- 内視鏡による，病変の正確な範囲診断（←）
- ESD 手技と腹腔鏡手技を組み合わせることにより最小限の切除が可能

EGJ を温存する局所切除

図 2 噴門部の LECS．

　まさにこのような状況が LECS のよい適応なのです．LECS では，内視鏡による胃内からの観察で腫瘍の正確な位置と範囲を特定し，その後に ESD の手技と腹腔鏡の技術を組み合わせることで，最小限の範囲で腫瘍を切除することが可能になります．このアプローチにより，EGJ を温存しつつ局所切除を行うことができるのです（図2）．これは，患者さんにとって EGJ の機能を温存できる大きな利点となり，手術後の QOL の維持に寄与します．LECS は，このように患者さんの体の負担を軽減する低侵襲な手技といえるでしょう．

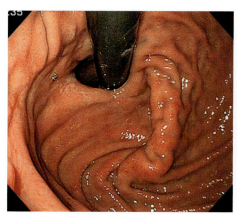 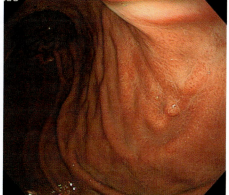

図 3 噴門部の SEL 症例（LECS 施行から 1 年経過後）．

　具体的な症例を提示して，LECS の有効性の説明をしましょう．噴門部に近接する直径 25 mm の GIST（図1）に対して，LECS を施行しました．手術の1年後に実施された内視鏡検査では，噴門部の変形は最小限に留まり，狭窄もみられませんでした（図3）．患者さんは術後に何の自覚症状も経験していません．この症例から，LECS がいかに EGJ 近くの腫瘍に対して効果的であるかが理解できると思います．最小限

の侵襲で治療を行うことが可能であり，それにより患者さんの QOL を保持することができるのです．

原 著

噴門部胃粘膜下腫瘍に対する Laparoscopy and Endoscopy Cooperative Surgery（LECS）の検討

平澤俊明[1]　比企直樹[2]　山本頼正[1]　石山晃世志[1]　由雄敏之[1]
土田知宏[1]　藤崎順子[1]　五十嵐正広[1]　山本智理子[3]

1）がん研有明病院 消化器内科，2）同 消化器外科，3）同 病理部

要 旨

【背景・目的】胃粘膜下腫瘍（SMT）に対する腹腔鏡・内視鏡合同胃局所切除（Laparoscopy and Endoscopy Cooperative Surgery：LECS）の報告が散見されるようになった．今回，噴門部胃 SMT に対する LECS の安全性，有用性を検討した．
【方法】2006 年 6 月より 2013 年 4 月に LECS を施行した噴門部胃 SMT 15 例の患者背景，病変の臨床像，手術成績，術後経過を検討した．
【結果】平均腫瘍径は 3.5cm，食道胃接合部（EGJ）における腫瘍の周在性は 1/2 周未満が 11 例，1/2 周以上が 4 例であった．EGJ の周在性が 1/2 周以上の 4 例では LECS を完遂できずに，術式を変更した．
LECS 完遂例では合併症を認めなかったが，LECS 非完遂の 3 例は縫合不全，腹腔内膿瘍，吻合部狭窄の合併症を認めた．
【結論】EGJ の周在性が 1/2 周未満の噴門部胃 SMT に対して LECS は有用である．

図 4　噴門部胃粘膜下腫瘍に対する Laparoscopy and Endoscopy Cooperative Surgery（LECS）の検討.
〔平澤俊明，比企直樹，山本頼正，他．噴門部胃粘膜下腫瘍に対する Laparoscopy and Endoscopy Cooperative Surgery（LECS）の検討. Gastroenterol Endosc 56：2359-2366, 2014 より作成〕
https://www.jstage.jst.go.jp/article/gee/56/8/56_2359/_article/-char/ja/

　私が執筆した論文「噴門部胃粘膜下腫瘍に対する Laparoscopy and Endoscopy Cooperative Surgery（LECS）の検討」[7]が，2014 年に『日本消化器内視鏡学会雑誌』に掲載されました（図 4）．この研究論文は，オンラインで全文が閲覧可能ですので，興味がある方はぜひご一読ください．この研究は，胃の SEL に対する治療法に新たな光を当て，その臨床的な影響が高く評価され，日本消化器内視鏡学会賞を受賞する栄誉につながりました．

③噴門部の LECS の限界

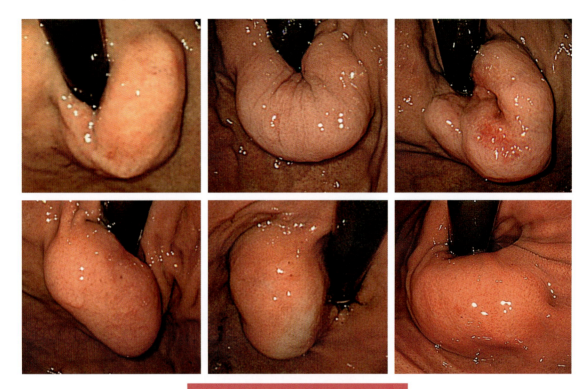

図5 噴門部の SEL 症例（LECS 施行から1年経過後）．

　噴門部における LECS には，その適用範囲に限界があることを理解しておく必要があります．具体的には，切除範囲が EGJ の50％以上の場合，切除そのものは実行可能であっても，創部の閉鎖や吻合が難しい状況が生じることがあります（図5）．このような状況では，最終的に噴門側胃切除術に移行したり，術後の吻合部狭窄や縫合不全などの合併症が発生したりするリスクが高くなります[7]．そのため，EGJ の半周以上の切除が必要な場合は，LECS を適用するかどうかを特に慎重に検討する必要があります．

④ EFTR

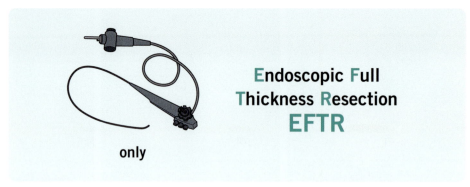

図6 EFTR.

近年，胃のSELを内視鏡のみを用いて完全に切除する新しい治療法が注目を集めています．この手技はEndoscopic Full Thickness Resection，略してEFTRと呼ばれています（図6）[8]．EFTRは，腫瘍を含む胃壁の全層を内視鏡的に切除する手技です．このアプローチは，開腹手術や腹腔鏡手術に比べて侵襲性が低く，今後の普及が期待されています．

図7は上堂文也先生からいただいたEFTRの画像です．

治療対象は体上部小彎のSELです．まず内視鏡によるESD手法で粘膜の切開から始めます．そして，腫瘍を露出させ，筋層付着部を詳細に観察しながら腫瘍を傷つけないよう周囲の筋層を慎重に切開し，腫瘍底部の組織を剝離します．腫瘍の回収は経口的に行い，筋層の欠損部は留置スネアを使用して完全に閉鎖します．

EFTRの登場により，胃SELの治療は新しい局面を迎えました．EFTRの安全性，腫瘍の根治性が証明されれば，それは治療選択肢のなかで重要なオプションとなるでしょう．

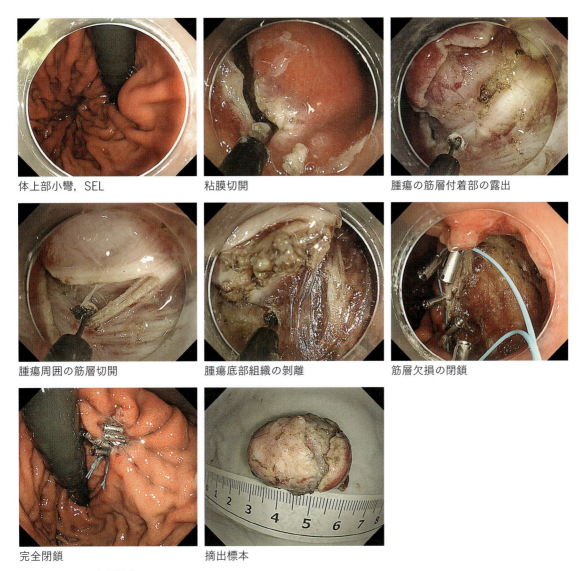

図7 EFTR の内視鏡像
（画像提供：上堂文也先生）

文献

1) 日本癌治療学会（編）．GIST 診療ガイドライン 2022 年 4 月改訂 第 4 版．金原出版，2022
2) Hiki N, Yamamoto Y, Fukunaga T, et al. Laparoscopic and endoscopic cooperative surgery for gastrointestinal stromal tumor dissection. Surg Endosc 22：1729-1735, 2008
3) Nunobe S, Hiki N, Gotoda T, et al. Successful application of laparoscopic and endoscopic cooperative surgery（LECS）for a lateral spreading mucosal gastric cancer：a case report. Gastric Cancer 15：338-342, 2012
4) Inoue H, Ikeda H, Hosoya T, et al. Endoscopic mucosal resection, endoscopic submucosal dissection, and beyond：full-layer resection for gastric cancer with nonexposure technique（CLEAN-NET）. Surg Oncol Clin N Am 21：129-140, 2012
5) Goto O, Mitsui T, Fujishiro M, et al. New method of endoscopic full-thickness resection：a pilot study

of non-exposed endoscopic wall-inversion surgery in an ex vivo porcine model. Gastric Cancer 14： 183-187, 2011

6）Mitsui T, Goto O, Shimizu N, et al. Novel technique for full-thickness resection of gastric malignancy： feasibility of nonexposed endoscopic wall-inversion surgery（news）in porcine models. Surg Laparosc Endosc Percutan Tech 23：e217-221, 2013

7）平澤俊明，比企直樹，山本頼正，他．噴門部胃粘膜下腫瘍に対する Laparoscopy and Endoscopy Cooperative Surgery（LECS）の検討．Gastroenterol Endosc 56：2359-2366, 2014

8）Shichijo S, Uedo N, Sawada A, et al. Endoscopic full-thickness resection for gastric submucosal tumors：Japanese multicenter prospective study. Dig Endosc 35：206-215, 2023

あとがき

「ついに，書き上げた！」

最後の校正を終えた瞬間，思わず言葉がこぼれた．3年間の努力が実り，念願の書籍が完成したという喜びと達成感に浸っている．

今日は一人で静かに，日本酒で乾杯しよう．この日のために，いつもの居酒屋の大将に特別に頼んでおいた『純米大吟醸 酔鯨』を手に取る．特別な日には，やはり高知の酒を飲みたくなる．高知は，自分が医学の道を歩み始めた場所であり，その原点に立ち返る思いがこみ上げるからだ．

グラスを傾け，これまでの道のりを振り返りつつ，このあとがきを書いている．

まず，本書が完成したのは，多くの方々の支えがあったからだ．病理学の監修を引き受けてくださった高松学先生，ともに胃SELの診断と治療に取り組んだがん研有明病院の上部消化管内科・胃外科・病理部の先生方，貴重なアドバイスと画像を提供してくださった院外の先生方．さらに，医学書院のスタッフの方々の多大なるサポートがなければ完成しなかったであろう．心から感謝の意を表したい．

本書のテーマは胃のSEL．このテーマを選んだのは，その診断が難しく，臨床現場で多くの医師が直面する課題だからだ．がん研有明病院での18年間の経験をもとに，多くの先生方に役立つ本を書きたかった．夜間や休日の時間を使って少しずつ書き進め，この一冊を完成させた．執筆の過程は，自分との対話であり，新たな発見と深い理解を求める時間でもあった．

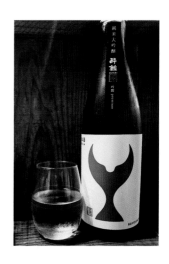

執筆にあたっては，臨床に役立つ内容を提供することを第一に考えた．日々の診療で生じる疑問や，若手の先生方がつまずきがちなポイントに焦点を当て，腹落ちする解説を心がけた．また，視覚的に理解しやすいように，レイアウトにも工夫を凝らした．

何度も壁にぶつかりながらも，そのたびに多くの方々からの励ましや助言に支えられ，なんとか最後まで書き切ることができた．今，胸に湧き上がるのは，感謝と達成感だ．辛口の酔鯨がその思いを一層深めてくれる．今宵は，とびきり旨い酒を呑めそうだ．

　本書が，多くの患者さんの健康と命を守る一助となることを，心から願っている．

　2024年　秋　酔鯨を片手に

平澤俊明

索 引

欧文索引

ギリシャ文字

α-subunit　177, 178
β-subunit　177, 178

A

anechoic　38
API2-MALT1　130
ATP4A 遺伝子　177, 178
ATP4B 遺伝子　178

B

B 細胞　126
── の分化　119, 120
B 細胞型リンパ腫　120
B 細胞系　117
bridging fold　16, 77, 85, 217, 266
bronchogenic cyst　238
Burkitt リンパ腫　117

C

c-kit 遺伝子　75
carcinoid　136
carcinoma with lymphoid stroma　96
CD34　70
centroblast　120
centrocyte　120
Classical LECS，LECS の手技　296
CLEAN-NET，LECS の手技　297
CT 診断で観察すべき所見　50
CT の悪性所見　50, 62
cushion sign　24

D

Desmin　77
diffuse large B-cell lymphoma（DLBCL）
　117, 120, 122, 129, 130
── の内視鏡像　122
DOG-1　72, 77
duplicated（非分離型）　238

E

EB ウイルス（Epstein-Barr virus）　96
EB ウイルス関連胃癌　100
EBER　100
EBER-ISH 法　96
EC（enterochromaffin）細胞　139
ECL（enterochromaffin-like）細胞
　139, 142
endocrine cell micronest（ECM）　142
endoscopic full thickness resection
　（EFTR）　304
── の内視鏡像　305
endoscopic ultrasonography（EUS）
　27
── できれいな画像を出すコツ　31
── による胃 SEL の鑑別のストラテ
　ジー　42
── の悪性所見　41, 61
── の読影　43
EUS 機器の使い分け　30
EUS 所見，正常な胃壁　37
EUS 診断で観察すべき所見　41
endoscopic ultrasound-guided fine
　needle aspiration（EUS-FNA）
　15, 51, 52, 56
── の診断率　55
enteric cyst　238
extranodal marginal zone lymphoma of
　mucosa-associated lymphoid tissue
　127

G

G 細胞　139, 143, 144, 163
gastrointestinal mesenchymal tumor
　（GIMT）　12, **68**, 133
── の病理診断　72
── の病理組織像　71
gastrointestinal stromal tumor（GIST）
　8, 69, 72, **74**
──，CT の悪性所見　62, 63
──，EUS の悪性所見　61
──，EUS の読影　44
──，悪性所見が乏しい　64
──，悪性所見の内視鏡像　59, 60
──，局所切除　295
──，顕微鏡的　82
──，術後のリスク分類　80

──，臨床的　83
── の画像診断　76
── の症例　77
── の治療　76
glomus body　190

H

H$^+$/K$^+$-ATPase　105, 177, **178**
hamartomatous inverted polyp（HIP）
　8, **247**
──，SEL 型　259
──，ポリープ型　259
── の症例　248
hyperechoic　38
hypoechoic　38

I

immunoblast　120
inflammatory fibroid polyp（IFP）
　8, **224**
── の EUS 像　225
── の症例　227
── の内視鏡像　17, 224
Inverted LECS，LECS の手技　297
isolated（分離型）　238

K

Ki-67　77
KIT　70, 72, 74, 77

L

laparoscopic and endoscopic coopera-
　tive surgery（LECS）　295
──，噴門部の　301
── の限界（噴門部の）　303
── の特徴　299
lympho-epithelial lesion（LEL）　135

M

MALT リンパ腫　117, 120, 125, 127
──，ピロリ菌未感染　130
── の EUS 像　128
── の症例　131
── の内視鏡像　122, 128, 188

309

MALT リンパ腫の病理組織所見　135
MALT リンパ腫の予後　129
marginal zone　120, 126
MEN1　141
modified Fletcher 分類　80
mucosa-associated lymphoid tissue（MALT）　119

N

neuroendocrine carcinoma（NEC）　137, **182**
　── の症例　184
　── の内視鏡像　184
neuroendocrine tumor（NET）　8, **136**, 188
　──, EUS の読影　45
　──, ガストリンとの関係　142
　──, 自己免疫性胃炎に伴う　158
　──, 壁細胞機能不全症　174, 177
　── G1, G2, G3　137
　── Type 1 の治療（幽門洞切除術）　163
　── Type 1 の発生機序　143
　── Type 2 の発生機序　146
　── Type 3 の外科手術後の長期経過　170
　── Type 3 の多施設共同研究　166
　── Type 3 の治療　164
　── Type 3 の治療別の臨床病理学的特徴　168
　── Type 3 の内視鏡治療後の長期経過　170
　── Type 3 の発生機序　147
　── Type 3 のリンパ節転移リスクの検討　171
　── と NEC の関係　183
　── の WHO 分類（2017/2019 年）　137
　── の概念の変遷　136
　── の症例　148, 157
　── の症例の経過　161
　── の治療方針, 欧州 ENETS（2023）　159
　── の治療方針, 膵・消化管神経内分泌腫瘍 診療ガイドライン第 2 版　160, 165
　── の治療方針, 米国 NCCN（2023）　159
　── の内視鏡像　147
　── の発生　139
　── の分類　181
NEWS, LECS の手技　298

P

parietal cell dysfunction　177
parietal cell protrusion　180
PDGFRA 遺伝子　75
pepsinogen-I　105
pH モニタリング　176
poorly differentiated endocrine carcinoma（PDEC）　136

R

Rindi 分類　140
　──, NET の診断のストラテジー　141

S

S-100　72, 77
schwannoma　69, 72, **86**
　── の症例　88
spindle　72
spindle cell　71
subepithelial lesion（SEL）　2
　──, SMT との違い　2, 5
　──, 主な疾患　8
　──, 疾患別の頻度　12
　──, 増大する　10
　──, 他臓器の癌の既往歴がある　204
　──, 小さい　9
　──, 通常内視鏡所見　16
　──, 変化しない　9
　── に対する LECS　300
　── の硬さ, 疾患別　24
　── の診断ストラテジー　15
　── の生検　25
　── の治療方針　57
　── の治療方針, GIST 診療ガイドライン　294
　── の発育形式　13
　── の頻度　9
　── の問題点　6
SEL 型 HIP　259
SEL の形態を示す胃癌　90
　── の内視鏡像　92
　──（一般型胃癌）の症例　93
submucosal tumor（SMT）　2
　──, SEL との違い　2, 5

T

T 細胞系　117
T 細胞の分化　118
T 細胞リンパ腫　117

V・W

vanishing tumor　270

well differentiated endocrine carcinoma（WDEC）　136
well differentiated endocrine tumor（WDET）　136
WHO 分類の変遷, NET　136

和文索引

あ

アウエルバッハ神経叢　70, 74
悪性上皮性腫瘍　91, 138
悪性所見　57, 58, 294
── の非典型例　63
悪性リンパ腫　8, **117**
──, EUS の読影　46
── の EUS 像　123
── の組織型の頻度と予後　121
── の内視鏡像　122
アニサキス　260
── の死滅方法　279
── の生態　262
── の成虫　262, 263
── の幼虫　262
アニサキスアレルギー　261
アニサキス症　260
──, 劇症型　270
──, 保健所への届け出　279
── の原因海産物　280
── の内視鏡像　265
アニサキスによる肉芽腫　260, 266
──, EUS の読影　49
──, ボーリング生検　273
── の症例　266

い

胃 NET → NET をみよ, 前頁
胃 SEL → SEL をみよ, 前頁
胃アニサキス症→アニサキス症をみよ
胃癌の組織型分類　91
異所性膵　8, **214**
── の EUS 像　215
── の癌化　222
── の症例　216
── の診断と治療方針　216
胃切除術　159, 160
一般型胃癌（Common Type）　91
── の症例　93
胃底腺　106, 107
── と胃底腺型腺癌の関係　106
── の病理組織像　107
胃底腺型腺癌　105
── の内視鏡像　108, 188
── の発生　107

── の病理組織像　109
遺伝子転座　130
胃の内分泌細胞の分布　139
異物による肉芽腫　260

え・お

エコーレベル　38
── の違い　39
炎症性類線維ポリープ　8, **224**
── の EUS 像　225
── の症例　227
── の内視鏡像　17, 224

黄色調から黄白色調の病変　21

か

外縦筋　4, 74
潰瘍　22
潰瘍型, 悪性リンパ腫　122
潰瘍形成　59
架橋ひだ　16, 77, 85, 217, 266
ガストリノーマ　141, 146, 176
ガストリン　139, 143, 177
── と胃 NET Type 1, Type 2　142
硬さ, 通常内視鏡で観察すべき所見
　　23
可動性, 通常内視鏡で観察すべき所見
　　23
カハール（サンティアゴ・ラモン・イ・
　カハール）　71
カハールの介在細胞　70, 74
カルチノイド　136
カルチノイド腫瘍　138
陥凹　22
管外発育型の SEL　14
鉗子触診　24
管内発育型の SEL　13
がんもどき　136
間葉系　69

き

キメラ遺伝子　130
境界（明瞭, 不明瞭）, EUS 診断で観察
　すべき所見　41
局所切除術　159, 160

く

グロムス腫瘍　8, **190**
── の症例, 胃　192
── の症例, 四肢末端　191
── の臨床像　192
グロムス体　190

け

経過観察, 胃 NET　159, 160
形質細胞　117, 120
形質細胞リンパ腫　117
頸部粘液細胞　107
劇症型アニサキス症　270
顕微鏡的 GIST　82

こ

高エコー　38, 39
高ガストリン血症　141, 146
高分化内分泌癌　136
高分化内分泌腫瘍　136
呼吸性変動, 壁外圧排の診断　291
骨髄未熟 B 細胞　119
固有胃腺　107
固有筋層　4
混合型の SEL　14

さ

細径プローブ　40
── 内の気泡と気泡を除去する方法
　　40
細胞傷害性 T 細胞　117
細胞性免疫　117

し・す

色調, 通常内視鏡で観察すべき所見　20
軸索　70, 74
自己免疫性胃炎　141, **144**
── に伴う多発 Type1 NET　158
実質（内部）エコー不均一　61
脂肪腫　8, **205**
──, EUS の読影　43
── の画像所見　205
── の症例　206
── の臨床像　205

索引　**311**

斜走筋　4
周囲と同様の粘膜でない SEL　17
終宿主　261
周波数による特徴　29
主細胞　107
樹枝状血管　103
腫瘍径，EUS 診断で観察すべき所見
　　　　41
腫瘍性の SEL　8, 68
シュワン細胞　70, 74
　── の組織像　86
消化管間質腫瘍　→GIST をみよ，p.309
消化管間葉系腫瘍
　　　　→ GIMT をみよ，p.309
消失する腫瘍　270
上皮　3
上皮下病変　→ SEL をみよ，p.310
漿膜下層/漿膜　4
食道胃接合部の囊胞性病変　246
徐々に増大する SEL　10
神経鞘腫　8, 69, 72, **86**
　── の症例　88
神経節細胞　70, 74
神経内分泌癌　137, **182**
神経内分泌腫瘍→ NET をみよ，p.310

髄鞘　70, 74

せ

制御性 T 細胞　117
正常な胃壁の EUS 所見　37
正常な固有胃腺の分布　106
正常なリンパ球　117
節外性辺縁帯リンパ腫　127
セロトニン　139
腺窩上皮　107
腺窩上皮細胞　107
占居部位，通常内視鏡で観察すべき所見
　　　　19
前駆 T 細胞　118
腺頸部　107
前庭由来の囊胞　238
　── の症例　240
前庭部の SEL　231
先天性囊胞　238

そ

造影効果不均一　62, 63
増大　10, 60
組織診断　15, 51
ソマトスタチン受容体シンチグラフィー
　　　　176

た

体位変換，壁外圧排の診断　287
体液性免疫　117
待機宿主　261
立ち上がり，通常内視鏡で観察すべき所
　　見　22
立ち上がりが急峻　22, 231
立ち上がりがなだらか　22
多発性骨髄腫　120
多発性内分泌腫瘍性 1 型　141
多発病変，通常内視鏡で観察すべき所見
　　　　20
単層円柱上皮　4, 5

ち・つ

小さい SEL　9
中間宿主　261
腸アニサキス症　260
超音波画像の形成の原理　28
超音波画像の表現　38
超音波内視鏡検査　27
超音波の原理　27
超音波の伝播と反射　29
頂部が発赤した粗大な粘膜模様　231

通常内視鏡で観察すべき所見　19

て

低エコー　38, 39
低分化内分泌癌　136
デスミン　72
転移性胃腫瘍の内視鏡像　201
転移性胃腫瘍の臨床像　201
転移性腫瘍　8, **199**
　──，多発する SEL　203
　──，他臓器癌の既往がある SEL　204
　── の症例　199

と

動静脈シャント　190
特殊型胃癌（Special Type）　91
特殊型胃癌（胃底腺型腺癌）　105
　── の症例　108
特殊型胃癌（リンパ球浸潤癌）　96
　── の症例　97

な

ナイーブ B 細胞　119, 120
内視鏡検査
　── で観察すべき胃 SEL の所見　19
　── で初めて指摘された胃 SEL の診
　　断ストラテジー　65
　── における悪性所見　59
内視鏡的切除術　159, 160
　──，胃 NET Type 3　165
内部エコー（均一，不均一），EUS 診断
　　で観察すべき所見　41
内部エコー不均一　61
内分泌細胞癌　138
内分泌細胞微小胞巣　142
内輪筋　4, 74

ね

粘膜　3, 4
粘膜下異所性胃腺　8, **232**
　── の症例　233
粘膜下腫瘍　2
粘膜下組織　4
粘膜関連リンパ組織（MALT）　119
粘膜筋板　4, 107
粘膜固有層　4
粘膜上皮　4
粘膜切開生検　15, 53
　──，がん研の適応　56
　──，適切な検体数　56
　── の診断率　55
　── の有用性と安全性　54
粘膜表面の性状，通常内視鏡で観察すべ
　　き所見　22

の

囊胞　8, **237**
囊胞変性　61, 79

312　索 引

は・ひ

胚中心　120, 126

非腫瘍性の SEL　8, 214
ヒスタミン　139
脾動脈瘤　289
びまん型，悪性リンパ腫　122
びまん性大細胞型 B 細胞リンパ腫
　　117, 120, 122, 129, 130
びまん性粘膜下異所性胃腺，EUS の読
　　影　48
表層型，悪性リンパ腫　122
病変の主座の層，EUS 診断で観察すべ
　　き所見　41
表面・辺縁不整　59
びらん　22
ピロリ菌未感染の MALT リンパ腫　130

ふ

プロトンポンプ　177, 178
噴門腺　106
噴門部胃粘膜下腫瘍に対する LECS の検
　　討　302
噴門部の LECS　301
　── の限界　303

へ

平滑筋細胞　70, 74
平滑筋腫　8, 69, 72, **84**
　──，EUS の読影　47
　──，悪性所見を認める　64
　── の画像所見　84

　── の症例　85
　── の臨床像　84
壁外圧排　8, **281**
　──，横行結腸　284, 285
　──，肝嚢胞　283
　──，穹窿部大彎　287
　──，血管　285, 286
　──，胆嚢　283
　──，脾臓　282
　── の症例　282
　── の診断　286
壁細胞　107
壁細胞機能不全症　177
　── の症例　174
　── の症例の経過　178
壁内発育型の SEL　13
ヘルパー T 細胞　117
辺縁（整，不整），EUS 診断で観察すべ
　　き所見　41
辺縁不整　59, 63
変化しない SEL　9

ほ

紡錘　72
紡錘形細胞　71
ポリープ型 HIP　259
ボーリング生検　15, 51
　──，アニサキスによる肉芽腫　273

ま

マイクロガストリノーマ　176
マントル細胞リンパ腫　117, 120
　── の内視鏡像　122

マントル帯　120, 126

む・め

無エコー　38, 39

メモリー B 細胞　120, 127

ゆ

幽門腺　106
幽門洞切除術　159, 161
　──，NET Type 1 の治療　163

り

隆起型，悪性リンパ腫　122
臨床的 GIST　83
リンパ球　117
リンパ球浸潤癌　96
　── の症例　97
　── の内視鏡像　97
リンパ節郭清　159
　── を伴う胃切除術　160
　── を伴う外科手術，胃 NET Type 3
　　　　　　　　　　　165
リンパ濾胞　126

ろ

濾胞性リンパ腫　117, 120
　── の内視鏡像　122
濾胞辺縁帯　120, 126